教育部生物医学工程类专业教学指导委员会"十三五"规划教材

生物医学电子学

李 刚 林 凌 编著

电子工业出版社

Publishing House of Electronics Industry

北京·BEIJING

内 容 简 介

本教材的编写立足于工程教育的原则，以"设计"能力和"性能（精度）"为准则，系统、全面、详细地介绍了生物医学电子学的基本原理、常用电路及其设计、典型医学仪器的原理和构成。从元器件的参数到单元电路的特点与性能，从电路的前、后级电路的连接关系到系统的设计，从原理性电路到现时较先进的 SoC 器件，力求为读者提供生物医学电子学从细节到宏观的，系统、全面、深入的认识。

本教材可用于本科生物医学工程、电子技术应用和机电一体化等专业的相关课程。

图书在版编目（CIP）数据

生物医学电子学 / 李刚，林凌编著. —北京：电子工业出版社，2020.12
ISBN 978-7-121-38430-1

Ⅰ. ①生… Ⅱ. ①李… ②林… Ⅲ. ①生物工程－医学工程－医用电子学－高等学校－教材 Ⅳ. ①R312

中国版本图书馆 CIP 数据核字（2020）第 020056 号

责任编辑：张小乐
印　　刷：北京盛通数码印刷有限公司
装　　订：北京盛通数码印刷有限公司
出版发行：电子工业出版社
　　　　　北京市海淀区万寿路 173 信箱　　邮编：100036
开　　本：787×1092　1/16　印张：20.75　字数：558 千字
版　　次：2020 年 12 月第 1 版
印　　次：2024 年 9 月第 6 次印刷
定　　价：72.00 元

凡所购买电子工业出版社图书有缺损问题，请向购买书店调换。若书店售缺，请与本社发行部联系，联系及邮购电话：(010)88254888，88258888。

质量投诉请发邮件至 zlts@phei.com.cn，盗版侵权举报请发邮件至 dbqq@phei.com.cn。

本书咨询联系方式：(010)88254462，zhxl@phei.com.cn。

总　序

生物医学工程（Biomedical Engineering，BME）是运用工程学的原理和方法解决生物医学问题，提高人类健康水平的综合性学科。它在生物学与医学领域融合数学、物理、化学、信息和计算机科学，运用工程学的原理与方法获取和产生新知识，创造新方法，从分子、细胞、组织、器官、生命系统各层面丰富生命科学的知识宝库，推动生命科学的研究进程，促进生命科学和医疗卫生事业的发展，实现提高人类健康水平的伟大使命。

现代生物医学工程以 1952 年美国无线电工程学会（Institute of Radio Engineers，IRE）成立的医学电子学专业组（Professional Group on Medical Electronics，PGME）为标志，经过近 70 年的发展已成为一个学科涵盖面最广的专业。**多学科融合是生物医学工程类专业的特质**，其包含的主要领域有：生物医学电子学，生物医学光子学，生物医学仪器，医学成像，医学材料，生物力学，生物医学信息学，仿生学，细胞、组织和基因工程，临床工程，矫形工程，康复工程，神经工程，系统生理学，生物医学纳米技术，医学监督和管理，医学培训和教育等。

"十三五"期间，国家发布了"健康中国 2030"规划纲要，提出"要将人民健康放在优先发展的战略地位"。与此相关的生物医学工程在国家发展和经济建设中具有重要的战略地位，是医疗健康事业发展的重要基础和推动引擎。生物医学工程所涉及的医学仪器、医学材料等是世界上发展最迅速的支柱性产业，已成为国家科技水平和核心竞争力的重要标志，是国家经济建设中优先发展的重要领域。

生物医学工程事业发展需要大量专业人才。我国的生物医学工程高等教育始于 20 世纪 70 年代中后期，经过 40 多年的发展，全国设置 BME 专业的高校已达 180 余所。为了适应科技和教育发展的需要，教育部高等学校生物医学工程类专业教学指导委员会（以下简称"教指委"）与电子工业出版社经过深入调研，精心设计，成立了生物医学工程类专业"十三五"规划教材编审委员会，启动了规划教材建设项目。项目汇集了一批兼具丰富教学和科研经验的专家学者，经广泛研讨，编著了符合《生物医学工程类专业教学质量国家标准》的数十部教材，涵盖医学信号与图像、医学电子、医学仪器、生物医学传感与检测、医学统计与临床实验、生物医学工程伦理等重要课程和领域。规划教材充分体现了生物医学工程类专业多学科融合的特质，深浅适度，阐明原理并列举典型应用实例。规划教材还特别设立了"康复科学与技术"系列，以满足康复工程专业人才培养的迫切要求，助力我国康复事业的发展。

教指委和规划教材编审委员会感谢各位专家给予的支持和帮助！感谢所有参与编著的学者！希望这套教材能让学生热爱生物医学工程，并扎根于此。

恳切希望读者能对这套教材的不足之处提出宝贵意见和建议，以便再版时更正。

生物医学工程类专业教指委
"十三五"规划教材编审委员会

前　　言

本教材是教育部生物医学工程类专业教学指导委员会规划的系列教材之一，为适应学科的发展和教学改革的需要，本教材分为两个版本：知识版和能力版。本书是《生物医学电子学》知识版。

生物医学电子学是以电子学的手段和方法去满足临床诊断、治疗、康复和临床上需要，为之提供手段和设备的学科。生物医学电子学的另一个重要目的是探索生物与生命的奥秘：繁殖、信号传导、信息传感、能量转换与传输、行为控制……为这种探索提供手段和设备，并把生物与生命中得到的规律再应用到临床诊疗和人们的保健、延年益寿、提高生活质量上面。

作者从事了 30 多年的生物医学电子学教学和科研工作，对生物医学电子学的发展迅速和应用前景的广阔有深刻的感受：生物医学电子学是生物学、医学（可以统称为生命科学）和电子学两大学科的有机结合。而这两大学科是当今世界发展最为迅速、成就最为丰硕的学科之一。

因此，可以说"生物医学电子学"是一门"顶天立地"的课程："顶天"——"生物医学电子学"是通往探索最令人向往的生命奥秘的一架天梯；"立地"——"生物医学电子学"是当今少有的实用性最强的课程。

虽然《生物医学电子学》已出版过多个版本，并在教学中发挥了重要作用。但是，由于当今的科学技术日新月异的发展，教学环境、教学条件和教学理念都已发生巨大的变化，导致这些教材或多或少、或这或那地不能适应现代"生物医学电子学"课程的教学要求，本书就是在这种背景下进行大幅度改编的。

综上所述，本教材的编写宗旨与特色表现在以下几个方面：

● 跟上科学技术发展的步伐。不仅要把最新的科技成果引入教材中予以介绍，更重要的是，引进了生物医学电子学相关的设计与应用的理念和方法，为学生充分介绍未来必备的知识与方法。

● 理论紧密地联系实际。不仅介绍电路的工作原理与分析方法，而且介绍电路的设计方法。不局限于单元电路的设计，还考虑系统的设计。

● 拓宽专业知识面。既向纵深方向介绍，也向横向拓展。从器件到电路进而到系统，从性能到安全，本教材在拓宽专业知识面上颇具特色。

● 注意点、面之间的关系。生物医学电子学本身的涉及面很宽，科学技术的迅猛发展又大量地丰富了这一领域的内容。而一本教材的篇幅总是有限的，这给作者带来了挑战。但本教材精心选取了素材，十分注意点、面结合，既在关键知识点上讲透，又有足够宽的专业知识面。

本教材由李刚教授和林凌教授主编，张旭参与编写第 1 章与第 2 章，刘近贞参与编写第 3 章，郝丽玲参与编写第 4 章与第 5 章，周梅参与编写第 6 章与第 7 章，郝冬梅参与编写第 8 章，乔文参与编写第 9 章，赵喆参与编写第 10 章。

本教材的编写参考和引用了大量的文献资料，限于篇幅、工作量和教材的简洁性而没有在每个引用的地方去特意注明，在此向这些文献的原作者表示衷心的感谢。

编著者

2020 年 10 月于北洋园

目　　录

第1章　概述 ……………………………………………………………………… 1

1.1 电子学在生命科学与医学中的作用 ……………………………………… 1

1.2 医学电子仪器的一般结构 ………………………………………………… 2

1.3 医学电子仪器的设计 ……………………………………………………… 4

1.4 医学电子仪器中的噪声、干扰与误差 …………………………………… 5

　　1.4.1 干扰及其抑制 ……………………………………………………… 6

　　1.4.2 电路噪声 …………………………………………………………… 7

　　1.4.3 人体内部的噪声与人机界面的噪声 ……………………………… 11

1.5 医学电子仪器的整体设计 ………………………………………………… 12

1.6 生物医学电子学的学习方法和要求 ……………………………………… 13

　　思考题与习题 ………………………………………………………………… 13

第2章　信号放大 ………………………………………………………………… 15

2.1 概述 ………………………………………………………………………… 15

　　2.1.1 运算放大器的主要直流参数 ……………………………………… 16

　　2.1.2 运算放大器的主要交流参数 ……………………………………… 20

2.2 同相放大器 ………………………………………………………………… 23

2.3 反相放大器 ………………………………………………………………… 24

2.4 基本差动放大器 …………………………………………………………… 25

2.5 仪用放大器 ………………………………………………………………… 27

2.6 可变增益放大器 …………………………………………………………… 29

2.7 隔离放大器 ………………………………………………………………… 31

　　思考题与习题 ………………………………………………………………… 33

第3章　信号滤波 ………………………………………………………………… 36

3.1 引言 ………………………………………………………………………… 36

3.2 滤波器的主要特性指标 …………………………………………………… 37

3.3 滤波器的传递函数与频率特性 …………………………………………… 39

3.4 有源滤波器的设计 ………………………………………………………… 41

　　3.4.1 滤波器的公式法设计 ……………………………………………… 42

　　3.4.2 滤波器的归一化设计 ……………………………………………… 51

　　3.4.3 滤波器的计算机辅助设计 ………………………………………… 67

　　3.4.4 滤波器的类比设计 ………………………………………………… 73

　　思考题与习题 ………………………………………………………………… 73

第4章　信号运算 ………………………………………………………………… 75

4.1 引言 ………………………………………………………………………… 75

4.2 加减运算电路 ……………………………………………………………… 75

4.2.1　加法运算电路 ……………………………………………………………………… 75

4.2.2　减法运算电路 ……………………………………………………………………… 76

4.3　对数与指数运算电路 …………………………………………………………………… 77

4.3.1　对数运算电路 ……………………………………………………………………… 77

4.3.2　指数运算电路 ……………………………………………………………………… 79

4.4　乘除与乘方、开方运算电路 …………………………………………………………… 80

4.4.1　乘除运算电路 ……………………………………………………………………… 80

4.4.2　乘方和开方运算电路 ……………………………………………………………… 82

4.5　微分与积分运算电路 …………………………………………………………………… 82

4.5.1　积分运算电路 ……………………………………………………………………… 82

4.5.2　微分运算电路 ……………………………………………………………………… 86

4.5.3　PID 电路 …………………………………………………………………………… 87

4.6　特征值运算电路 ………………………………………………………………………… 92

4.6.1　采样/保持电路 …………………………………………………………………… 92

4.6.2　绝对值运算电路 …………………………………………………………………… 95

4.6.3　均值运算电路 ……………………………………………………………………… 96

4.6.4　峰值运算电路 ……………………………………………………………………… 97

4.6.5　有效值运算电路 …………………………………………………………………… 97

思考题与习题 …………………………………………………………………………………… 98

第 5 章　信号变换 …………………………………………………………………………… 100

5.1　概述 ……………………………………………………………………………………… 100

5.2　电压-电流变换器（VCC）和电流-电压变换器（CVC）………………………………… 101

5.2.1　电压-电流变换器（VCC）………………………………………………………… 101

5.2.2　电流-电压变换器（CVC）………………………………………………………… 106

5.3　波形变换 ………………………………………………………………………………… 112

5.3.1　三角波-正弦波的变换方法 ……………………………………………………… 112

5.3.2　三角波或正弦波-方波的变换方法 ……………………………………………… 113

5.3.3　方波-三角波或正弦波的变换方法 ……………………………………………… 113

5.4　电压-频率变换与频率-电压变换 ……………………………………………………… 113

5.4.1　电压-频率变换电路 ……………………………………………………………… 114

5.4.2　频率-电压变换电路 ……………………………………………………………… 116

5.4.3　电压-频率变换与频率-电压变换集成电路 ……………………………………… 117

思考题与习题 …………………………………………………………………………………… 121

第 6 章　信号非线性处理 …………………………………………………………………… 124

6.1　引言 ……………………………………………………………………………………… 124

6.2　电压比较器 ……………………………………………………………………………… 124

6.2.1　比较器的输入电路 ………………………………………………………………… 125

6.2.2　比较器的反馈电路 ………………………………………………………………… 126

6.2.3　比较器的输出钳位 ………………………………………………………………… 128

6.3　限幅放大器 ……………………………………………………………………………… 129

6.4 死区电路 ··· 131

思考题与习题 ··· 132

第7章 模拟-数字转换与数字-模拟转换 ·· 134

7.1 引言 ··· 134

7.2 模-数转换器（ADC） ·· 134

    7.2.1 并行比较型模-数转换器 ·· 135

    7.2.2 逐次逼近比较型模-数转换器 ·· 136

    7.2.3 积分型模-数转换器 ··· 137

    7.2.4 压频变换型模-数转换器 ·· 139

    7.2.5 流水线型模-数转换器 ·· 139

    7.2.6 Σ-Δ型模-数转换器 ··· 140

    7.2.7 ADC的选用 ·· 145

7.3 数-模转换器（DAC） ·· 146

    7.3.1 DAC的原理 ·· 146

    7.3.2 DAC的主要性能 ··· 150

    7.3.3 专用集成DAC简介 ·· 151

思考题与习题 ··· 152

第8章 生物医学信号检测 ··· 155

8.1 引言 ··· 155

8.2 生物电测量电极 ··· 158

    8.2.1 引导电极的种类 ·· 158

    8.2.2 生物电极基本知识 ··· 159

    8.2.3 电极的电性能与等效电路 ··· 160

    8.2.4 微电极及其等效电路 ·· 162

8.3 心电信号检测与心电图机 ··· 163

    8.3.1 心脏电传导系统和心电图 ··· 163

    8.3.2 心电图机的结构和功能 ·· 165

    8.3.3 标准导联系统 ·· 166

    8.3.4 心电检测中的干扰及对策 ··· 168

8.4 神经系统电信号检测与脑电图机 ·· 174

    8.4.1 神经系统概述 ·· 174

    8.4.2 神经系统的电活动 ··· 174

    8.4.3 脑电图术 ·· 175

    8.4.4 脑电图机系统 ·· 180

8.5 生物电检测前置放大器的设计 ··· 181

    8.5.1 生物电检测前置放大器的要求 ·· 181

    8.5.2 生物电检测前置放大器的设计举例 ·· 182

8.6 集成生物电检测芯片——AFE ·· 184

    8.6.1 ADAS1000系列心电AFE ··· 185

    8.6.2 用于脉搏血氧仪的集成模拟前端AFE4490 ·· 206

思考题与习题 ··· 213

第9章 传感器接口电路 ··· 215

9.1 概述 ··· 215

9.2 无源阻抗型传感器接口电路 ··· 218

9.2.1 伏安法阻抗测量 ··· 219

9.2.2 半桥测量电路 ·· 219

9.2.3 桥式测量电路 ·· 220

9.2.4 四线制阻抗（电阻）型传感器测量电路 ·· 221

9.2.5 无源阻抗型传感器的集成接口电路 ·· 223

9.3 有源传感器接口电路 ··· 246

9.3.1 光电二极管接口电路 ·· 246

9.3.2 压电晶体（传感器）接口电路 ··· 249

9.3.3 pH 电极接口电路 ·· 251

9.3.4 热电（热释电型与热电堆型）红外探测（传感）器接口电路 ······································ 254

9.4 电化学生物传感器接口电路 ··· 259

9.4.1 电流法电化学生物传感器接口电路 ·· 260

9.4.2 近红外气体传感器接口电路 ·· 262

9.5 特殊传感器接口电路 ··· 265

9.5.1 体重与体成分测量模拟前端 AFE4300 ··· 265

9.5.2 集成液位传感器 LM1042 ·· 270

9.5.3 基于 16 位 RISC 微控制器的超声波测距系统 MAXQ7667 ······································· 273

9.5.4 高性能 Σ-Δ 型模-数转换器 AD7768-1 ··· 275

思考题与习题 ··· 278

第10章 功率驱动与电源 ·· 279

10.1 引言 ·· 279

10.2 功率驱动电路与信号处理电路的对比 ·· 280

10.3 功率驱动电路与电源的两种电路形式——线性与开关 ··· 282

10.4 开关功率驱动电路与电源的电路形式 ·· 285

10.4.1 开关功率驱动电路 ··· 285

10.4.2 开关电源（直流-直流变换器） ·· 291

10.5 单电源供电中的信号地 ··· 305

10.5.1 作为电源的"信号地" ·· 305

10.5.2 "信号地"的产生 ·· 306

10.5.3 "虚地发生器"集成电路 ··· 307

10.6 能量收获 ··· 308

思考题与习题 ··· 320

第 1 章 概 述

学习要点

1.1 电子学在生命科学与医学中的作用。
1.2 医学电子仪器的一般结构。
1.3 相对于其他医学测量仪器，医学电子仪器有何特殊性？
1.4 生物医学电子学与相关课程有什么样的关联？学习方法有何异同点？
1.5 对医学测量仪器而言，灵敏度取决于什么？什么是放大器的增益与噪声？什么是限制医学测量仪器的灵敏度的主要因素？
1.6 正确理解单元电路分析与整体电路设计之间的关系。整体电路设计主要考虑的问题有哪些？
1.7 掌握自上而下的系统设计方法以及单元电路之间、单元电路与系统之间的关系。
1.8 医学测量仪器中噪声的来源、性质和抑制方法。
1.9 生物医学电子学的学习方法和要求。

1.1 电子学在生命科学与医学中的作用

自从著名的意大利医生与生理学家 Gavani 发明了静电计之后，Nobeli（1842）与 Du Bois-Rey Mond（1843）分别用此方法记录出蛙肌电图；Bernstein（1874）、Hermann（1877）提出了肌肉电活动原理方面的报告，并定名为动作电位；Braun（1897）制成了阴极射线示波器。随着研究方法的改进，电生理研究取得了迅速的发展。Einthoren（1901）发明了弦线电流计，1903 年，荷兰生理学家 W. Einthoven 采用弦线电流计，利用光学放大原理在感光板上记录了第一个实用的心电图。这种弦线型心电图描记器（String Electrocardiograph）就是人类最早使用的心电图机；Piper（1907）用弦线电流计首先记录了人体骨骼肌的电位变化；Forbes 等人（1920）首先用阴极射线示波器记录了动作电位；Erlanger（1922）用阴极射线示波器装置了肌电图机之后，奠定了肌电图方法学的基础。

上述简单的生物电的发现和测量历史表明，电子学与生命科学的结合已有 170 余年的历史。现代科学研究表明：生命的最小单位是细胞，而存在电活动是细胞表现出生命活性的基本特征。换言之，生命的本质在于"电"。因此，通过检测细胞或生物组织的电活动，可以了解细胞或生物组织的生理状态或病理状态。

正如测量仪器是人们感官的功能与能力的延伸，通过各种各样的传感器也可以将检测生物"电"延伸到测量温度、压力、流量、成分、成像……通过这些测量，人们可以研究各种生命现象，诊断各种疾病。

因此，**电子学在生命科学与医学中的一个作用是生理参数测量、成分分析和成像。**

1786 年，Galvani 在一次实验中偶然注意到，当挂在铁栅栏铜钩上的蛙腿在风的吹动下左右摇晃时，一旦碰到铁栅栏，蛙腿就猛烈地收缩一次。Galvani 和意大利著名物理学家

Alessandro Volta（伏特）在此后的研究中发现和发明了生物电、伏特电池和电刺激肌肉收缩等。从此，人类开始了用电对肌肉等生物组织的刺激及其作用的研究。神经肌肉电刺激（Neuromuscular Electric Stimulation，NMES）是指任何利用低频脉冲电流刺激神经或肌肉，引起肌肉收缩，提高肌肉功能，或治疗神经肌肉疾患的一种治疗方法。国外将 NMES 用于瘫痪治疗已有 40 多年的历史，主要采用的是经皮电神经刺激（Transcutaneous Electrical Nerve Stimulation，TENS）和功能性电刺激（Functional Electrical Stimulation，FES）。

将电对肌肉的刺激扩展到对脑组织的刺激，如目前用于治疗帕金森病的脑深部刺激器，用于治疗心脏骤停的心脏起搏器。这种情况就是用电直接控制并输出到生物组织以到达治疗或康复的效果。再扩展到将其他物理量［如微波、激光、γ射线（γ刀）］用于治疗的现代治疗仪器和康复仪器，其中必须采用电子学的方法来进行控制。

综上所述，**电子学在生命科学与医学中的另一个作用是刺激与控制。**

电子学在生命科学与医学中发挥着极其重要的作用，而且也越来越显示出其无限宽广的发展前景。不仅如此，人们将电子学应用到生命科学与医学中的同时，也从生命科学与医学的研究中获取到许多有益的启发。实际上，从 Volta 在"动物电"的研究中发明了第一个人造电源——伏特电池，到近代"人工神经网络"，都说明了电子学和生命科学与医学之间难以分割、千丝万缕的联系，而且在今后的科技发展中它们相互促进的作用和由此产生的成果将越来越明显，也越来越重要。

由此看来，**生命科学与医学的发展也启迪和促进了电子学的发展。**

生物医学电子学（Biomedical Electronics）作为一个独立学科是从 20 世纪 50 年代起逐步发展和确立起来的。在当时的生物医学领域中，大量电子学的科学技术知识和成果已经获得广泛应用，激发了生物医学工作者与工程师或物理学家之间的密切合作。生物医学电子学发展十分迅速，研究领域不断拓宽，展示了越来越广阔的发展前景。生物医学电子学综合应用电子学和有关工程技术的理论和方法，从工程科学的角度研究生物、人体的结构和功能以及功能与结构之间的相互关系。作为交叉学科，生物医学电子学的研究是双向的：一方面将电子学用于生物和医学领域，使这些领域的研究方式从定性发展到定量、从宏观发展到微观、从静态发展到动态、从单项信息发展到多项信息；另一方面，生命过程中揭示出的许多规律，特别是经过亿万年进化而形成的生物信息处理的优异特性给电子学科以重要的启示，这不仅会推动电子学的发展，还将会使信息科学发生革命性的变革。

电子学和生命科学与医学密不可分的发展以及所取得的成果催生出了生物医学电子学，并赋予其无限的生命力和光明的未来。

1.2　医学电子仪器的一般结构

1.1 节提到，电子学在生命科学与医学中的应用主要可以分为两个方面：测量和控制。实际上，电子学在其他领域的应用也主要分为这两个方面。可以说，医学电子仪器也是一种特殊的测控系统——用于医学的测控系统。

所谓"测控系统"，就是测量与控制系统的简称。广义的测控系统包括测量系统、控制系统和测控系统三种类型。测控系统不仅仅用于工业领域，也广泛地应用于科学实验、农业、国防、地质勘探、交通和医疗健康等领域以及人们的日常生活中。测量系统是人类感觉器官的延伸，控制系统则是人类肢体甚至大脑的延伸，可以说，测控系统拓展了人们认识和改造自然的能力。

人们在认识和改造自然界的过程中，要从各个方面，采用各种方法观察和研究事物的发展过程及规律，不可避免地要采用测量手段研究事物在数量上的信息。被测对象可分为电量和非电量。显然，相对于电量而言，非电量在种类和数量上都来得多而复杂。在许多领域需要测量的是非电量，如机械量、热学量、化学量、光学量、声学量和放射性剂量，等等。这些非电量都可以用非电的方法测量。但非电测量方法的优越性远不如电测法，特别是在微电子技术和计算机技术飞速发展的今天，电测法具有如下优势：

① 极宽的测量范围。采取电子技术，可以很方便地改变仪器的灵敏度和测量范围。

② 电子测量仪器具有极小的惯性。既能测量变化缓慢的量，又可测量快速变化的量。

③ 可以很方便地实现遥测。

④ 便于对信号进行各种运算和处理、显示和记录。

图 1-1 所示为现代医学电子仪器的一般结构。

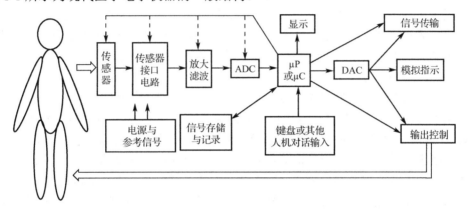

图 1-1 现代医学电子仪器的一般结构

为实现非电量的电测量，首先要实现从非电量到电量的变换，这一变换是靠传感器来实现的。传感器接口电路是为了与传感器配合，将传感器输出信号转换成低输出电阻的电压信号，以方便后续电路的处理。一般说来，信号都需要进一步放大并滤除噪声。放大后的信号经模拟-数字转换后得到数字信号，以便于微处理器（Micro Processor，µP）或微控制器（Micro Controller，µC）进行信号处理。微处理器或微控制器是医学电子仪器的核心，它主要有两个作用：一是进一步处理数字信号并对信号输出显示、存储和控制；二是管理医学电子仪器的各个部分以实现医学测量仪器的智能化，即根据信号和测量条件的变化，自动地改变放大器的增益、滤波器的参数及其他的电路参数。

在选用合适的传感器之后，就要设计传感器接口电路。从电子学的角度来看，不同的传感器具有不同的电特性并且需要不同的驱动信号（也有的传感器不需要驱动信号），为取得更高的精度和更优的性能，需要设计传感器接口电路，有关内容将在第 9 章介绍（由于现代智能传感器的发展，大量信号处理电路被集成到智能传感器中，因此把相关内容放在本书稍后部分）。

由传感器接口电路输出的信号往往幅值较低，需要将信号进一步放大至后续电路所需要的幅值。有关放大器的分析和设计将在第 2 章介绍。

在信号的检测过程中，必然夹杂着许多噪声和各式各样的干扰，滤除噪声和抑制干扰是医学电子仪器中必不可缺少的环节。模拟滤波器是滤除噪声的有效手段。有关滤波器设计的内容将在第 3 章介绍。

　　第 4 章将介绍信号运算电路，如微分器、积分器、对数和反对数运算等内容。

　　信号变换电路也是医学电子仪器中经常要用到的电路。这部分内容将在第 5 章介绍。

　　广义的信号处理包括信号放大、信号滤波和信号比较等内容。从另一个角度来看，信号处理又分为线性处理和非线性处理。信号线性处理主要包括信号线性放大和信号滤波等内容；信号非线性处理主要包括信号比较和信号非线性放大等内容。为方便起见，信号线性处理分别将在第 3 章和第 4 章中介绍。信号非线性处理的内容放在第 6 章中介绍。

　　现代医学电子仪器几乎无一例外地使用微处理器或微控制器作为系统的核心，但它们只能处理数字信号，因而在医学电子仪器或医学测量仪器中，往往需要把模拟信号转换成数字信号。完成把模拟信号转换成数字信号的电路称为模拟-数字转换器（Analog to Digital Converter），或简称模-数转换器（ADC）。模-数转换器及有关内容将在第 8 章讨论。

　　微处理器或微控制器的内容很多，将通过专门的课程来学习，键盘和人机对话输入也将在这些课程中学习。本书不予介绍。现代医学测量仪器中的信号存储和记录已很少采用传统盒式磁带和描笔式记录仪，而是普遍采用半导体存储器、磁盘和光盘来存储信号，采用针式、激光和喷墨打印机来记录信号。这些存储和记录设备的工作原理和接口电路也将在微机原理等课程中介绍，本书不再讨论。

　　经微处理器或微控制器处理的信号，可以输出显示或控制执行机构。往往有些显示或输出需要模拟信号，把数字信号转换成模拟信号的电路称为数字-模拟转换器（Digital to Analog Converter），或简称数-模转换器（DAC）。数-模转换器及有关内容放在第 7 章讨论。

　　为了在概貌上对生物医学信号检测与处理有一个系统的、完整的认识，第 8 章将以最基本的生物电信号的检测与处理为主线，简要介绍生物医学信号检测与处理的全过程。

　　一般来说，医学测量仪器放大或处理信号，微处理器输出的控制信号，以及数-模转换器的输出信号往往是小功率的信号，而所控制的对象往往需要较大功率的驱动信号。实现这一功能的电路称为功率驱动电路。电源也是一个电子系统中必不可少的组成部分，还有近年来发展起来的"能量收获"，这些内容将在第 10 章讨论。

1.3　医学电子仪器的设计

　　多数医学电子仪器以测量为主，虽然有少量的医学电子仪器以控制为主，但其中仍然不可缺少测量环节。因此，本书着重探讨医学测量方面的问题。在后面的讨论中，如果不特意指明，均假设讨论的是医学测量仪器的电路原理与设计。

　　一般情况下，设计医学测量仪器，要遵循自上而下的原则。先从整体考虑以下问题：

　　① 被测量的量是什么？信号的大小与频率是多少？

　　② 要控制什么？

　　③ 仪器的测量与控制的精度、性能。

　　④ 仪器的使用条件。

　　⑤ 仪器所具有的功能，如信号的显示、记录、存储及其他功能。

　　⑥ 仪器的成本、设计或研发周期，工艺条件。

　　在仪器的功能确定之后，也就把仪器的大致结构确定下来了。再以信号增益（信号的放大倍数）和误差分配来确定前向信号通道（指从传感器到模-数转换器的模拟信号放大、处理部分电路）所需信号放大、滤波或变换电路的级数，各级的增益，滤波器的阶数、形式和截止频率等。然后确定各个组成部分的具体设计要求。

应该注意的是，绝对不能将各级电路孤立地考虑，必须考虑到电路前、后级之间的联系。而考虑电路前、后级之间联系的主要因素是输出阻抗、输入阻抗和信号幅值。

（1）对于模拟信号的放大与滤波等信号处理电路而言，通常前级电路的输出阻抗越小越好。对后级电路而言，前级的输出阻抗相当于后级电路的信号源内阻。前级输出阻抗过大，必将影响后级电路的幅频特性、增益及稳定性。如图 1-2 所示，后级放大器所得到的实际信号幅值为

$$V_i = V_o R_i / (R_o + R_i) \qquad (1\text{-}1)$$

相比之下，如果 $R_o = 0$，则 $V_i = V_o$。显然，由于前级电路输出阻抗的原因使得后级电路的实际输入信号的幅值下降了，从而降低了整个电路的增益，使信号的幅值与预计的不符。由于同样的原因，前级电路的输出阻抗与后级电路的电容（如果后级电路是滤波器，或后级电路的输入分布电容）构成了一个附加的低通滤波器，或改变了后级低通滤波器的截止频率。不管为何种情况，都改变了电路的参数。

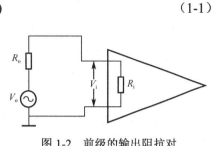

图 1-2 前级的输出阻抗对后级电路的影响

（2）后级电路的输入阻抗是前级电路的负载。电路的负载过重，必然影响前级电路的性能，严重时前级电路甚至不能工作。现在的器件工作电压越来越低，功耗越来越小，这方面必须引起足够的重视。例如，后级电路为一反相放大器，其输入电阻为 $10k\Omega$，这在许多情况下已足够高，但对于许多新型的微功耗运算放大器，这样大小的负载足以使其不能正常工作。

（3）合适的信号幅值。在微弱信号检测的前向信号通道中经常需要有多级放大器和滤波器。通常情况下，干扰信号的幅值往往远大于有用信号的幅值。放大器和滤波器应该交错地分布。否则，虽然有用信号经过多级放大后并未超出后面的放大器和滤波器的动态范围，但由于干扰信号早已超出放大器和滤波器的动态范围，从而产生非线性失真。一般来说，一旦产生了非线性失真，就再也无法消除。当产生一定大小的非线性失真时会导致医学测量仪器不能正常工作。

1.4 医学电子仪器中的噪声、干扰与误差

通常认为，噪声是被测对象和仪器内部固有的，而干扰是由被测对象和仪器之外的原因造成的。噪声和干扰是弱信号检测的主要限制因素。因为放大器的增益越高，越容易受外来干扰的影响。电路内部存在的固有噪声将使仪器的信号噪声比（简称信噪比）降低，固有噪声较大时，输出端的噪声将淹没有用信号。但有时很难严格地将噪声和干扰区别开来。如仪器内部的电源或后级电路对前级电路的影响，各级电路之间通过电源的不良耦合，等等，这些都对仪器产生不良影响，但又难以区别开来。因此，我们经常把两者统称为噪声。当需要详细讨论噪声的来源与抑制方法时，把由所讨论的电路之外的原因造成的影响称为干扰，而把电路内部产生的影响称为噪声。

医学电子仪器设计的关键是"噪声"而不是"放大"。在多数情况下，不考虑噪声的放大是很容易实现的，但也是没有意义的。实际上，去除噪声不仅仅是医学测量仪器设计的重点，也是难点。

对测量仪器而言，精度是一个主要指标。从测量学的角度来看，被测量的"真值"是不可能得到的，人们只能测得这个"真值"的趋近值。除了干扰和噪声，影响医学测量仪器的准确性的重要因素是放大器和滤波器等电路的增益。合理地考虑和分配各级电路的误差，也是保证医学测量仪器达到设计指标的重要环节。

1.4.1 干扰及其抑制

干扰的起因是多样的，常见的干扰可分为磁场干扰、电场干扰和电磁场干扰等。此外，在许多场合，光、机械震动、声、各种射线等都有可能对医学测量仪器产生干扰。这里简要讨论磁场干扰、电场干扰和电磁场干扰等的来源及其抑制方法。

1）磁场干扰及其抑制

磁场的干扰来源于变压器、电动机和荧光灯的镇流器等设备，这些设备中的线圈通以交流电时，就会产生一个交变的磁场，在交变磁场中的其他导线环路或其他线圈都会感应出电动势。根据法拉第电磁感应定律，这种干扰的强度与电路或线圈的环路面积成正比。磁场干扰直接影响医学测量仪器，必须采取措施予以抑制。一般来说，磁场干扰的频率较低，作用距离较近，作用较强。

（1）磁场干扰的检测

改变设备或电路的放置方向（但不改变空间位置），检测电路的输出，如果输出信号的幅值发生变化，即可初步判定存在磁场干扰。如果电路输出信号的频率与可能的干扰源的工作频率相同（如日光灯的镇流器或其他设备的电源变压器的工作频率为50Hz），则可有进一步的把握判定磁场干扰的来源。可能的话，停止可能的干扰源工作。如果电路的输出也显著降低甚至消失，则可以确定产生磁场干扰的来源。

比较难判断的磁场干扰是医学测量仪器内部的干扰源，如医学测量仪器内部的电源变压器或其他部件。可能的话，可以采用外部电源供电，或改变电路与可能的干扰源的相对方位，或者用铁磁材料做成的盒子将可能的干扰源盖住，如果电路的输出显著降低甚至消失，则可以确定产生磁场干扰的来源。

（2）磁场干扰的抑制方法

抑制磁场干扰的方法主要有以下几种。

① 屏蔽或去除干扰源。可能的话，用铁磁材料做成的盒子（屏蔽盒）将可能的干扰源封闭起来，或者移去已确定的干扰源。由于铁磁材料与空气的磁导率相差不太大（一般仅有3～4个量级，不像导电材料与空气的电导率那样相差十几个量级），因此磁屏蔽的作用有限。

② 如果方法①难以做到，那么可用屏蔽盒将电路或较敏感的部分（如传感器、信号输入部分和前级放大器）屏蔽起来。

③ 减小电路或敏感部分的环路面积。

④ 改变电路或敏感部分的方位，使其环路的方向与干扰磁场的方向平行。

2）电场干扰及其抑制

电场的干扰主要来源于交流电源，其中50Hz的工频干扰最普遍，50Hz的交流电场主要通过位移电流引入仪器输入端及其引线，如传感器及其引线。交流电馈电线与引线之间都具有电容性质，因此50Hz的电场将通过容性耦合形成电场干扰。

（1）电场干扰的检测

由于电场干扰的主要来源是交流电馈电线，因而其频率固定（为 50Hz）。改变设备、传感器、输入引线或电路的放置位置，检测电路的输出，如果输出信号的幅值发生变化，即可初步判定存在电场干扰。如果在可能的干扰源与设备、传感器、输入引线或电路之间放置一块大小合适并接到大地的金属板，电路的输出信号幅值发生变化，则可判定存在电场干扰的来源。

（2）电场干扰的抑制方法

抑制电场干扰的方法主要有以下几种。

① 屏蔽或去除干扰源。可能的话，移去已确定的干扰源。

② 输入引线可以采用屏蔽线。将电路或较敏感的部分（如传感器、信号输入部分和前级放大器）用金属材料制成的屏蔽盒屏蔽起来。注意，屏蔽线的屏蔽层和屏蔽盒要良好地接地，否则，屏蔽线或屏蔽盒不但不能够抑制电场干扰，反而使干扰更严重。

③ 尽量采用差动方式输入。输入引线采用屏蔽的双绞线或多股线。

④ 如果电场干扰源在仪器内部，尽可能采用屏蔽线替代普通的交流电馈电线。

⑤ 采用屏蔽电缆驱动技术。屏蔽电缆驱动技术将在第 2 章介绍。

⑥ 要求较高时，可采用悬浮电源（或电池）供电。

⑦ 采用光电隔离或磁隔离技术。

3）电磁场干扰及其抑制

电磁场干扰的主要来源是各类无线电发射装置、各种工业干扰、无电干扰和设备内部的高频电磁场干扰。电磁场干扰的特点是频率高，频率可以是固定的，也可以是不固定的，作用距离远，幅值不稳定。

（1）电磁场干扰的检测

当采用检测磁场干扰和电场干扰的方法都不能确定干扰来源，而改变设备或电路的位置与方向，输出信号的幅值有所变化时，可以确定是外部电磁场干扰。

如果设备内部有高频工作电路，用屏蔽盒盖住这部分电路，输出信号的幅值明显减小，则可以确定电磁场干扰来源于内部。

检测电磁场干扰的主要困难是将其与电路本身的自激振荡区别开来。一般而言，如果电路输出信号的幅值当采用检测磁场干扰和电场干扰的方法时都不改变，而当改变电路的某个参数（如在电路上并联一个电阻或电容）时，电路输出信号的幅值或频率立即发生变化，则这说明电路存在自激振荡。应先排除自激振荡。

（2）电磁场干扰的抑制方法

抑制高频电磁场干扰的主要措施有以下几种。

① 在电路或电源中，采用高频滤波器或滤波电容。

② 采用电磁屏蔽；一些高频仪器（如无线电遥测接收机）应注意缩短内部布线，使用良好的接地与制造工艺，振荡线圈应加屏蔽罩等。

③ 抑制磁场干扰和电场干扰的方法都是抑制电磁场干扰的有效方法。

1.4.2　电路噪声

电路噪声主要是指电阻（包括任何具有电阻的器件）的热噪声和晶体管（包括所有半导

体集成电路中的晶体管）等有源器件所产生的噪声。电路噪声是永远存在的，电路设计的目的是尽可能地降低电路噪声。

　　1）电路噪声的来源

　　仪器内部电路的噪声有前置放大器输入电阻的热噪声和晶体管等有源器件所产生的噪声。

　　（1）电阻热噪声

　　众所周知，导体是由于金属内自由电子的运动而导电的，导体内的自由电子在一定温度下，由于受到热激发而在导体内部做大小和方向都无规律的变化（热运动），这样就在导体内部形成了无规律的电流。在足够长的时间内，其平均值等于零，瞬时值在平均值上下跳动，这种现象称为"起伏"。由于这种起伏是无规则的，因此，在电路中称为起伏噪声或热噪声。起伏电流流经电阻时，电阻两端会产生噪声电压。由于噪声电压无规律地变化，无法用数学解析式来表达，但是在一段较长的时间内自由电子热运动的平均能量总和是一定的，因此可以用表征噪声功率的噪声电压均方值来表征噪声的大小。由热运动理论和实践证明，噪声电压的均方值为

$$\overline{V_n^2} = 4kTBR \qquad (1\text{-}2)$$

式中，k 为玻耳兹曼常数（$1.38 \times 10^{-23}\text{J/K}$）；$T$ 为导体的热力学温度 $[T(\text{K}) = t(\text{℃}) + 273.15(\text{℃})]$；$R$ 为电阻值；B 为与电阻 R 相关联的电路带宽。

　　晶体管（包括运算放大器）等有源器件是仪器（或电子电路）本身噪声的主要来源之一；晶体管的噪声包括晶体管电阻的热噪声、分配噪声、散粒噪声和 $1/f$ 噪声。电子无规律的热运动同样会产生热噪声，在晶体二极管的等效电阻 R_{eq} 和晶体三极管基极电阻 $r_{bb'}$ 上的热噪声电压均方根值分别为

$$\begin{cases} \sqrt{\overline{V_n^2}} = \sqrt{4kTBR_{eq}} \\ \sqrt{\overline{V_n^2}} = \sqrt{4kTBr_{bb'}} \end{cases} \qquad (1\text{-}3)$$

　　因为热噪声的功率谱密度为 $P(f) = \overline{V_n^2}/B = 4kTR$，所以电阻及晶体管的热噪声功率谱密度是一个与频率无关的常数，也就是说，在一个极宽的频带上，热噪声具有均匀的功率谱，这种噪声通常称为"白噪声"。

　　仅就电阻的热噪声而言，由式（1-2）可以得出，降低电路的工作温度、减小电阻阻值和限制电路的带宽可以降低电阻的热噪声。但是，降低电路的工作温度在绝大多数情况下是困难的、难以接受的。减少电阻阻值受电路设计的限制。唯一可接受的办法是把电路带宽限制在一定的范围内，即工作在信号的有效带宽内。这样既可以降低电阻的热噪声，又可以抑制带宽外的干扰信号。

　　假定有一个 1kΩ 的电阻，在常温 20℃ 环境下工作，带宽为 1kHz，由式（1-2）可计算得到电阻的热噪声为 0.127μV，这样小的值只有经过高增益放大才有可能在普通的示波器上观察到。但在许多医学测量仪器中，前置放大器的输入阻抗通常为 10MΩ 以上（由于信号源的输入阻抗也接近甚至超过这个数量级），这时计算得到的热噪声为 12.7μV。

　　实际上，任何一个器件（除超导器件外）不仅有电阻热噪声，还有其他噪声，这些噪声与器件的材料和工艺有关，有时比热噪声更大。因此在电路的噪声设计时，选择合适的器件也十分重要。如精密金属膜电阻的噪声就比普通碳膜电阻小得多。

（2）晶体管的噪声

晶体管中不仅有电阻热噪声，还有分配噪声、散粒噪声和 $1/f$ 噪声。这些噪声也同样存在于各种以 PN 结构成的半导体器件中，如运算放大器。

当发射极注入基区的载流子与基区本身的载流子复合时，载流子的数量时多时少，因而引起基区载流子复合率有起伏，导致集电极电流与基极电流的分配有起伏，最后造成集电极电流的起伏，这种噪声称为分配噪声。分配噪声不是白噪声，它与频率有关；频率越高，噪声越大。

在晶体管中，电流是由无数载流子（空穴或电子）的迁移形成的，但是各个载流子的迁移速度不同，致使在单位时间内通过 PN 结空间电荷区的载流子数目有起伏，从而导致通过 PN 结的电流在某一电平上有微小的起伏，这种起伏就是所谓的散粒噪声。散粒噪声与流过 PN 结的直流电流成正比。散粒噪声也是白噪声，它的频谱范围很宽，但在低频段占主要地位。

晶体管的 $1/f$ 噪声主要是由半导体材料本身和表面处理等因素引起的。其噪声功率与工作频率 f 近似成反比关系，故称 $1/f$ 噪声。频率越低，$1/f$ 噪声越大，故 $1/f$ 噪声亦称为"低频噪声"。

通常用线性网络输入端的信号噪声功率比（S_i/N_i）与输出端的信号噪声功率比（S_o/N_o）的比值来衡量网络内部噪声的大小，并定义该比值为噪声系数 NF，即

$$NF = (S_i/N_i) / (S_o/N_o) \tag{1-4}$$

噪声系数 NF 表示信号通过线性网络后，信噪比变坏了多少倍。噪声系数也以分贝（dB）为单位，可表示为

$$NF = 10\lg[(S_i/N_i) / (S_o/N_o)] \tag{1-5}$$

显然，如果网络是理想的无噪声线性网络，那么网络输入端的信号与噪声得到同样的放大，即 $(S_i/N_i) = (S_o/N_o)$，噪声系数 NF = 1（0dB）。如果网络本身有噪声，则网络的输出噪声功率是放大了的输入噪声功率与网络本身产生的噪声功率之和，故有 $(S_i/N_i) > (S_o/N_o)$。噪声系数 NF > 1。

应该指出的是，网络的输入功率（S_i 和 N_i）还取决于信号源内阻和网络的输入电阻 R_i 之间的关系。为计算和测量方便起见，通常采用"资用功率"的概念。资用功率是指信号源最大可能供给的功率。为了使信号源有最大功率输出，必须使 $R_i = R_s$，即网络的输入电阻 R_i 和信号源内阻 R_s 相匹配。这时网络的资用信号功率为

$$S_i = V_i^2/4R_s \tag{1-6}$$

资用噪声功率为

$$N_i = V_n^2/4R_s = 4kTBR_s/4R_s = 4kTB \tag{1-7}$$

由此可以看出，资用信号功率 S_i 与资用噪声功率 N_i 仅是信号源的一个特性，它仅仅取决于信号源本身的内阻和电动势，与网络的输入电阻 R_i 无关，故噪声系数可写为

$$NF = (S_i/N_i)/(S_o/N_o) = (N_o/N_i)/(S_o/S_i) = N_o/N_i A_P \tag{1-8}$$

式中，A_P 为资用功率增益。

根据网络理论，任何四端网络内的电过程均可等效地用连接在输入端的一对电压-电流发生器来表示。因此，一个放大器的内部噪声可以用一个具有零阻抗的电压发生器 E_n 和一个并联在输入端具有无穷大阻抗的电流发生器 I_n 来表示，两者的相关系数为 r_o。这个模型称为放大器的 E_n-I_n 噪声模型，如图 1-3 所示。其中，V_s 为信号源电压；R_s 为信号源内阻；E_{ns} 为信

号源内阻上的热噪声电压；Z_i 为放大器的输入阻抗；A_v 为放大器的电压增益；V_{so}、E_{no} 分别为总的输出信号和噪声。

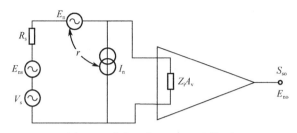

图 1-3　放大器的 E_n–I_n 噪声模型

有了放大器的 E_n–I_n 噪声模型，便可将放大器看成无噪声的，从而可将对放大器噪声的研究转化为分析 E_n、I_n 在整个电路中所起的作用，这就极大地简化了整个仪器电路的噪声的设计过程。通常情况下，器件的数据手册都会给出 E_n、I_n 两个参数。用时可以通过简单的实验粗略地测量这两个参数。

2）级联放大器的噪声

设有一个级联放大器，由图 1-4 所示的三级放大器组成，其中各级的功率增益分别为 K_{P1}、K_{P2}、K_{P3}，各级放大器本身的噪声功率分别为 P_{n1}、P_{n2}、P_{n3}，各级本身的噪声系数分别为 F_1、F_2、F_3，P_{ni} 为信号源的噪声功率。总的输出噪声功率为

$$P_{no} = K_{P1}K_{P2}K_{P3}P_{ni} + K_{P2}K_{P3}P_{n1} + K_{P3}P_{n2} + P_{n3} \tag{1-9}$$

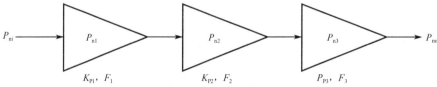

图 1-4　三级放大器简图

根据式（1-8），总的噪声系数 NF 为

$$
\begin{aligned}
\mathrm{NF} &= \frac{P_{no}}{K_P P_{ni}} \\
&= \frac{P_{no}}{K_{P1}K_{P2}K_{P3}P_{ni}} \\
&= 1 + \frac{P_{n1}}{K_{P1}P_{ni}} + \frac{P_{n2}}{K_{P1}K_{P2}P_{ni}} + \frac{P_{n3}}{K_{P1}K_{P2}K_{P3}P_{ni}}
\end{aligned}
\tag{1-10}
$$

第一级输出的噪声功率 P_{n1} 为

$$P_{n1o} = K_{P1}P_{ni} + P_{n1} \tag{1-11}$$

因此，第一级的噪声系数为

$$
\begin{aligned}
\mathrm{NF}_1 &= \frac{P_{n1o}}{K_{P1}P_{ni}} \\
&= 1 + \frac{P_{n1}}{K_{P1}P_{ni}}
\end{aligned}
\tag{1-12}
$$

同样，第二级和第三级的噪声系数分别为

$$NF_2 = 1 + \frac{P_{n2}}{K_{P2}P_{ni}} \tag{1-13}$$

$$NF_3 = 1 + \frac{P_{n3}}{K_{P3}P_{ni}} \tag{1-14}$$

将式（1-12）～式（1-14）代入式（1-10），得到总的噪声系数为

$$NF = NF_1 + \frac{NF_2 - 1}{K_{P1}} + \frac{NF_3 - 1}{K_{P1}K_{P2}} \tag{1-15}$$

上式就是三级放大器噪声系数的一般表达式。同理可以推导出 n 级放大器的噪声系数为

$$NF = NF_1 + \frac{NF_2 - 1}{K_{P1}} + \frac{NF_3 - 1}{K_{P1}K_{P2}} + \cdots + \frac{NF_n - 1}{K_{P1}K_{P2}\cdots K_{P(n-1)}} \tag{1-16}$$

由式（1-16）可以看出，如果第一级的功率增益 K_{P1} 很大，那么右边第二项及其后各项很小，可以忽略。于是，总的噪声系数 NF 主要由第一级的噪声系数 NF_1 决定，也就是说，影响级联放大器噪声性能的主要是第一级的噪声。因此，在设计中应尽量提高第一级的功率增益，尽量降低第一级的噪声。但如果第一级的功率增益不是很大，例如第一级是跟随器，这时式（1-16）中的第二项不是很小，则第二级的噪声也有较大影响而不能忽略。广义来说，如果将耦合网络（传感器或传感器接口电路）视为一级，那么位于信号源与输入级之间的耦合网络由于其功率增益小于 1，使得式（1-16）中的第二项变得很大，导致 NF_2 成为主要噪声贡献者，NF_2 即为输入级的噪声系数，此时它的大小决定了总的 NF 的大小。因此，对于级前接有耦合网络的级联放大器来说，减小噪声系数的关键在于使本级具有高增益和低噪声。

1.4.3　人体内部的噪声与人机界面的噪声

医学仪器的测量对象主要是人体，人体内各个系统（如呼吸系统与循环系统）之间相互作用而产生噪声。仪器与人体之间也会产生影响，这些影响对测量而言也是噪声。

1）人体内部的噪声

人体是一个复杂的系统，不仅表现在其结构复杂，更表现在其各个系统之间、器官之间的相互影响。

人体内部的干扰可以分为三种类型：精神与机体之间的干扰、同类型生理或生化量之间的干扰和不同类型的生理或生化量之间的干扰。

（1）精神与机体之间相互干扰

较典型的是测量血压时的"白大褂"效应：测量血压时，经常有人看见医生就会紧张，导致血压升高。这是大脑（神经系统）对心血管系统的作用给血压测量带来的干扰。也有人当贴上心电电极时，心跳立即加速。

（2）同类型生理或生化量之间相互干扰

较典型的是进行生物电测量时体内不同的生物电之间的相互干扰。如测量脑电时，由于眨眼和眼珠运动产生的干扰，这种干扰常称为眼动干扰。

（3）不同类型的生理或生化量之间相互干扰

例如，测量心电时，由于呼吸使得心脏与胸腔之间相对运动从而产生基线漂移干扰。

这些干扰往往难以直接消除，只能尽可能地降低，如采取使受试者安静或暂时屏住呼吸等措施。更多的是采用数字信号处理的方法来消除。

2）人机界面的噪声

这类噪声主要指传感器与受试者之间产生的噪声。例如，测量血氧饱和度时，传感器与受试者的手指之间有相对运动。更常见、也更需要重视的是生理电测量，如进行心电、脑电和肌电等测量时存在极化电压和运动伪迹等噪声，而且这些噪声的幅值往往比被测信号的大几个量级，因此在设计相应的测量电路或系统时，必须考虑将这些噪声去除。由于电路中涉及滤除噪声的内容非常多，本书后续章节将用大量篇幅展开讨论，因此这里就不赘述。

3）人体感应的噪声

人们生活的环境中存在各种频率的电磁波，特别是医院和居民住宅，不仅存在无线广播、通信用的高频无线电波，而且存在日常使用交流电的各种电器所产生的工频（50Hz）电磁场，还有各种频谱很宽的杂散电磁波，如广泛使用的开关电源所产生的宽带干扰电磁波。然而，人体可被视为良导体，当这些电磁波被人体所接收时，就会对连接人体的医学仪器产生干扰。

4）体表生理电检测中的噪声

临床上经常检测的体表生理电主要有心电、脑电、肌电等。由于生理电本身就是电信号，且具有特别重要的意义，在检测这些生理电信号时受到的干扰特别严重，因此下面详细介绍。

极化电压　测量生物电信号时需要使用电极，而电极与人体皮肤表面之间又存在导电膏等液体介质，它们三者就构成了电化学中的"半电池"（相当于半个电池）。半电池的存在导致电极上出现所谓的"极化电压"。极化电压的幅值与电极的材料、导电膏的成分等密切相关。国家相关标准规定：心电图机等生物电检测仪器必须能够承受最大300mV的极化电压。这包含两层含义：一是在心电图机等生物电检测仪器的输入端施加±300mV的直流电压（极化电压为直流电）时心电图机等生物电检测仪器能够正常工作；另一层含义是生物电检测仪器的输入端有可能出现高达300mV的极化电压的干扰。

工频干扰　所谓"工频"是指我们日常生活和工作所用的交流电源的频率——50Hz。现代生活可以说已经完全离不开交流电源，如计算机、办公设备、家电和各种仪器设备等均使用工频交流电源供电。这些交流电源供电的设备以及其电源线（包括建筑物墙体上或墙体中的电源线）无时无刻不向外辐射电磁场（包括工频电场和工频磁场）。工频电磁场作用在人体、人机接口和仪器上时就成为工频干扰。工频干扰以50Hz频率为主，包括其各次谐波，幅值往往比被测生物电信号大3个数量级以上。

1.5　医学电子仪器的整体设计

设计医学电子仪器的出发点是首先了解被测信号的频率、幅值、信号源内阻及信号的特点，以便确定信号检测所需的增益和带宽，以及对测量系统的其他要求。

然后，了解检测时所存在的干扰，包括频率、幅值、来源与干扰方式等。在设计医学测量电子仪器时，了解测量可能存在的干扰的重要性不亚于对被测信号的了解。可以说，不了解被测信号或其测量过程可能伴随的干扰是不可能设计出具有实用价值的医学电子仪器的。

在设计相应的电路时，策略是"最先打击最大的敌人"——幅值最大的干扰。

抑制干扰有多种方法：纯电路的方法，如滤波、提高共模抑制比等；非电路的方法，如屏蔽；结合电路与非电路的方法，如隔离、光电耦合和屏蔽驱动；特殊的方法，如调制/解调、斩波/稳零；数字滤波的方法等。

各种抑制干扰的技术（电路）既有其优势，也有其短处。不能孤立地应用一种抑制干扰的方法，而是多种方法相配合；也不能走向另一个极端——仅考虑抑制干扰的方法，还需要与放大、前后级电路等从整体上考虑。

1.6 生物医学电子学的学习方法和要求

对生物医学电子学的学习有以下的几点要求：

（1）不仅要学习电路的分析，还要学习电路的综合（设计）。

（2）电路设计不仅要选择无源元件，还要选择有源器件。要掌握电子元器件的实际性能与参数。

（3）既要学习单元电路的工作原理，也要必须考虑前、后级电路的关系与影响，单元电路在仪器中的作用。

（4）电路设计不仅要选择器件常数以确保电路的功能与参数符合要求，还应设计和选择合适的电路形式、使用环境和条件、工艺性和成本等因素。

（5）不能仅限于已有教材中介绍的原理电路。应该在掌握原理的基础上，尽量选用新型器件、新原理、新材料和新工艺。

为达到上述要求，读者不仅应掌握本书中介绍的原理与电路分析方法，更要在掌握电路的原理与电路分析方法的基础上，多阅读参考文献，特别是期刊中的文献，了解新的原理、新的器件；同时应多做实验，细心体会电路制作、调试和测量的方法、技能和过程，以达到在学习时能抓住本质和关键、全面而准确地理解电路的分析和设计方法。设计时能综合考虑和创新地进行设计，使所设计的电路或仪器具有性能优异、成本低廉、工艺性好等一个成功的设计所具有的特点。

思考题与习题

1. 举例说明你所知道的医学电子仪器的工作原理。
2. 电子学在生命科学与医学中有什么样的作用？
3. 为什么医学电子仪器中要采用电路作为核心？
4. 人体有哪些生物电信号？有哪些对应的医学电子仪器？用于诊断哪些疾病？
5. 人类从生物内（上）学到了哪些信号检测和处理的方法？
6. 如何实现非电量（如血压、呼吸和血流速度等）的测量？
7. 测控电路在整个医学电子仪器中起着什么样的作用？
8. 为什么说微处理器或微控制器是医学电子仪器的控制核心？
9. 怎样衡量仪器能检测的最小信号的大小。仪器的灵敏度受哪个因素的影响更大：放大倍数（增益）还是噪声？
10. 影响测控电路精度的主要因素有哪些？其中哪些因素是最基本的？需要特别注意什么？
11. 对传感器接口电路有哪些要求？为什么？
12. 设计医学电子仪器的依据有哪些？如何开始医学电子仪器的设计？

13．什么是"自上而下"的设计方法？

14．如何分配测量系统的放大倍数（增益）？

15．电子测量仪器的噪声和干扰有哪些种类和来源？如何抑制这些噪声？

16．在设计电子测量仪器（系统）时，如何分配各个环节或方面的"容许"误差（噪声）？

17．为什么说电子电路是医学电子仪器中最灵活的环节？它体现在哪些方面？

18．为什么要采用闭环控制系统？试述闭环控制系统的基本组成及各组成部分的作用。

19．什么是噪声和干扰？什么是有用信号？

20．如何判断干扰及其来源与性质？如何避免和抑制干扰？

21．仪器内部的噪声主要来自什么器件？为什么一般采用噪声电压的均方值来表示噪声的大小？

22．在检测微弱信号的多级放大器中，为什么前置放大器应选用低噪声晶体管、金属膜电阻等，而末级放大器可采用价廉的碳质电阻？

23．如果采用跟随器（电压增益为 1）作为系统的第一级，是否有利于改善系统本身的噪声？为什么？

24．减小仪器（或放大器）的内部噪声，可采用哪些方法？

25．试说明信噪比、噪声系数、等效输入噪声、识别系数的意义。

26．请解释分贝（dB）的含义。为什么功率增益比电压增益更有意义？

27．已知一电阻 $R = 100\Omega$，把它连接在一个带宽 $B = 6\text{MHz}$、电压放大倍数 $A_\text{v} = 10^4$ 的理想放大器输入端，求输出噪声电压的均方根值 $\sqrt{v_\text{n}^2}$。

28．两级放大器，第一级的 $A_{\text{P1}} = 10$，$\text{NF}_1 = 2$，第二级的 $A_{\text{P2}} = 10^3$，$\text{NF}_2 = 7$，试计算两级放大器的总噪声系数 NF（以分贝为单位）。

29．除了仪器内部有多种噪声和外部有多种干扰，人体内部和人机界面还存在哪些噪声（干扰）？请查阅资料对这些噪声的性质、特点、频率和幅值进行对比和分析。

30．人体内部会对医学测量带来什么样的影响？这些影响有几种类型？这些影响有哪些特点？

31．当用手指接触示波器的探头时，你能够从示波器上观察到什么样的信号？对其频率和幅值进行分析，能够得到什么结论？

32．为什么要重视进行生物电测量时存在的干扰？这些干扰有什么样的特点？

33．为什么说"不了解被测信号或其测量过程可能伴随的干扰是不可能设计出具有实用价值的医学电子仪器的"？

34．1.4.1 节提到了哪些抑制干扰的方法？

35．通过查找相关文献，谈一谈你对本章提到的抑制干扰的方法是怎样理解的。

36．对于应用这些抑制干扰的方法，本章有何建议？

第 2 章　信号放大

学习要点

2.1　运算放大器的主要参数及其含义。在设计放大器时如何选用运算放大器？

2.2　放大器的主要参数有输入阻抗和增益。采用运算放大器构成放大器的形式主要有同相放大器、反相放大器和差动放大器，它们各有不同的特点和适用场合。

2.3　仪用放大器是一种高性能的差动放大器。它具有高输入阻抗、高共模抑制比和高增益等优点，主要用作传感器接口电路和前置放大器。实际应用时，应考虑选用集成化的仪用放大器。

2.4　增益可调节的放大器是医学仪器具有自适应性和智能的基础之一。应用时，应选用集成化的增益可改变放大器。

2.5　光电隔离是医学仪器中经常采用的手段之一，目的在于提高系统的抗干扰和安全性能。同样，在设计时应优选集成化光电隔离放大器。

2.6　目前已有不少厂家把仪用放大器、增益可改变放大器和光电隔离放大器集成在一枚芯片上。设计医学仪器时，不要把各级电路绝对地分开考虑，而应该从整体系统考虑，选用规模尽可能大、功能尽可能多的集成芯片，尽可能减少系统所用器件，使所设计的仪器结构简单、调试方便、可靠性高、性能优良。

2.1　概述

放大器是任何一台现代测量仪器不可缺少的基本电路。越灵敏的仪器，越需要高增益、高性能的放大器。根据实际仪器的功能和要求的不同，对放大器也有这样或那样的性能要求，如增益的高低、频带的宽窄、输入阻抗的高低，等等。放大器的种类很多，如非线性放大器、程控放大器、差动放大器、微功耗放大器、轨-轨放大器……往常，通用运算放大器是设计工程师的"万金油"。不管什么样的放大器都用通用运算放大器来设计。虽然通用运算放大器具有高性能、低价位、应用面宽的特点，但可以说，最适合应用于某种场合的放大器一般都不是采用通用运算放大器所构成的放大器，而是采用某些有特色的运算放大器或专门设计的放大器芯片。

运算放大器也有很多种类可供选择使用，如：

● 低噪声放大器；

● 高速放大器；

● 高频放大器；

● 高输入阻抗放大器；

● 精密放大器；

● 低功耗与微功耗放大器；

● 大功率放大器；

- 低电流噪声、低偏置电流放大器；
- 电源正负限输入-输出放大器；
- 双运放；
- 四运放。

要选用合适的放大器，应对放大器的主要参数有所了解。因此，在介绍放大器之前，先讨论运算放大器的主要参数，只有掌握了运算放大器的参数，才有可能根据实际应用的具体要求，设计出合理可行的放大器。

运算放大器的参数名目繁多，各生产厂商所给出的参数种类也可能有所不同，但其中包括了一些最基本的参数。下面仅就这些基本参数作一介绍，其中包括直流参数和交流参数。

2.1.1 运算放大器的主要直流参数

1）输入失调电压 V_{IO}

运算放大器输出直流电压为零时，在输入端所加的补偿电压称为输入失调电压。

输入失调电压一般是毫伏（mV）数量级的。采用双极型晶体管作为输入级的运算放大器，其 V_{IO} 为 $\pm(1\sim10)\text{mV}$；采用场效应管作为输入级的运算放大器，其 V_{IO} 大得多；而对于高精度、低漂移类型的运算放大器，V_{IO} 一般低至 $\pm 0.5\text{mV}$。最新型的高精度、低漂移运算放大器，V_{IO} 只有几微伏（μV），甚至更低。

讨论：对某一型号的运算放大器，参数手册给出的是其最大输入失调电压 V_{IO}；而对该型号的某个器件而言，其 V_{IO} 必定小于手册给定值，且为某个相对固定的值。在设计直流信号前置放大器时，V_{IO} 就是可能的误差。在设计高精度前置放大器时，应该选择低 V_{IO} 的运算放大器并设计相应的调零电路。调零电路可利用运算放大器本身的调零端来实现，在某些场合，也可以与传感器的调零一并考虑。图 2-1 给出了上述两种调零电路的实例。

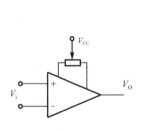

（a）运算放大器的调零电路　　　　（b）整体调零电路

图 2-1　两种调零电路的实例

2）输入失调电压的温度系数 αV_{IO}

在一确定的温度变化范围内，输入失调电压的变化与温度变化的比值定义为输入失调电压的温度系数。一般可采用下式来表示：

$$\alpha V_{IO} = \frac{\Delta V_{IO}}{\Delta T} = \frac{V_{IO}(T_2) - V_{IO}(T_1)}{\Delta T} \tag{2-1}$$

式中，$V_{IO}(T_1)$ 为 T_1 温度下的输入失调电压；$V_{IO}(T_2)$ 为 T_2 温度下的输入失调电压。

有时输入失调电压随温度变化并非呈现单调性，因此，可采用下式来计算平均温度系数：

$$\alpha V_{\mathrm{IO}} = \frac{V_{\mathrm{IOMAX}} - V_{\mathrm{IOMIN}}}{\Delta T} \tag{2-2}$$

式中，V_{IOMAX} 为 $T_1 \sim T_2$ 温度范围内最大的输入失调电压；V_{IOMIN} 为 $T_1 \sim T_2$ 温度范围内最小的输入失调电压。

一般运算放大器的输入失调电压的温度系数约为 $\pm(10 \sim 20)\mu\mathrm{V}/℃$；而高精度、低漂移运算放大器的温度系数在 $\pm 1\mu\mathrm{V}/℃$ 以下。

讨论：一般来说，输入失调电压 V_{IO} 大的器件，其输入失调电压的温度系数 αV_{IO} 也大。但输入失调电压的温度系数 αV_{IO} 与输入失调电压 V_{IO} 不同，输入失调电压 V_{IO} 可以用调零电路基本上予以消除，而输入失调电压的温度系数 αV_{IO} 对电路精度的影响是采用简单的电路设计难以消除的，或者代价太大。

3）输入偏置电流 I_{IB}

当运算放大器的输出直流电压为零时，其两输入端偏置电流的平均值定义为输入偏置电流。两输入端的偏置电流分别记为 I_{IB1} 与 I_{IB2}，而 I_{IB} 表示为

$$I_{\mathrm{IB}} = \frac{I_{\mathrm{IB1}} + I_{\mathrm{IB2}}}{2} \tag{2-3}$$

对于双极型晶体管输入的运算放大器，其 I_{IB} 为 $10\mathrm{nA} \sim 1\mu\mathrm{A}$；对于场效应晶体管输入的运算放大器，$I_{\mathrm{IB}}$ 一般小于 $1\mathrm{nA}$。

讨论：值得指出以下两点。

（1）运算放大器的输入偏置电流 I_{IB} 是不可消除的，即使是同相放大器或跟随器的输入端，也必须有提供输入偏置电流 I_{IB} 的通路（见图 2-2）。

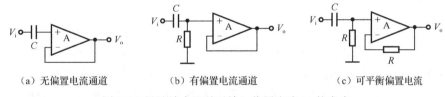

（a）无偏置电流通道　　　　（b）有偏置电流通道　　　　（c）可平衡偏置电流

图 2-2　设计放大器时对输入偏置电流 I_{IB} 的考虑

（2）在设计高精度直流放大器或选用具有较大的输入偏置电流 I_{IB} 的运算放大器时，必须使运算放大器两输入端的直流通道电阻相等。

说明：（a）由于运算放大器正输入端没有直流通道，不能为运算放大器提供偏置电流，所以电路不能正常工作。（b）由于电阻 R 能够为运算放大器提供偏置电流，因此电路能够工作，但输入偏置电流在电阻 R 上产生明显的压降，因而影响电路的精度。（c）在运算放大器的负输入端加上一个平衡电阻，可以使运算放大器两输入端由偏置电流在两电阻上产生的压降相等，从而消除偏置电流的影响。

4）输入失调电流 I_{IO}

输入失调电流 I_{IO} 定义为当运算放大器输出直流电压为零时，两输入端偏置电流之差，即

$$I_{\mathrm{IO}} = I_{\mathrm{IO1}} - I_{\mathrm{IO2}} \tag{2-4}$$

一般来说，运算放大器的偏置电流越大，其输入失调电流也越大。

讨论：输入失调电流 I_{IO} 与输入失调电压 V_{IO} 都是由运算放大器两差动输入级的不均匀引起的。输入失调电流 I_{IO} 所产生的误差是通过两输入端来实现的，但与输入失调电压 V_{IO} 一样，

可以在很大程度上通过调零电路来消除。实际上，可采用一个调零电路来消除输入失调电流 I_{IO} 和输入失调电压 V_{IO} 的影响。对于直流前置放大器和高精度传感器，可采用同一调零电路来消除输入失调电流 I_{IO} 与输入失调电压 V_{IO} 及传感器的零点误差。

输入偏置电流和输入失调电流的温度系数分别用 αI_{IB} 和 αI_{IO} 来表示。

讨论：由上述介绍可知，由于输入失调电压、输入失调电流及输入偏置电流均为温度的函数，所以产品手册中均应注明这些参数的测试温度。此外，需要指出的是，上述各参数均与电源电压及运算放大器输入端所加的共模电压值有关。手册中的参数一般是指在标准电源电压值以及零共模输入电压条件下的测试值。因而在设计高精度直流或缓变信号前置放大器时，必须选择输入失调电压的温度系数 αV_{IO}、输入偏置电流的温度系数 αI_{IB} 和输入失调电流的温度系数 αI_{IO} 在工作范围内对精度的影响小于应用要求的器件，或者是采用斩波稳零等形式的电路。

5）差模开环电压增益 A_{VD}

当运算放大器工作于线性区时，在差模电压输入后，其输出电压变化 ΔV_O 与差模输入电压变化 ΔV_I 的比值，称为差模开环电压增益，即

$$A_{VD} = \frac{\Delta V_O}{\Delta V_I} \tag{2-5}$$

若差模开环电压增益以分贝（dB）为单位，则可表示为

$$A_{VD} = 20\lg\frac{\Delta V_O}{\Delta V_I} \quad (\text{dB}) \tag{2-6}$$

实际运算放大器的差模开环电压增益是频率的函数，所以手册中的差模开环电压增益均指直流（或低频）电压增益。目前，大多数集成运算放大器的差模开环直流电压增益均大于 10^4 以上。

讨论：要注意一个实际的运算放大器的开环增益是十分有限的，不可能是"理想的"。在设计高精度电路时千万不要忽视这一点。为给读者一个具体的印象，我们计算一个同相放大器的增益（见图 2-6）。假设 $R_1 = 1\text{k}\Omega$，$R_2 = 99\text{k}\Omega$，则按照理想的运算放大器来计算该同相放大器的增益得：$A_f = 100$。但实际上，考虑运算放大器不是理想的，其增益为有限值，假定选用的运算放大器的增益 A 为 80dB，电路的反馈深度 $F = 1/100$。根据负反馈放大器的增益计算公式，可以得到该同相放大器的实际增益为

$$A_f = A/(1 + AF)$$
$$= 10^4/(1 + 10^4/100)$$
$$= 99.01$$

由此可见：

（1）一个实际运算放大器不可能是"理想的"，设计高精度放大器时必须考虑其有限的参数值对电路精度的影响：采用准确的参数和精确的公式来计算，并经过实验来确定或设计适当的调整环节。

（2）所谓高精度运算放大器，其开环增益必定要高。所以，设计高精度放大器时，应选用高精度运算放大器。

6）共模抑制比 K_{CMR}

运算放大器工作于线性区时，其差模开环电压增益 A_{VD} 与共模电压增益 A_{VC} 之比称为共模抑制比，即

$$K_{CMR} = \frac{A_{VD}}{A_{VC}} \qquad (2\text{-}7)$$

此处的共模电压增益是输入共模信号（运算放大器两输入端所加的共有信号）时，运算放大器输出电压变化与输入电压变化的比值。

以分贝（dB）为单位，K_{CMR} 可表示为

$$K_{CMR} = 20\lg\frac{A_{VD}}{A_{VC}} \quad (\text{dB}) \qquad (2\text{-}8)$$

与差模开环电压增益相类似，K_{CMR} 也是频率的函数。手册中给出的参数均指直流（或低频）时的 K_{CMR}。大多数集成运算放大器的 K_{CMR} 值在 80dB 以上。

讨论：同样，理想的运算放大器其 K_{CMR} 值也应是无穷大的。但一个实际的普通运算放大器，其 K_{CMR} 值却十分有限。假定某个运算放大器的 K_{CMR} 和差模开环电压增益 A_{VD} 都是 80dB，则由式（2-7）可计算得到其共模电压增益 $A_{VC} = 1$，同样以图 2-6 所示的同相放大器为例，假设 $R_1 = 1k\Omega$，$R_2 = 99k\Omega$，$V_i = 1mV$，则采用理想运算放大器构成的同相放大器的计算公式来计算电路的输出 V_o，有 $V_o = 100mV$。但是，如果考虑运算放大器的 K_{CMR} 为有限值，其对输出的影响（误差）计算如下：

- 对运算放大器不难得出：$V_- \approx V_+ = V_i = 1mV$；
- 所以，运算放大器的共模输入：$V_{iC} = (V_- + V_+)/2 = 1mV$；
- 运算放大器输出中的共模分量为：$V_{oC} = A_{VC} \times V_{iC} = 1mV$。

因此，输出信号中有 1% 的误差。

由此可见，在设计高精度电路时应选用高共模抑制比的运算放大器。

7）电源电压抑制比 K_{SVR}

运算放大器工作于线性区时，输入失调电压随电源电压改变的变化率称为电源电压抑制比。用公式表示为

$$K_{SVR} = \frac{\Delta V_S}{\dfrac{\Delta V_O}{A_{VD}}} = \frac{A_{VD} \cdot \Delta V_S}{\Delta V_O} \qquad (2\text{-}9)$$

式中，A_{VD} 为运算放大器差模开环电压增益；ΔV_O 为电源电压变化时对应的输出电压变化；ΔV_S 为电源电压的变化。

有时也用下式表示电源电压抑制比（以 dB 为单位）：

$$K_{SVR} = 20\lg\frac{\Delta V_O}{A_{VD} \cdot \Delta V_S} \qquad (2\text{-}10)$$

讨论：一般来说，提高运算放大器的共模抑制比也有利于提高它的电源电压抑制比。需要说明的是，对于某些运算放大器，其正、负电源电压抑制比并不相同，使用时应注意。

8）输出峰-峰电压 V_{OPP}

输出峰-峰电压是指在特定的负载条件下，运算放大器能输出的最大电压幅度。正、负向的电压摆幅往往并不相同。目前大多数运算放大器的正、负向的电压摆幅均大于 10V。

讨论：应该特别指出的是，在低电源电压工作的运算放大器，其输出范围不仅要低于手册中给出的输出峰-峰电压 V_{OPP}，也要比电源电压低得多。对双极性的器件，在无负载的情况下，运算放大器的输出范围为 $V_{ss} + 0.1V \sim V_{cc} - 1.4V$。比如，四运放 LM324 在 +5V 的单电

源工作时，其最大输出范围（无负载的情况下）仅为 0.1～3.6V。如果有较重的负载（较小的负载电阻），其输出范围还要显著减小。

新型的轨-轨运算放大器的输出摆幅能接近电源电压。

9）最大共模输入电压 V_{ICM}

当运算放大器的共模抑制特性显著变坏时的共模输入电压即为最大共模输入电压。有时将共模抑制比（在规定的共模输入电压时）下降 6dB 时所加的共模输入电压值，作为最大共模输入电压。

10）最大差模输入电压 V_{IDM}

最大差模输入电压是运算放大器两输入端所允许加的最大电压差。当差模输入电压超过此电压值时，运算放大器输入级的晶体管对应的结（如双极型晶体管的发射结）将被反相击穿，从而损坏运算放大器。

讨论：与最大共模输入电压 V_{ICM} 不同，最大差模输入电压 V_{IDM} 是一个极限指标，一旦运算放大器输入端接收到的信号超出最大差模输入电压 V_{IDM}，将导致器件的损坏。因此，必须在设计中保证运算放大器不会承受超出最大差模输入电压的电压，或者采取适当的保护措施。

2.1.2 运算放大器的主要交流参数

1）开环带宽 SW

运算放大器的开环电压增益从直流增益下降 3dB（或降为直流增益的 0.707）所对应的信号频率称为开环带宽。

讨论：普通运算放大器的开环带宽 SW 只有几千赫兹至几十千赫兹，如果要处理较高频率的信号，一定要选用开环带宽 SW 较大的运算放大器。

2）单位增益带宽 GB

单位增益带宽 GB 是指运算放大器在闭环增益为 1 倍的状态下，使用正弦小信号驱动时，其闭环增益下降至运算放大器输入信号的 0.707 时的频率。

讨论：在运算放大器应用中，上述两个频率参数中的单位增益带宽显得更为重要。当运算放大器的频率特性具有单极点响应时，其单位增益带宽可表示为

$$GB = A_{VD}f \tag{2-11}$$

式中，A_{VD} 为当信号频率为 f 时的实际差模开环电压增益。

当运算放大器具有多极点的频率响应时，其单位增益带宽与开环带宽没有直接关系，此时采用增益带宽乘积参数表示。运算放大器闭环工作时的频率响应主要取决于单位增益带宽。

还应注意的是，上述两个频率参数均指运算放大器小信号工作。如果工作在大信号时，其输入级将工作于非线性区，这时运算放大器的频率特性将会发生明显变化。下面三个参数均用来描述运算放大器大信号工作的频率特性。

3）转换速率 SR

在额定的负载条件下，当输入阶跃大信号时，运算放大器输出电压的最大变化率称为转换速率（有时也称为压摆率）。此参数的含义如图 2-3 所示。

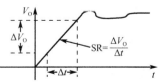

图 2-3　压摆率 SR 的定义

讨论：通常，产品手册中给出的转换速率均指闭环增益为 1 倍时的值。实际上，在转换期内，运算放大器的输入级处于开关工作状态，所以运算放大器的反馈回路不起作用，也即运算放大器的转换速率与其闭环作用无关。一般运算放大器在反相工作与同相工作时的转换速率是不一样的，其输出波形的前沿及后沿的转换速率也不相同。普通运算放大器的转换速率约为 1V/μs。

在设计后级、具有阶跃形式的信号放大、驱动电路时，必须考虑运算放大器的压摆率。

4）全功率带宽 BW$_P$

在额定负载条件下，运算放大器闭环增益为 1 倍时，输入正弦信号，使运算放大器输出电压幅度达到最大（在一定的失真度条件下）的信号频率，即为全功率带宽。此频率受到运算放大器转换速率的限制。一般可用以下近似公式估计 SR 与 BW$_P$ 之间的关系：

$$BW_P = \frac{SR}{2\pi V_{OP}} \tag{2-12}$$

式中，V_{OP} 为运算放大器输出的峰值电压。

讨论：该指标也是设计后级或驱动电路时选择运算放大器的关键指标。

5）建立时间 t_s

运算放大器闭环增益为 1 倍时，在一定的负载条件下，当输入阶跃信号后，运算放大器输出电压达到某一特定范围内所需要的时间 t_s 称为建立时间。此处所说的特定范围与稳定值之间的误差区，称为误差带，用 2ε 表示，如图 2-4 所示。误差带可用误差电压相对于稳定值的百分数（也称为精度）表示。建立时间的长短与精度要求直接有关，精度要求越高，建立时间越长。在 0.1%精度的要求下，高速运算放大器的建立时间约为数百纳秒。

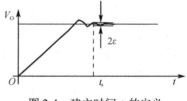

图 2-4　建立时间 t_s 的定义

讨论：在设计大信号或阶跃信号的放大、处理电路时，选择运算放大器应该考虑其建立时间。

6）等效输入噪声电压 E_N

屏蔽良好的、无信号输入的运算放大器，在其输出端产生的任何交流无规则的干扰电压，称为电路的输出噪声电压。此噪声电压换算到输入端时，就称为等效输入噪声电压（有时也以噪声电流来表示）。就宽带噪声而言，普通运算放大器的等效输入噪声电压有效值为 10～20μV。

讨论：常规的放大器所能检测的信号不可能小于其等效输入噪声电压。因此，如果要检测微弱的信号，要么选用等效输入噪声电压显著小于欲检测的最小信号的运算放大器，要么采用锁相放大等特殊的电路设计方法和数字信号处理方法。

7）差模输入阻抗 Z_{ID}

差模输入阻抗也称为输入阻抗，是指运算放大器工作在线性区时，两输入端的电压变化量与对应的输入端电流变化量之比。输入阻抗包括输入电阻和输入电容，在低频时仅指输入电阻 R_{ID}。一般产品参数表中给出的数据均指输入电阻。

采用双极型晶体管作输入级的运算放大器，其输入电阻在几十千欧至几兆欧范围内变化；而场效应晶体管输入级的运算放大器，其输入电阻通常大于 $10^9\Omega$。运算放大器若为单端输入时，单端输入阻抗记为 Z_{IS}。

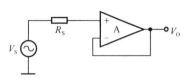

图 2-5　差模输入阻抗 Z_{ID} 与
输入偏置电流 I_{IB} 的区别

讨论：注意区别差模输入阻抗 Z_{ID} 与输入偏置电流 I_{IB} 这两个参数。例如，对于一个由输入偏置电流为 $1\mu A$、差模输入电阻为 $1M\Omega$ 和开环增益为 10^4 的运算放大器构成的跟随器，根据理论计算，跟随器的闭环输入电阻可达 $10^{10}\Omega$。该跟随器用于与具有 $100M\Omega$ 内阻的信号源接口似乎没有什么问题（见图 2-5），因为跟随器的闭环输入电阻（$10^{10}\Omega$）远大于信号源内阻（$10^8\Omega$），但实际上，由于运算放大器的输入偏置电流为 $1\mu A$，理论上该电流在信号源内阻上产生的电压高达 $100V$，显然，该电路是不可能正常工作的。

8）共模输入阻抗 Z_{IC}

当运算放大器工作于共模信号（运算放大器两输入端输入同一信号）时，共模输入电压的变化量与对应的输入电流变化量之比，称为共模输入阻抗。在低频情况下，它表现为共模输入电阻 R_{IC}。

通常，运算放大器的共模输入电阻比差模输入电阻高得多，其典型值在 $10^8\Omega$ 以上。

9）输出阻抗 Z_O

当运算放大器工作于线性区时，在其输出端加信号电压后，此电压变化量与对应的电流变化量之比，称为输出阻抗。在低频时，输出阻抗即为运算放大器的输出电阻。单端输出阻抗记为 Z_{OS}，双端输出阻抗记为 Z_{OD}。

讨论：通常，普通的运算放大器输出电流小于 $10mA$ 左右时处于线性工作区，此时的输出阻抗极低，完全可以忽略其对负载的影响。但是，如果工作在非线性区，运算放大器的输出阻抗将对电路性能产生很大的影响。

讨论：运算放大器的参数有很多，但放大器类型的选择取决于最关键的指标。例如，如果要为交流应用选择一种高输入阻抗的放大器，那么电压失调和漂移可能比偏置电流的重要性小得多，而它们与带宽相比，可能都不重要了。

运算放大器的两个极端性能是最高速度和最高精度。

高速运算放大器以转换速率高、建立时间短和频带宽为特征。快速建立时间对缓冲器、DAC 和多路转换器中的快速变化或切换模拟信号等应用是特别重要的。小信号频带宽在前置放大和处理宽频带交流小信号应用中是很重要的。高转换速率与快速建立时间相关，所以它对处理大幅度失真交流信号也很重要，因为大信号带宽与转换速率紧密相关。

精密单片运算放大器具有如下特性：

（1）具有极低非调整失调电压、极低偏置电流、极低漂移、极高开环增益（作为积分器和高增益放大器具有的最高精度）和极高共模抑制比。

（2）低偏置电流和高输入阻抗。这类放大器使用具有高输入阻抗和低漏电电流的结型场效应晶体管（JFET）来处理测量小电流或高内阻的电路，其应用范围从通用的高阻抗电路到积分器、电流-电压转换器和对数函数发生器以及高输出阻抗传感器的测量电路，如光电倍增管、火焰检测器、pH 计和辐射检测器等。

（3）高精度。由于低失调和漂移电压、低电压噪声、高开环增益和高共模抑制比而获得高精度。此类放大器用于高精度仪器、低电平传感器接口电路、精密电压比较和阻抗变换等。

在许多应用中，要求运算放大器具有非常低的功耗或由单电源供电，适合这类应用的运算放大器的特性主要包括：极低的功耗、高速度/功耗比、单电源和低偏置电流、电源正负限输入-输出运算放大器。

　　由运算放大器构成的放大器的基本形式有同相放大器、反相放大器和基本差动放大器。除此之外，本章还要介绍在仪器电路中有一种经常用到、具有高输入阻抗和高共模抑制比的差动放大器——仪器放大器。具有增益控制的放大器和隔离放大器也将在本章介绍。

2.2　同相放大器

　　同相放大器的基本形式如图 2-6 所示。由图 2-6 不难得出，同相放大器的增益 A_d 为

$$A_d = 1 + \frac{R_2}{R_1} \qquad (2\text{-}13)$$

同相放大器的输入阻抗 r_{i+} 为

$$r_{i+} = r_i(1 + AF) \qquad (2\text{-}14)$$

式中，r_i 为运算放大器的开环输入阻抗，A 为运算放大器的开环增益，F 为电路的反馈系数，即

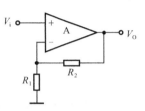

图 2-6　同相放大器的
基本形式

$$F = \frac{R_1}{R_1 + R_2} = 1/A_d \qquad (2\text{-}15)$$

　　目前，大多数集成运算放大器的直流差模开环电压增益均大于 10^4。而采用双极型晶体管作输入级的运算放大器，其输入电阻在几十千欧至几兆欧范围内变化；场效应晶体管输入级的运算放大器，其输入电阻通常大于 $10^8\Omega$。以输入阻抗较低的采用双极型晶体管作输入级的运算放大器为例，假定其开环输入电阻为 $10^4\Omega$，开环增益为 10^4，反馈系数为 0.1（闭环增益为 10），由式（2-14）计算得到的同相放大器的闭环输入电阻为 $10^7\Omega$。而如果改用场效应晶体管输入级的运算放大器来设计同相放大器，计算得到的同相放大器的闭环输入电阻为 $10^{12}\Omega$。由此可以看出，同相放大器的一个特点是输入阻抗高。为了方便和培养学生应具备的一项工程上的技能——估算，本书在以后涉及同相放大器的输入阻抗时，均以 r_{i+} 来表示，即指同相放大器所具有的最低为 $10^7\Omega$ 的输入电阻，而不去刻意指明其具体的数值。实际上，除作为与传感器接口电路或前置放大器外，由于多数电路的输出阻抗都较低，后级电路有 $10^7\Omega$ 以上的输入电阻足以满足需要，我们只需要有这一个量级上的概念。而在要求输入阻抗特别高时，通常都要选用结型场效应管、甚至是绝缘栅场效应管输入的运算放大器。但要注意的是，虽然从理论上可以计算出用普通的运算放大器构成的同相放大器或跟随器的输入电阻可达 $10^7\Omega$ 以上，而实际上任何一个运算放大器都需要一定的输入偏置电流和漏电流，因而在设计特别高的输入电阻的同相放大器时，不能仅仅由理论计算式（2-14）得到放大器的输入阻抗，还应选择合适的器件和工艺，才能保证达到设计的指标。

　　同相放大器具有高输入阻抗的同时，也存在易受干扰（由于阻抗高易感应杂散电磁场）和精度低（对运算放大器来说，输入端的共模信号等于输入信号）的不足，因而同相放大器常常用于前置放大器，在电路中用作阻抗变换或隔离。

　　同相放大器的输出阻抗可由下式计算：

$$r_o' = r_o/(1 + AF) \qquad (2\text{-}16)$$

式中，r_o 为运算放大器的开环输出阻抗，一般在几百欧以内。由式（2-16）计算得到的闭环

输出电阻很小，接近 0。运算放大器不论是作为同相放大器还是反相放大器，电路都采用电压负反馈的形式，电路的输出阻抗（闭环输出阻抗）均可由式（2-16）计算，其值均接近于 0。因此，除非特殊要求，对于放大器，本书不再讨论输出阻抗的问题。

在电路中，同相放大器常用于阻抗变换或隔离。图 2-7 所示为一低频交流放大器，为了得到较低的低端截止频率和避免使用过大的电容（电容的体积和价格基本上与其容量和耐压成正比），电路中 R_1 选用较大的阻值（电阻的体积和价格基本上与其阻值无关）。为避免放大器的输入阻抗对高通滤波器（阻容耦合电路）的截止频率产生影响，采用同相放大器的形式。为了消除运算放大器的输入偏置电流的影响，反馈网络采用 Y 形网络，目的是使运算放大器两输入端的电阻尽可能相等。为减少元器件的品种，实际电路中常常取 $R_1=R_2$。如果选取的 R_2 远大于 R_3、R_4，则流经的电流可忽略不计，该同相放大器的增益可用下式计算（工程上常常采用这种近似计算的方法并具有足够高的精度）：

$$A = 1 + \frac{R_3}{R_4}$$ （2-17）

图 2-8 所示为跟随器，这是同相放大器的一种极端形式，它的电压增益为 1。图中两个电阻 R_1 和 R_2 是平衡电阻，其目的也是为了消除运算放大器的输入偏置电流的影响，如果运算放大器本身的输入阻抗足够高（输入偏置电流足够小）或对电路输出的零点偏移要求不高，可以省略这两个电阻。

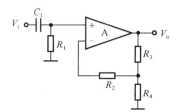   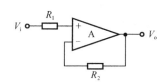

图 2-7　同相放大器的变形   图 2-8　跟随器

目前已有现成的同相放大器或跟随器芯片，它的体积更小，精度更高，价格更便宜，可靠性更高，在设计时应该考虑。如 MAXIM 公司的 MAX4074、MAX4075、MAX4174 和 MAX4274；BB 公司的 OPA2682、OPA3682 等。这些芯片既可以作为同相放大器，又可以作为反相放大器。设计高输入阻抗的跟随器时，可以考虑选用 OPA128 芯片，其输入偏置电流仅为 75fA。

2.3　反相放大器

反相放大器的基本形式如图 2-9 所示。

对于图 2-9 所示的反相放大器，其输入阻抗就等于 R_1，其增益

$$A = -\frac{R_2}{R_1}$$ （2-18）

反相放大器的优点是性能稳定，缺点是输入阻抗较低，但一般能够满足大多数场合的要求，因而在电路中应用广泛。由于电阻的最大取值不能超过 10MΩ，如果要提高反相放大器的输入阻抗，则电路的增益就要受到限制。图 2-10 所示的电路可以避免这种限制，既有较高的输入阻抗，又可取得足够的增益。如果选取的 R_2 远大于 R_4、R_5，则放大器的增益可用下

式近似计算：

$$A = -\frac{R_2}{R_1}\left(1 + \frac{R_4}{R_5}\right) \tag{2-19}$$

任何一个放大器的带宽总是有限的，为了抑制噪声（一般说来，高频噪声影响较大，其原因是电阻热噪声和以高频为主的电磁场干扰）以及降低成本、简化结构，通常把放大器与滤波器（常常是低通滤波器）设计成一体，所以，实际使用较多的交流反相放大器是如图 2-11 所示的形式。在该电路中，电路的低端截止频率由 C_1 和 R_1 决定，电路的高端截止频率由 R_1、R_2 和 C_1 决定。

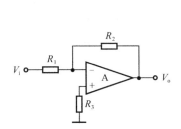

图 2-9　反相放大器的基本形式

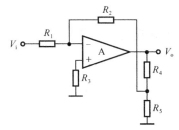

图 2-10　反相放大器的变形

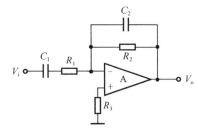

图 2-11　反相放大器的实用形式

2.4　基本差动放大器

采用电路结构完全对称的差动放大器，有利于抑制共模干扰（提高电路的共模抑制比）和减小温度漂移。图 2-12 所示为一基本差动放大器。利用电路的线性叠加原理，先计算输入信号 V_{i1} 作用时电路的输出 V_{o1}，即

$$V_{o1} = -\frac{R_2}{R_1}V_{i1} \tag{2-20}$$

再计算输入信号 V_{i2} 作用时电路的输出 V_{o2}，即

$$V_{o2} = \frac{R_4}{R_3 + R_4}\frac{R_1 + R_2}{R_1}V_{i2} \tag{2-21}$$

所以，

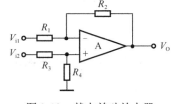

图 2-12　基本差动放大器

$$V_o = V_{o1} + V_{o2}$$
$$= -\frac{R_2}{R_1}V_{i1} + \frac{R_4}{R_3 + R_4}\frac{R_1 + R_2}{R_1}V_{i2} \tag{2-22}$$

如果电路能够做到完全对称，即 $R_1 = R_3$，$R_2 = R_4$，则式（2-22）可改写为

$$V_o = \frac{R_2}{R_1}(V_{i2} - V_{i1}) \tag{2-23}$$

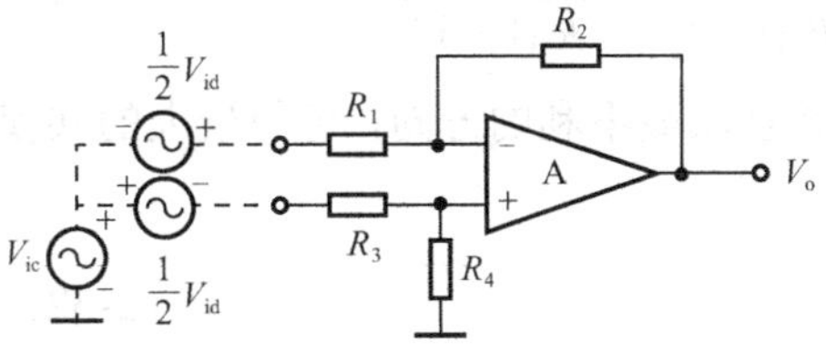

为分析电路的共模抑制性能，做如下变换（见图 2-13）：

$$\begin{cases} V_{ic} = \dfrac{1}{2}(V_{i1} + V_{i2}) \\ V_{id} = V_{i2} - V_{i1} \end{cases} \tag{2-24}$$

图 2-13　基本差动放大器的输入信号分析

或者

$$\begin{cases} V_{i1} = V_{ic} - \dfrac{1}{2}V_{id} \\ V_{i2} = V_{ic} + \dfrac{1}{2}V_{id} \end{cases} \tag{2-25}$$

将式（2-25）代入式（2-22）可得

$$\begin{aligned} V_o &= \left(\frac{R_4}{R_3 + R_4} \frac{R_1 + R_2}{R_1} - \frac{R_2}{R_1} \right) V_{ic} + \frac{1}{2} \left(\frac{R_4}{R_3 + R_4} \frac{R_1 + R_2}{R_1} + \frac{R_2}{R_1} \right) V_{id} \\ &= A_{VC} V_{ic} + A_{VD} V_{id} \end{aligned} \tag{2-26}$$

式中，$A_{VC} = \dfrac{R_4}{R_3 + R_4} \dfrac{R_1 + R_2}{R_1} - \dfrac{R_2}{R_1}$，为共模电压增益；$A_{VD} = \dfrac{1}{2} \left(\dfrac{R_4}{R_3 + R_4} \dfrac{R_1 + R_2}{R_1} + \dfrac{R_2}{R_1} \right) V_{id}$，为差模电压增益。

由式（2-7）可得基本差动放大器的共模抑制比为

$$\begin{aligned} K_{CMR} &= \frac{A_{VD}}{A_{VC}} \\ &= \frac{\dfrac{1}{2}\left(\dfrac{R_4}{R_3 + R_4} \dfrac{R_1 + R_2}{R_1} + \dfrac{R_2}{R_1} \right)}{\dfrac{R_4}{R_3 + R_4} \dfrac{R_1 + R_2}{R_1} - \dfrac{R_2}{R_1}} \end{aligned} \tag{2-27}$$

为得到最大的共模抑制比，令 $A_{VC} = 0$，此时 $K_{CMR} \to \infty$，可得

$$\frac{R_2}{R_1} = \frac{R_4}{R_3} \tag{2-28}$$

工程上为了减少元器件品种和提高工艺性，常常令

$$\begin{cases} R_1 = R_3 \\ R_2 = R_4 \end{cases} \tag{2-29}$$

如果电路中的电阻满足式（2-29），则电路的差模电压增益

$$A_{VD} = \frac{R_2}{R_1} \tag{2-30}$$

但实际上，电路的共模抑制比不仅取决于电阻的匹配精度，还取决于运算放大器的共模抑制比、开环增益和输入阻抗等参数，甚至于电路的分布参数也会影响电路的共模抑制比。再者，电阻也不可能做到完全匹配，假设电阻的误差为 δ，也就是说，电阻的实际值分别为 $R_1(1 \pm \delta_1)$、$R_2(1 \pm \delta_2)$、$R_3(1 \pm \delta_3)$ 和 $R_4(1 \pm \delta_4)$，可得

$$A_{VC} = \frac{R_1(1 \pm \delta_1) + R_2(1 \pm \delta_2)}{R_1(1 \pm \delta_1)} \frac{R_4(1 \pm \delta_4)}{R_3(1 \pm \delta_3) + R_4(1 \pm \delta_4)} - \frac{R_2(1 \pm \delta_2)}{R_1(1 \pm \delta_1)} \tag{2-31}$$

在最坏的情况下，即所有电阻都取最大的误差 δ，并且取最不利的方向，可得最大的共模电压增益（忽略高阶小量）

$$A_{VC} = \frac{4\delta}{1 + R_1/R_2} \tag{2-32}$$

共模抑制比 K_{CMR} 为

$$K_{CMR} = \frac{1 + |A_{VD}|}{4\delta} \tag{2-33}$$

上式表明，电阻的误差 δ 越小，差模电压增益 A_{VD} 越大，共模抑制比越高。

当满足式（2-29）时，基本差动放大器的差动输入阻抗 $r_{id} = 2R_1$，共模输入阻抗 $r_{ic} = R_1/2$。由于基本差动放大器的输入阻抗较低，其应用受到很大的限制，通常用于构成下面将要介绍的仪用放大器。

集成化的差动放大器具有更好的性能，主要体现在共模抑制比和温度性能上。这类芯片也有很多，如 INA105、INA106、INA117 等。

2.5　仪用放大器

在传感器接口电路中，经常要采用具有高输入阻抗、高共模抑制比的差动放大器。这类放大器精度高，稳定性好，常用于精密仪器电路和测控电路中，故称为仪用放大器，也称为仪器放大器。

图 2-14 所示为并联差动输入仪用放大器（三运放电路）。由于该电路性能优良，被广泛地应用在医学仪器中。

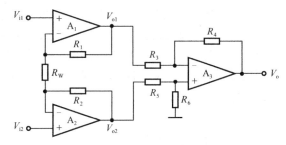

图 2-14　并联差动输入仪用放大器（三运放电路）

在图 2-14 所示的电路中，输入级由两个同相放大器并联构成。按照 2.2 节中的约定，同相放大器的输入阻抗为 r_{i+}，不难得出三运放电路的输入阻抗：差动输入阻抗 $r_{id} = 2r_{i+}$，共模输入阻抗 $r_{ic} = r_{i+}/2$。

由于运算放大器两输入端的电压相等，因此

$$\frac{V_{i1} - V_{i2}}{R_W} = \frac{V_{o1} - V_{o2}}{R_1 + R_W + R_2} \tag{2-34}$$

即

$$V_{o1} - V_{o2} = \frac{R_1 + R_W + R_2}{R_W}(V_{i1} - V_{i2}) \tag{2-35}$$

将 $V_{i1} = -V_{i2} = V_{id}/2$、$V_{i1} = V_{i2} = V_{ic}$ 分别代入式（2-35），可得放大器前级的差模电压增益 A_{VD1} 和共模电压增益 A_{VC1} 为

$$A_{VD1} = \frac{R_1 + R_W + R_2}{R_W} \tag{2-36}$$

$$A_{VC1} = 0 \tag{2-37}$$

由式（2-36）可以得出，前级电路不需要匹配电阻，理论上放大器的共模抑制比为无穷

大。但这是双端输出的情况，对后级电路而言，共模信号是按系数为 1 的比例由第一级传输到第二级，即 $V_{i1} = V_{i2} = V_{ic}$，则有 $V_{o1} = V_{o2} = V_{ic}$。所以，三运放电路总的差模电压增益 A_{VD} 为（$R_3 = R_5$，$R_4 = R_6$）

$$A_{VD} = \frac{R_1 + R_W + R_2}{R_W} \frac{R_4}{R_3} \tag{2-38}$$

由上式可以看出，改变 R_W 可以在不影响共模增益的情况下改变三运放电路的差模电压增益。

三运放电路的共模电压增益表达式与基本差动放大器的相同。

$$A_{VC} = \frac{R_6}{R_5 + R_6} \frac{R_3 + R_4}{R_3} - \frac{R_4}{R_3} \tag{2-39}$$

因此，三运放电路的共模抑制比在电阻匹配精度相同的情况下，要比基本差动放大器的高 R_4/R_3 倍。由此可见，由三运放组成的差动放大器具有高共模抑制比、高输入阻抗和可变增益等一系列优点，它是目前医学仪器和仪器仪表中最典型的前置放大器。

图 2-15 所示为一个实用的三运放电路，常用于人体心电信号的检测。为了避免外科手术过程中可能存在的高电压进入放大器造成其损坏，该电路使用了两个微型的氖灯 NL_1、NL_2，作为电压限幅器。微型的氖灯价廉且具有对称性，当两端的电压低于击穿电压（一般为 60V）时，其电阻接近于无穷大，所以它对电路没有负载影响。一旦两端的电压超过其击穿电压，则氖灯迅速导通（击穿后，氖灯本身呈负阻特性），使其两端的电压降低并接近于 0，从而保护了放大器。电位器 R_W 用于调整电阻的比例，使得电路的共模抑制比最大。调试电路时，在两输入端加载一个 1V 左右的信号（一般为 50Hz），调整电位器 R_W 使电路的输出最小，即共模电压增益最小，从而使共模抑制比最大。

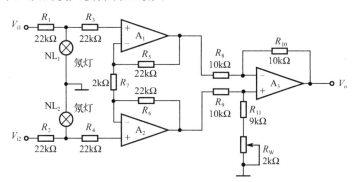

图 2-15　实用并联差动输入仪用放大器（三运放电路）

顺便指出，如果电路中有需要调整的参数，通常是电阻值（有时也需要调整电容值），把要调整的参数分成两部分：固定部分和可调整部分。对于一般的要求，固定部分的取值为该参数总的标称值的 90%，可变部分为 20%，如图 2-15 中的 R_{11} 和 R_W。当要求较高时，固定部分的取值为该参数总的标称值的 99%，可变部分为 2%。

图 2-16 所示的是串联型差动输入仪用放大器的原理电路。该电路由两个同相放大器串联而成，因此又称为双运放电路。

利用电路线性叠加原理，先计算输入信号 V_{i1} 作用时电路的输出 V_{o1}：

$$V_{o1} = -\frac{R_4}{R_3} \frac{R_1 + R_2}{R_1} V_{i1} \tag{2-40}$$

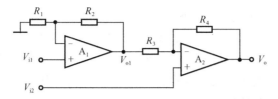

图 2-16　串联型差动输入仪用放大器（双运放电路）

再计算输入信号 V_{i2} 作用时电路的输出 V_{o2}

$$V_{o2} = \frac{R_3 + R_4}{R_3} V_{i2} \tag{2-41}$$

所以，

$$V_o = V_{o1} + V_{o2}$$

$$= -\frac{R_4}{R_3} \frac{R_1 + R_2}{R_1} V_{i1} + \frac{R_3 + R_4}{R_3} V_{i2} \tag{2-42}$$

令 $V_{i1} = V_{i2} = V_{ic}$，可得

$$V_{oc} = \left(\frac{R_3 + R_4}{R_3} - \frac{R_4}{R_3} \frac{R_1 + R_2}{R_1} \right) V_{ic} \tag{2-43}$$

$$A_{VC} = \frac{R_3 + R_4}{R_3} - \frac{R_4}{R_3} \frac{R_1 + R_2}{R_1} \tag{2-44}$$

令 $R_1 = R_4$，$R_2 = R_3$，则 $A_{VC} = 0$，电路的共模抑制比最大。此时式（2-42）可以改写为

$$V_o = -\frac{R_1 + R_2}{R_2} V_{i1} + \frac{R_1 + R_2}{R_2} V_{i2}$$

$$= \frac{R_1 + R_2}{R_2} (V_{i2} - V_{i1}) \tag{2-45}$$

令 $V_{i2} = -V_{i1} = V_{ic}/2$，则式（2-45）可以改写为

$$V_{od} = \frac{R_1 + R_2}{R_2} V_{id} \tag{2-46}$$

即电路的差模电压增益为 $1 + R_1/R_2$。

同样，不难得到双运放电路的输入阻抗：差动输入阻抗 $r_{id} = 2\, r_{i+}$，共模输入阻抗 $r_{ic} = r_{i+}/2$。

现在已有很多种仪用放大器，如 Analog Device 公司的 AD620、AD623，BB 公司的 INA114、INA118，MAXIM 公司的 MAX4194、MAX4195、MAX4196、MAX4197，等等，都具有十分优良的性能。

注意，本书在介绍原理时所用的电路并不适合实际应用，至少不是实际应用中较好的选择。实际应用中应该选用集成化的元器件，选用那些尽可能将所需功能集成在一个芯片上且满足需要的参数、性能的集成电路来设计所需要的电路。

2.6　可变增益放大器

为了增加医学仪器的动态范围以及改变电路的灵敏度以适应不同的工作条件，经常需要改变放大器的增益。通过改变反馈网络的反馈系数，即电阻的比例，同相放大器和反相放大器都很容易改变增益。图 2-17 所示为一个同相可变增益放大器的原理图。显然，改变可变电

阻 R_W 的阻值可以连续地改变放大器的增益。

在实际电路中,往往需要分段地改变放大器增益。把 R_W 换成阻值不同的若干电阻并用开关切换,就变成了实际电路中常用的可变增益放大器。图 2-18 和图 2-19 分别给出了同相可变增益放大器和反相可变增益放大器的实用形式(注意模拟开关的公共端接地或接输出端,目的是减小模拟开关漏电的影响)。

现代医学仪器几乎无一例外地采用微处理器或微控制器作为系统的控制核心,因而可变增益放大器总是采用数控放大器的形式。用集成模拟开关代替图 2-17、图 2-18 和图 2-19 中的可变电阻或波段开关可得到数控增益放大器,如图 2-20 所示。

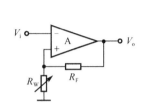

图 2-17 同相可变增益放大器的原理图

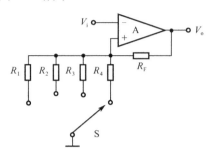

图 2-18 同相可变增益放大器的实用形式

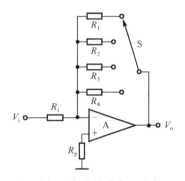

图 2-19 反相可变增益放大器的实用形式

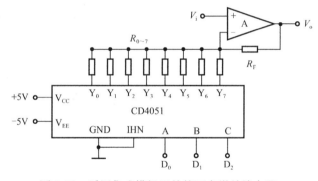

图 2-20 采用集成模拟开关的可变增益放大器

采用集成模拟开关的可变增益放大器,其结构复杂,可变增益级数少。如果采用数字电位器,则可以简化电路(见图 2-21),增加可变增益的级数。

集成化的可变增益放大器有很多品种。单端输入的可变增益放大器有 PGA100、PGA103,差动输入的可变增益放大器有 PGA204、PGA205 等。

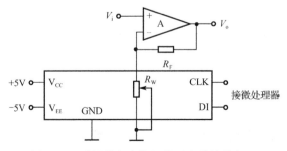

图 2-21 采用数字电位器的可变增益放大器

2.7　隔离放大器

为了提高系统的抗干扰性能、安全性能和可靠性，现代医学仪器常采用隔离放大器。所谓隔离放大器，是指前级放大器与后级放大器之间没有电的联系，而是利用光或磁来耦合信号。目前使用较多的是光耦合器件。用光来耦合信号的器件称为光电耦合器，其内部有作为光源的半导体发光二极管与作为光接收器的光敏二极管或光敏三极管。图 2-22 给出了几种常见的光电耦合器的内部电路。

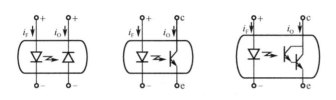

图 2-22　常见光电耦合器的内部电路

图 2-23 给出了几种不同类型的光电耦合器的传输特性。由图可知，光敏二极管型具有良好的传输线性和较宽的线性范围，但由于其没有任何放大环节，故传输增益最小；光敏三极管型具有一定的传输增益，但其小电流增益与大电流增益严重不一致，导致传输线性较差；达林顿型由于经过两次电流放大，故其传输增益最大，但传输线性最差。一般在使用硅光敏三极管或达林顿型光电耦合器作为模拟信号传输时，应合理地选择工作点，并将其工作范围限制在近似的线性区。在要求低失真和宽频带的高性能传输情况下，宜用光敏二极管型，这时可采用外接放大器来弥补其传输增益低的缺点。

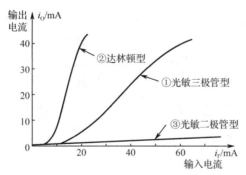

图 2-23　几种光电耦合器的传输特性

光电耦合器的传输速度是指信号由输入至输出所需的传输时间，有时也用响应速度来描述。无论是逻辑信号传输，还是模拟信号传输，都希望有较高的传输速度。几种光电耦合器中，传输速度最快的是光敏二极管型，光敏三极管型次之，最慢的是达林顿型。传输速度除与器件的材料特性、电路结构有关外，还与器件的工作状态有关。例如，当光敏三极管的负载增大时，将导致传输速度变慢。若将光敏三极管的基极与电阻并联并接地，使基区中的光生空穴能泄漏到地，也可明显地提高器件的传输速度。

光电耦合器由于输入与输出之间是通过光来耦合的，从原理上讲，输入与输出之间有完全的电气隔离，但是由于结构材料的影响以及难以避免的漏电与分布电容存在，使输入与输出之间的隔离特性不完全,光电耦合器的隔离特性通常由隔离电阻（RISO）、隔离耐压（VISO）和隔离电容（CISO）来描述,光电耦合器的 RISO 通常可达 $10^{11}\Omega$ 以上,VISO 可大于 2.5kV,CISO 主要取决于封装结构,一般可小于 1pF。

图 2-24 所示为采用光电耦合器的光电隔离放大器。前级电路把输入电压信号转换成与之成正比的电流信号,经光电耦合器耦合到后级,光电耦合器中的硅光敏三极管输出电流信号,运算放大器 A_2 把电流信号转换成电压信号。图中使用晶体三极管 VT 补偿光电耦合器的非线性。即便如此,当要求较高时,仍难以消除光电耦合器的非线性,原因之一是晶体三极管的非线性与光电耦合器的非线性并不完全一致。图 2-25 中的电路采用两个光电耦合器,这样可得到较好的线性。

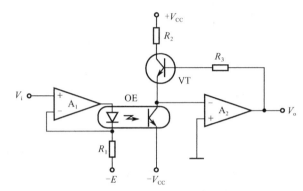

图 2-24　采用光电耦合器的光电隔离放大器

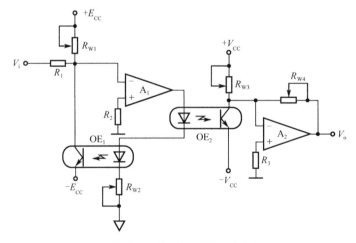

图 2-25　线性光电耦合器放大器

图 2-26 所示的电路不仅具有更好的线性,电路也更简单。因为采用了封装在一个芯片内的一对光电耦合器,所以电路的线性更好。

注意,光电隔离放大器的前、后级之间不能有任何电的连接。即使是"地线"也不能连接在一起,前、后级也不能公用电源,否则就失去了隔离的意义。一般前级放大器可以采用电池供电,或采用 DC/DC 变换器供电。

光电耦合器中的发光二极管的工作电流极限值通常为 30mA,超过发光二极管的电流极限值将导致光电耦合器的损坏。因而光电隔离放大器的设计主要是设置光电耦合器的工作电流。

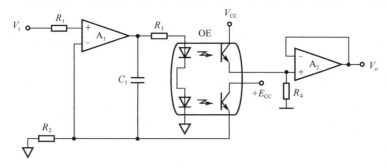

图 2-26　性能优良的线性光电耦合放大器

用集成化的光电隔离放大器，可以提高医学仪器的可靠性及其他性能。如 BB 公司出品的 ISO164、ISO174 和 ISO254 把光电耦合器与前级差动放大器、后级缓冲输出放大器集成在一个芯片上。而 ADI 公司的 AD215 不仅把光电耦合器与前级差动放大器、后级缓冲输出放大器集成在一个芯片上，还把隔离电源也集成到芯片上。采用集成化的光电隔离放大器可以大幅度地提高电路的性能。

在医学仪器中选用集成化的光电隔离放大器，必须注意对其隔离电压的要求。例如，生物电检测类仪器（如心电图机、脑电图机等）要求隔离电压为 4000V。

思考题与习题

1．请查阅数据手册或上网搜索，找到 LM324、LF347、OP07 和 TCL7650 的参数表，列出这四种器件的主要参数并进行对比分析。

2．找一找目前在某项和某些主要参数上处于领先水平的运算放大器。

3．什么是"开环"？什么是"闭环"？运算放大器自身的参数是"开环"还是"闭环"？运算放大器的哪些参数可以通过电路的合理设计加以改善？

4．请选择合适的运算放大器、电源，设计一个同相放大器，要求其增益为 10 倍，信号源内阻为 100MΩ，信号幅值为 10mV。

5．运算放大器的精度指标有哪些？哪一个指标最重要？为什么？

6．对于输入偏置电流和输入电阻两个参数，什么样的情况下优先考虑输入偏置电流？什么样的情况下优先考虑输入电阻？

7．如果运算放大器没有偏置电流通道（直流通道），那么由运算放大器构成的放大器会出现什么现象？

8．为什么要平衡运算放大器两个输入端的直流通道电阻？什么情况下可以不考虑平衡运算放大器两个输入端的直流通道电阻？

9．什么时候考虑有关温漂的参数？

10．为什么说共模抑制比很重要？请从测量电路的角度对该指标进行定量分析。

11．请分析运算放大器的电源抑制比的含义，如果电源电压有 1V 的波动，将会对输出信号幅值产生多大的影响？

12．什么是运算放大器的输出峰-峰电压？与电源电压有何关系？请查阅任意运算放大器的数据手册以得到具体数值上的印象。

13．请查阅 R-R（Rail-Rail，轨-轨）的含义。在什么时候体现出该参数（性能）的重要意义？

14．什么是最大共模输入电压？什么时候需要考虑该参数？如果输入信号超出该指标，将出现什么现象？

15．什么是最大差模输入电压？如果输入信号超出该指标，将出现什么现象？

16．最大共模输入电压和最大差模输入电压有何本质上的不同？

17．什么是高速运算放大器？什么是高频运算放大器？表征高速的有哪些参数？表征高频的有哪些参数？

18．高速与高频指标有何不同？什么情况下优先考虑高速指标？什么情况下优先考虑高频指标？

19．开环带宽的含义是什么？如何改善运算放大器构成的电路的频带？

20．单位增益带宽的含义是什么？它说明在哪个方面是运算放大器可以做到的极限值？

21．在设计运算放大器构成的电路时，如何降低其单位增益带宽的影响和限制？

22．对比分析开环带宽与单位增益带宽两个参数，分别在什么情况下优先考虑这两个参数？

23．当运算放大器的频率特性具有单极点响应时，工作在高频时运算放大器的开环增益将发生什么样的变化？以任意型号的运算放大器的具体参数值作为实例，讨论在某高频情况下其开环增益值为多少？能否保证所设计的放大器处于深度负反馈？随之给放大器带来的性能如何变化？

24．什么是差模输入阻抗？目前最高水平是多少？

25．为什么差模输入阻抗是交流参数？

26．什么是共模输入阻抗？它与差模输入阻抗有什么关系？

27．什么是输出阻抗？一般为多大的量级？闭环电路最低可以做到多少？

28．反相放大器与同相放大器在性能上有何不同？它们各自适合什么场合？

29．在设计电路时，如何选择等效输入噪声电压？该参数决定了系统的什么性能？请查阅数据手册得到具体的数据，并据此分析系统能够得到的最高灵敏度是多少？

30．选择合适的运算放大器、电源，设计一个反相放大器，要求其增益为 100 倍且由于运算放大器开环增益有限所引起的增益误差小于 1%，信号源内阻为 100kΩ，信号幅值为 10mV。

31．图 P2-1 所示为一个桥式放大器电路，试求该放大器的输出电压 V_o。图中 R_W 的作用是什么？

32．图 P2-2 所示为单臂桥式电路，请推导电路 V_o 的计算公式，并根据计算公式说明其特点。如果 $V_f = 10V$，$R_0 = 100\Omega$，$\delta = 1\%$，请计算输出电压。如果要使失调电压和失调电流所引起的输出均小于 1mV，那么要求运算放大器的失调电压和失调电流各为多少？

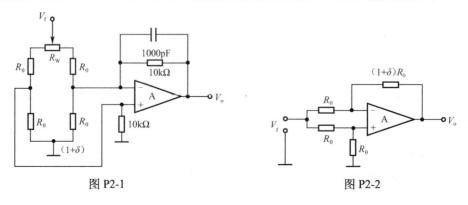

图 P2-1   图 P2-2

33．在同相放大器或反相放大器采用 Y 形反馈网络的意义是什么？给出具体参数值加以说明。

34．寻找目前最高输入阻抗（或最小偏置电流）的运算放大器型号，将其参数与普通的 LM324 进行比较，可以得到什么结论？

35．在同相放大器中，如何考虑运算放大器的共模抑制比？在反相放大器中，如何考虑运算放大器的共模抑制比？

36．什么是反相放大器的实用形式？

37．差动放大器和仪用放大器（仪器放大器）都是"差动"放大器，它们有何异同？

38．现代微电子技术发展很快，很多运算放大器已经被淘汰，很多电路的价值仅存在于教科书中用以说明电路的原理，请给出你找到的例子。

39．运算放大器与放大器的异同有哪些？

40．分别查找集成的模拟和数字可控（可变增益）放大器，了解其参数性能。

41．数控（数字可控）放大器也有两种类型：引脚控制和串行接口控制。请查找这两种类型的可控放大器并了解其性能。

42．隔离放大器的作用是什么？请查找若干型号的集成隔离放大器并了解其性能。

第3章 信号滤波

学习要点

3.1 理想滤波器的幅频特性。

3.2 几种滤波器的响应函数及其特点。

3.3 滤波器的阶数。

3.4 实际模拟滤波器的频率特性与滤波器参数的确定。

3.5 常用滤波器的种类及其特点。

3.6 有源滤波器的种类及其特点。

3.7 滤波器响应函数、阶数和电路形式的选择。

3.8 几种常用的有源滤波器的设计方法：公式法、（归一化）图表法、计算机辅助设计法和类比法。

3.9 数字滤波器的基本知识。

3.1 引言

从传感器拾取的信号中不可避免地混杂有噪声和干扰，特别是在生物医学信号的测量中，相对于十分微弱的有用信号，往往存在高出几个数量级的干扰和噪声。为了保证生物医学信号测量的准确性，必须采取抗干扰和抑制噪声的措施。一般来说，干扰是指来自系统外部的无用信号，噪声是系统内部产生的无用信号，为了得到无污染的有用信号，需要将它们与有用信号分离开。方便起见，本章不刻意区分干扰与噪声，将与有用信号混在一起的干扰信号和噪声信号统称为噪声，而将有用信号简称为信号。

信号滤波是抑制噪声的主要方法之一，其任务是在保证有用信号正常传递的情况下，将噪声对测量的影响减小到允许的程度。之所以这样说，是因为以下两点：

（1）对任何具有一定带宽的信号，只有有限个频率点的信号可以用电路的方式衰减到零（而且只有在理论上），而噪声总是具有无限带宽的；

（2）一个实际滤波电路，其成本、电路和工艺的复杂程度，以及电路的体积和重量往往与对噪声的衰减程度成正比。

滤波器按频率特性可以分为四种基本类型：低通（Low Pass Filter，LPF）、高通（High Pass Filter，HPF）、带通（Band Pass Filter，BPF）和带阻（Band Eliminator Filter，BEF）。图 3-1 给出了这四种滤波器的幅频特性。图中的虚线为理想特性曲线，实线为实际特性曲线。K_p 为频率特性的幅值，称为通带增益。ω_c 为幅值下降 3dB 时所对应的频率，称为截止频率。ω_{c1} 和 ω_{c2} 分别称为低端和高端截止频率。ω_0 为滤波器的固有频率，称为谐振频率或中心频率。B 称为滤波器的频带宽度，简称带宽。

滤波器根据电路组成，可以分为以下 4 种。

LC 无源滤波器 滤波器是由电感 L 和电容 C 组成的无源电抗网络。LC 无源滤波器具有良好的频率选择特性，损耗小，噪声低，灵敏度低；缺点是电感元件体积大，特别是在低频及超低频频带范围内，电感元件的体积更加庞大，品质因数低，不便于小型化和集成化，因而在测控系统中很少应用。

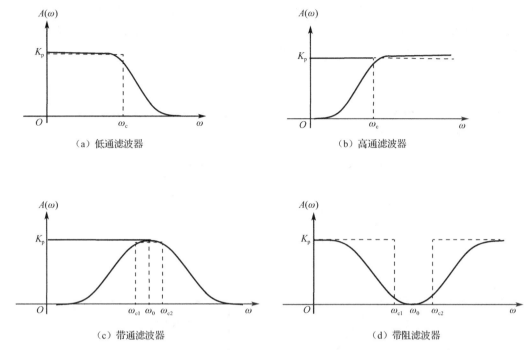

（a）低通滤波器　　　　　　　　　　　　　（b）高通滤波器

（c）带通滤波器　　　　　　　　　　　　　（d）带阻滤波器

图 3-1　四种基本滤波器的理想幅频特性和实际幅频特性

RC 无源滤波器　滤波器由电阻 R 和电容 C 组成。RC 无源滤波器的优点是体积小，便于集成化；缺点是损耗大。RC 无源滤波器通常只用于要求不高的场合。

RC 有源滤波器　滤波器由有源器件、电阻 R 和电容 C 组成。RC 无源滤波器的缺点是损耗大，但若在 RC 无源滤波器中引入具有信号放大作用的有源器件（如晶体管、运算放大器等）来补偿信号的损失，使得滤波器损耗小，性能好，体积也小。特别是随着微电子技术的发展，已出现各种形式的 RC 有源滤波器集成电路。实际上，由于 RC 有源滤波器具有一系列良好的特性，是目前测控系统中主要的滤波器应用形式，因此本章主要介绍 RC 有源滤波器的设计。

由特殊元器件构成的无源滤波器　这类滤波器主要有压电陶瓷滤波器、晶体滤波器和声表面波滤波器等。这些滤波器利用特殊元器件，通过电能与机械能、分子振动能之间的相互转换，并利用元器件的固有谐振频率实现频率的选择。这类滤波器多用于对某单一频率的带通或带阻滤波，其品质因数可达数千至数十万，稳定性也很高。但由于其品种有限，调整不便，仅能用于少数几个频点。

3.2　滤波器的主要特性指标

1）特征频率

$f_p = \omega_p/(2\pi)$ 为通带与过渡带边界点的频率，在该点，信号的增益下降到一个人为规定的下限值，这个频率又称为通带截止频率。$f_r = \omega_r/(2\pi)$ 为阻带与过渡带边界点的频率，在该点，信号的衰减下降到一个人为规定的下限值，这个频率又称为阻带截止频率。工程中常常以信号功率衰减到 1/2（信号幅值衰减 3dB）时的频率作为通带和阻带的边界点，该频率又称为转折频率。当选取 3dB 作为增益下降的下限值时，$f_p(\omega_p)$ 就是 $f_c(\omega_c)$。图 3-2（a）、（b）分别示出了低通和高通滤波器幅频特性中的 ω_p、ω_c 和 ω_r。而对于带通和带阻滤波器，在它们的通带或阻带中心频率 $\omega_0(f_0)$ 的两侧各有一组 ω_p、ω_c 和 ω_r，分别如图 3-2（c）、（d）所示。

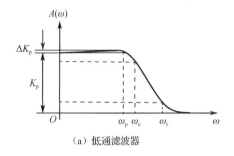

（a）低通滤波器

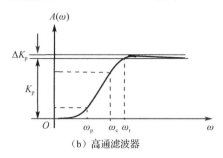

（b）高通滤波器

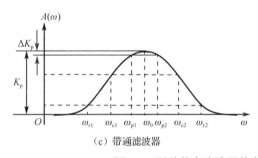

（c）带通滤波器

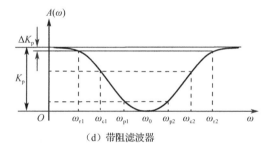

（d）带阻滤波器

图 3-2　四种基本滤波器的实际幅频特性及其主要特性指标

$f_0 = \omega_0/(2\pi)$ 为滤波器的固有频率，也就是谐振频率。对于带通和带阻滤波器，则是它们的中心频率。

2）带宽

带通或带阻滤波器的带宽定义为

$$B = f_{c2} - f_{c1} \tag{3-1}$$

用角频率表示为

$$\Delta\omega = \omega_{c2} - \omega_{c1} \tag{3-2}$$

3）增益与衰减

滤波器在通带内的增益 K_p 并非为常数。对于低通滤波器，通带增益一般是指频率 $\omega = 0$ 处的增益；对于高通滤波器，通带增益一般是指频率 $\omega \to \infty$ 时的增益；对于带通滤波器，通带增益一般是指中心频率处的增益；对于带阻滤波器，则给出的是阻带衰减，通常定义为通带与阻带中心频率处的增益之差。

通带增益变化量 ΔK_p 是指通带中各点增益的最大变化量，通常用 dB 值来表示。通带增益变化量 ΔK_p 又常常称为通带波纹。

4）阻尼系数与品质因数

阻尼系数 α 表征了滤波器对角频率为 ω_0 的信号的阻尼作用，是滤波器中表示能量衰减的一项指标。

α 的倒数称为品质因数 Q，是评价带通和带阻滤波器的频率选择性的一个重要指标。可以证明：

$$Q = \frac{\omega_0}{\Delta\omega} = \frac{f_0}{B} \tag{3-3}$$

式中，ω_0 或 f_0 为滤波器的中心频率，通常等于滤波器的固有频率。$\Delta\omega$ 或 B 为通带或阻带滤波器的 3dB 带宽。

5）灵敏度

滤波器由若干元器件构成，每个元器件参数值的变化都会影响滤波器的性能。把滤波器某一性能指标 y 对某一元器件参数变化的灵敏度记作 S_x^y，定义为

$$S_x^y = \frac{\mathrm{d}y/y}{\mathrm{d}x/x} \tag{3-4}$$

6）群延时函数

对信号波形失真有较高要求时，不仅要求滤波器的幅频特性满足设计要求，滤波器的相频特性也要满足一定的要求。在滤波器的设计中，常用滤波器的群延时函数来评价信号经滤波器后相位失真的程度。群延时函数定义为

$$\tau(\omega) = \frac{\mathrm{d}\varPhi(\omega)}{\mathrm{d}\omega} \tag{3-5}$$

式中，$\varPhi(\omega)$ 是滤波器的相频特性。

3.3　滤波器的传递函数与频率特性

滤波器的理想特性是不可能在物理上实现的，但可以用下式的传递函数对理想特性加以逼近：

$$K(S) = \frac{b_0 S^m + b_1 S^m + \cdots + b_{m-1}S + b_m}{S^n + a_1 S^{n-1} + \cdots + a_{n-1}S + a_n} \tag{3-6}$$

式中，$S = \sigma + \mathrm{j}\omega$ 为拉氏变量，分子和分母中的系数 a、b 是由电路结构与元器件参数值所决定的实常数。为保证线性网络的稳定性，分母中的系数均应为正，并且要求 $m > n$。n 称为网络（传递函数）的阶数，反映了电路的复杂程度。滤波器的频率特性逼近理想频率特性的程度取决于传递函数的阶数 n，图 3-3 给出了不同阶数的巴特沃思低通滤波器的频率特性。

对于高阶滤波器的传递函数，可以把它分解为多个 2 阶函数（当 n 为偶数时）或一个 1 阶函数与多个 2 阶函数（当 n 为奇数时）的乘积。也就是说，一个 n 阶的滤波器可以用多个 2 阶滤波器（当 n 为偶数时）或一个 1 阶滤波器与多个 2 阶滤波器（当 n 为奇数时）级联而成。因此，2 阶滤波器是基本的滤波器。

2 阶滤波器传递函数的一般形式为

$$K(S) = \frac{b_0 S^2 + b_1 S + b_2}{S^2 + a_1 S + a_2} \tag{3-7}$$

为了使其具有更为明显的物理意义，令 $a_1 = \alpha\omega_0$，$a_2 = \omega_0^2$，则式（3-2）可以改写成

$$K(S) = \frac{b_0 S^2 + b_1 S + b_2}{S^2 + \alpha\omega_0 S + \omega_0^2} \tag{3-8}$$

式中，α 为阻尼系数；ω_0 为固有频率。当系数 b 取不同的值时，可以得到不同特性的滤波器。

低通滤波器：$b_0 = b_1 = 0$，$b_2 = K_0 \omega_0^2$，传递函数为

$$K(S) = \frac{K_0 \omega_0^2}{S^2 + \alpha\omega_0 S + \omega_0^2} \tag{3-9}$$

高通滤波器：$b_0 = K_0$，$b_1 = b_2 = 0$，传递函数为

$$K(S) = \frac{K_0 S^2}{S^2 + \alpha\omega_0 S + \omega_0^2} \tag{3-10}$$

带通滤波器：$b_0 = b_2 = 0$，$b_1 = K_0 \alpha\omega_0$，传递函数为

$$K(S) = \frac{K_0 \alpha\omega_0 S}{S^2 + \alpha\omega_0 S + \omega_0^2} \tag{3-11}$$

带阻滤波器：$b_0 = K_0$，$b_1 = 0$，$b_2 = K_0 \omega_0^2$，传递函数为

$$K(S) = \frac{K_0(S^2 + \omega_0^2)}{S^2 + \alpha\omega_0 S + \omega_0^2} \tag{3-12}$$

当式（3-7）中的 a_1 和 a_2 取值不同时，同一形式的滤波器又具有不同的滤波性能，其区别主要取决于阻尼系数，不同的阻尼系数使得滤波器的通带波纹、阻带衰减速度和相位等特性不同。按滤波特性可将滤波器分为三种类型：最大平坦型、纹波型和恒延时型，对应的阻尼系数 α 分别等于、小于和大于 $\sqrt{2}$。图3-4给出了低通滤波器的三种滤波特性。

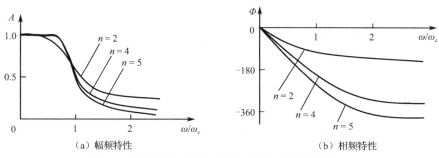

（a）幅频特性　　　　　　　　　　　（b）相频特性

图3-3　不同阶数的巴特沃思低通滤波器的频率特性

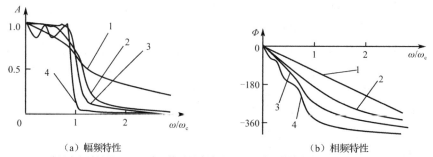

（a）幅频特性　　　　　　　　　　　（b）相频特性

1—5阶贝塞尔滤波器；2—5阶巴特沃思滤波器；3—5阶通带波纹为0.5dB的切比雪夫滤波器；

4—5阶通带波纹为2dB的切比雪夫滤波器

图3-4　不同逼近函数的低通滤波器的频率特性

　　这三种类型的滤波器又分别称为巴特沃思（逼近）滤波器、切比雪夫（逼近）滤波器和贝塞尔（逼近）滤波器。

　　（1）巴特沃思逼近

　　巴特沃思逼近的原则是使滤波器的幅频特性在通带内最为平坦，并且单调变化。但这种滤波器在阻带的衰减较为缓慢，选择性较差。

　　图 3-3 给出了 $n = 2, 4, 5$ 阶三种巴特沃思低通滤波器的幅频与相频特性。由图 3-4（a）可知，幅值 A 随频率单调下降，随着电路阶数 n 的增加逐渐向理想的矩形逼近。这种规律也适用于其他逼近方法。滤波器的截止频率定义为幅值下降 3dB 时所对应的频率，其值等于固有频率，即 $\omega_c = \omega_0$。滤波器的相频特性是非线性的，如图 3-4（b）所示，所以，不同频率的信号通过滤波器后会有不同的相移，而且随着电路阶数 n 的增加，相频特性的非线性逐渐增强，相频特性变坏。

　　对于 2 阶巴特沃思滤波器，$\alpha = \sqrt{2}$。

　　（2）切比雪夫逼近

　　切比雪夫逼近的原则是允许滤波器的幅频特性在通带内有一定的波动量 ΔK_p，所以，在电路阶数一定的情况下，其幅频特性更接近理想的矩形。切比雪夫滤波器的幅频特性在阻带内具有较陡的衰减特性，选择性好，且波动越大，选择性越好。由于切比雪夫滤波器的幅频特性在通带内存在纹波，所以又称为纹波型滤波器。

　　对于 2 阶切比雪夫滤波器，$\alpha < \sqrt{2}$。

　　（3）贝塞尔逼近

　　与前两种不同，贝塞尔逼近的原则是使滤波器的相频特性在通带内具有最高的线性度。群延时函数最接近于常量，从而使因滤波器的相频特性引起的失真最小。这种滤波器通常用于要求信号失真小、信号频率较高的场合。

　　对于 2 阶贝塞尔滤波器，$\alpha = \sqrt{3}$。

3.4　有源滤波器的设计

　　在设计滤波器之前，先要确定滤波器的如下性能：

　　（1）滤波器的类型。包括所设计的滤波器为低通、高通、带通，还是带阻，以及滤波器的逼近函数，是巴特沃思、切比雪夫，还是贝塞尔。

　　（2）滤波器的通带截止频率、阻带截止频率，以及通带增益和阻带衰减。

　　（3）滤波器的阶数。

　　（4）滤波器的其他要求，如通带波纹、线性相频特性等。

　　由于高阶的滤波器可以由若干 2 阶或/和 3 阶有源滤波电路构成，而用一个运算放大器专门构成一个 1 阶的滤波器不划算（在同相或反相放大器中加一个电容，就实现了具有一定增益的 1 阶滤波器，或者说放大器与滤波器合二为一）。因此，本节主要讨论 2 阶、3 阶或以上的有源滤波电路的设计。

　　有源滤波器的设计方法通常有公式法、归一化（图表法）、计算机辅助设计法和类比法。公式法概念清晰明确，但计算复杂，工作量大。图表法是长期以来工程上常用的方法，简单易行，但需要一套完整复杂的表格，由于计算机辅助设计的发展，图表法已逐渐被放弃。图 3-5 所示为压控电压源型 2 阶滤波电路的基本结构，虚线框内的电路由运算放大器与电阻组成。计算机辅助设计法可以在计算机的辅助下得到有源滤波器中的各个元件的参数，并可利用计算机进行仿真得到滤波器的幅频和相频特性。如果对设计的滤波器特性不满意，还可以反复优化，直到得到满意的滤波器为止。类比法是以经实践证明效果良好的滤波器为蓝本，按照一定的规则改变滤波器的元器件参数，得到所需性能的新滤波器，类比法经常运用在实际工作中。

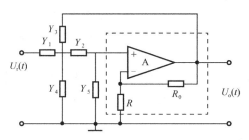

图 3-5　压控电压源型 2 阶滤波电路的基本结构

3.4.1　滤波器的公式法设计

1. 压控电压源型滤波电路

R 和 R_0 构成的同相放大器称为压控电压源，压控电压源也可以由任意增益有限的电压放大器实现，如使用理想运算放大器，压控增益 $K_f = 1 + R_0/R$，该电路传递函数为

$$H(s) = \frac{K_f Y_1 Y_2}{(Y_1 + Y_2 + Y_3 + Y_4)Y_5 + [Y_1 + (1 - K_f)Y_3 + Y_4]Y_2} \qquad (3\text{-}13)$$

式中，$Y_1 \sim Y_5$ 为所在位置元件的复导纳，对于电阻元件，$Y_i = 1/R_i$；对于电容元件，$Y_i = \omega C_i$（$i = 1 \sim 5$）。

若 $Y_1 \sim Y_5$ 选用适当的电阻、电容元件，则该电路可构成低通、高通与带通 3 种 2 阶有源滤波电路。

（1）低通滤波电路

在图 3-5 中，取元件 Y_1 与 Y_2 为电阻，Y_3 与 Y_5 为电容，$Y_4 = 0$（开路），可构成低通滤波电路，如图 3-6（a）所示，其传递函数的形式与式（3-9）相同，滤波器的参数为

$$K_p = K_f = 1 + \frac{R_0}{R} \qquad (3\text{-}14)$$

$$\omega = \frac{1}{\sqrt{R_1 R_2 C_1 C_2}} \qquad (3\text{-}15)$$

$$\alpha\omega_0 = \frac{1}{C_1}\left(\frac{1}{R_1} + \frac{1}{R_2}\right) + \frac{1 - K_f}{R_2 C_2} \qquad (3\text{-}16)$$

（2）高通滤波电路

在图 3-5 中，取元件 Y_3 与 Y_5 为电阻，Y_1 与 Y_2 为电容，$Y_4 = 0$（开路），可构成高通滤波电路，如图 3-6（b）所示，该电路相当于图 3-6（a）所示的低通滤波电路中电阻 R 与电容 C 位置互换，其传递函数的形式与式（3-10）相同，滤波器的参数为

$$K_p = K_f = 1 + \frac{R_0}{R} \qquad (3\text{-}17)$$

$$\omega = \frac{1}{\sqrt{R_1 R_2 C_1 C_2}} \tag{3-18}$$

$$\alpha \omega_0 = \frac{1}{R_2}\left(\frac{1}{C_1}+\frac{1}{C_2}\right)+\frac{1-K_f}{R_1 C_1} \tag{3-19}$$

（3）带通滤波电路

用压控电压源构成的 2 阶带通滤波电路有多种形式，以图 3-5 为基本结构，可构成两种带通滤波电路。如果取元件 Y_2 与 Y_4 为电容，其余为电阻，如图 3-6（c）所示，其传递函数形式与式（3-11）相同，滤波器的参数为

$$K_p = K_f\left[1+\left(1+\frac{C_1}{C_2}\right)\frac{R_1}{R_3}+(1-K_f)\frac{R_1}{R_2}\right]^{-1} \tag{3-20}$$

$$\omega_0 = \sqrt{\frac{R_1+R_2}{R_1 R_2 R_3 C_1 C_2}} \tag{3-21}$$

$$\frac{\omega_0}{Q} = \frac{1}{R_1 C_1}+\frac{1}{R_3 C_1}+\frac{1}{R_3 C_2}+\frac{1-K_f}{R_2 C_1} \tag{3-22}$$

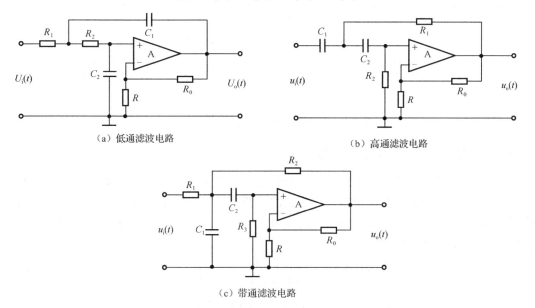

（a）低通滤波电路　　　　　　　（b）高通滤波电路

（c）带通滤波电路

图 3-6　压控电压源型 2 阶滤波电路

（4）带阻滤波电路

用压控电压源构成的 2 阶带阻滤波器也有多种形式，图 3-7（a）所示为一种基于 RC 双 T 网络的 2 阶带阻滤波器。为使其传递函数具有式（3-12）的形式，双 T 网络必须具有平衡式结构，即 $R_1 R_2 C_3 = (R_1+R_2)(C_1+C_2)R_3$，或 $R_3 = R_1 /\!/ R_2$，$C_3 = C_1 /\!/ C_2$。可以证明，在这样的电路中，R、C 元件位置互换，仍为带阻滤波电路。通常情况下，电容取值为 $C_1 = C_2 = C_3/2 = C$，电阻取值为 $R_1 = R_2 = 2R_3 = R$。在上述条件下，滤波器的参数为

$$K_p = K_f = 1+\frac{R_0}{R} \tag{3-23}$$

$$\omega_0 = \frac{1}{RC} \tag{3-24}$$

$$\frac{\omega_0}{Q} = \frac{2}{RC} \quad (K_f = 1 \text{时}) \tag{3-25}$$

图 3-7（a）所示的电路不便于调节电路的 Q 值且电路容易自激振荡（正反馈过强）。采用图 3-7（b）所示的电路可以改进上述问题。在采用图 3-7（b）所示的带阻滤波电路时，相应的滤波电路参数的计算改用下列各式：

$$K_p = 1 \tag{3-26}$$

$$\omega_0 = \frac{1}{RC} \tag{3-27}$$

$$\frac{\omega_0}{Q} = \frac{4}{RC}(1-\beta) \tag{3-28}$$

式中，β 为电位器的分压比（反馈系数）。

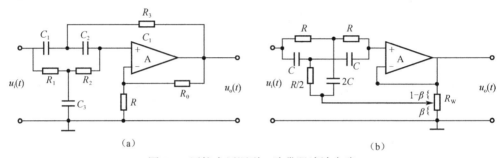

图 3-7　压控电压源型 2 阶带阻滤波电路

2. 无限增益多路反馈型滤波电路

无限增益多路反馈型滤波电路是由一个理论上具有无限增益的运算放大器与多路反馈网络构成的滤波电路。无限增益多路反馈型滤波电路与压控电压源型滤波电路一样，也可以构成多种 2 阶滤波电路。图 3-8 是由单一运算放大器构成的无限增益多路反馈型 2 阶滤波电路的基本结构，其传递函数为

$$H(s) = -\frac{Y_1 Y_2}{(Y_1 + Y_2 + Y_3 + Y_5)Y_4 + Y_2 Y_3} \tag{3-29}$$

式中，$Y_1 \sim Y_5$ 为各元件的复导纳，其含义与式（3-13）相同。

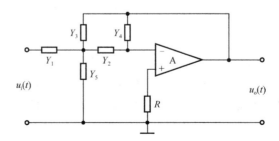

图 3-8　无限增益多路反馈型 2 阶滤波电路基本结构

$Y_1 \sim Y_5$ 选用适当的 R、C 元件，可构成低通、高通或带通 2 阶滤波电路，但不能构成带阻滤波电路。

（1）低通滤波电路

图 3-8 中，取元件 Y_4 与 Y_5 为电容，其余为电阻，可构成低通滤波电路，如图 3-9（a）所示，其传递函数的形式与式（3-9）相同，滤波器的参数为

$$K_p = -\frac{R_3}{R_1} \tag{3-30}$$

$$\omega_0 = \frac{1}{\sqrt{R_2 R_3 C_1 C_2}} \tag{3-31}$$

$$\alpha\omega_0 = \frac{1}{C_1}\left(\frac{1}{R_1} + \frac{1}{R_2} + \frac{1}{R_3}\right) \tag{3-32}$$

（2）高通滤波电路

图 3-8 中，取元件 Y_4 与 Y_5 为电阻，其余为电容，可构成高通滤波电路，如图 3-9（b）所示，其传递函数的形式与式（3-10）相同，滤波器的参数为

$$K_p = -\frac{C_1}{C_3} \tag{3-33}$$

$$\omega_0 = \frac{1}{\sqrt{R_1 R_2 C_2 C_3}} \tag{3-34}$$

$$\alpha\omega_0 = \frac{C_1 + C_2 + C_3}{R_2 C_2 C_3} \tag{3-35}$$

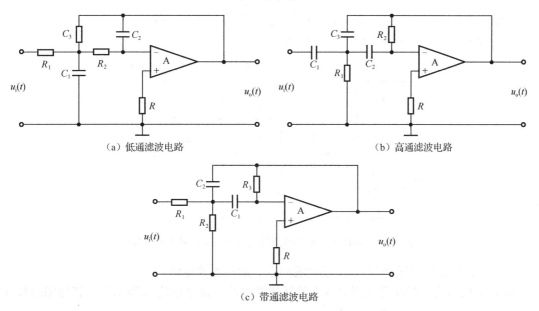

（a）低通滤波电路　　（b）高通滤波电路　　（c）带通滤波电路

图 3-9　无限增益多路反馈型电路

（3）带通滤波电路

图 3-8 中，取元件 Y_2 与 Y_3 为电容，其余为电阻，可构成 2 阶带通滤波电路，如图 3-9（c）所示，其传递函数的形式与式（3-11）相同，滤波器的参数为

$$K_p = -\frac{R_3 C_1}{R_1(C_1 + C_3)} \tag{3-36}$$

$$\omega_0 = \sqrt{\frac{R_1 + R_2}{R_1 R_2 R_3 C_1 C_2}} \tag{3-37}$$

$$\frac{\omega_0}{Q} = \frac{1}{R_3}\left(\frac{1}{C_1} + \frac{1}{C_2}\right) \tag{3-38}$$

（4）双 2 阶环滤波电路

双 2 阶环滤波电路是由两个以上运算放大器构成的加法器、积分器等组成的。其突出的特点是电路灵敏度低，因而性能非常稳定，并可实现多种滤波功能，经过适当的改进，还可将运算放大器的数量减少到两个。这里介绍 3 种典型的双 2 阶环滤波电路。由于双 2 阶环滤波电路可以同时实现两种以上的滤波特性，因此又称为状态可调节滤波器。

① 可实现低通和带通滤波功能的双 2 阶环滤波电路

图 3-10 所示的电路可实现两种滤波功能，从 u_3 点输出为带通滤波电路，从 u_2、u_1 点输出为低通滤波电路，滤波器的参数为

$$K_{p1} = -\frac{R_1}{R_0}, \quad K_{p2} = \frac{R_1 R_4}{R_0 R_5}, \quad K_{p3} = -\frac{R_2}{R_0} \tag{3-39}$$

$$\omega_0 = \sqrt{\frac{R_5}{R_1 R_3 R_4 C_1 C_2}} \tag{3-40}$$

$$\alpha\omega_0 = \frac{\omega_0}{Q} = \frac{1}{R_2 C_1} \tag{3-41}$$

式中，K_{p1}、K_{p2}、K_{p3} 分别为由 u_1、u_2、u_3 输出时的通带增益。可以用 R_5 调节 ω_0，用 R_2 调节 Q，用 R_0 调节 K_{pi}，各参数之间的相互影响很小。

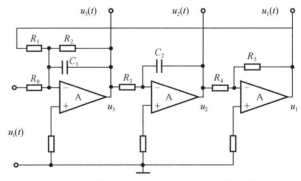

图 3-10　具有低通和带通滤波功能的双 2 阶环滤波电路

② 可实现高通、带阻和全通滤波功能的双 2 阶环滤波电路

图 3-11 所示为一种非常实用的双 2 阶环滤波电路，该电路从 u_0 输出时，其传递函数为

$$H(s) = \frac{-\dfrac{R_4}{R_{02}}s^2 + \dfrac{R_4}{C_1}\left(\dfrac{1}{R_{01}R_3} - \dfrac{1}{R_{01}R_2}\right)s - \dfrac{R_4}{R_{03}R_1R_3C_1C_2}}{s^2 + \dfrac{1}{R_2 C_1}s + \dfrac{R_4}{R_1 R_3 R_5 C_1 C_2}} \tag{3-42}$$

如果令 R_{03} 开路，并使 $R_{01} = R_{02}R_2/R_3$，则该电路为高通滤波电路。如果令 $R_{03} = R_{02}R_5/R_4$，并保持 $R_{01} = R_{02}R_2/R_3$，则该电路为带阻滤波电路。如果同时令 $R_{01} = R_{02}R_2/(2R_3)$，$R_{03} = R_{02}R_5/R_4$，则该电路为全通滤波电路。该电路所实现的各种滤波特性电路的滤波参数均为

$$K_p = -\frac{R_4}{R_{02}} \tag{3-43}$$

$$\omega_0 = \sqrt{\frac{R_4}{R_1 R_3 R_5 C_1 C_2}} \tag{3-44}$$

$$\alpha\omega_0 = \frac{\omega_0}{Q} = \frac{1}{R_2 C_1} \tag{3-45}$$

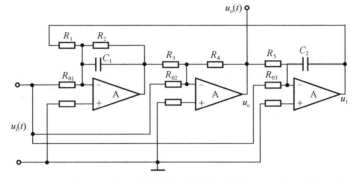

图 3-11　可实现高通、带阻和全通滤波功能的双 2 阶环滤波电路

在上述电路中，某些元件值必须满足一定的约束关系，如果元件值有误差，将会影响其特性。各种形式的双 2 阶环滤波电路实现低通、高通、带通、带阻与全通（传递函数分子含二次项）滤波功能时，一般都有这些约束关系，当满足这些约束关系时，它们的灵敏度也是很低的。

③ 低通、高通、带通、带阻和全通滤波电路

图 3-12 中，如果 $R_{01} = R_{02} = R_{03} = R_{04}$，则 $u_h(t)$、$u_b(t)$ 与 $u_1(t)$ 分别为高通、带通与低通滤波电路的输出。滤波器的参数分别为

$$K_{ph} = 1, \quad K_{pb} = -1, \quad K_{p1} = 1 \tag{3-46}$$

$$\omega_0 = \frac{1}{\sqrt{R_1 R_2 C_1 C_2}} \tag{3-47}$$

$$\alpha\omega_0 = \frac{\omega_0}{Q} = \frac{1}{R_1 C_1} \tag{3-48}$$

式中，K_{ph}、K_{pb}、K_{p1} 分别为构成高通、带通、低通滤波器时的通带增益。如果令 R_{07} 开路（虚线断开），并且令 $R_{05} = R_{06} = R_0$，则 $u_x(t)$ 为带阻滤波器的输出。如果接入 $R_{07} = R_0$，则 $u_x(t)$ 为全通滤波器的输出，增益均为 $K_p = -1$，ω_0 与 Q 不变。

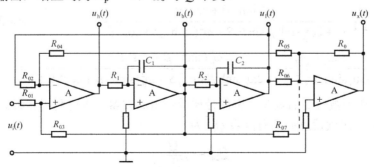

图 3-12　可实现低通、高通、带通、带阻和全通滤波功能的双 2 阶环滤波电路

3．有源滤波器的公式法设计

有源滤波器的设计主要包括确定传递函数、选择电路结构、选择有源器件与计算无源元件参数四个过程。

（1）传递函数的确定

确定电路传递函数应首先按照应用特点，选择一种逼近方法。由 3.3 节可知，在电路复杂性一定的条件下，各方面特性难以兼顾。在一般测试系统中，巴特沃思滤波器与切比雪夫滤波器的应用比贝塞尔滤波器更逼近理想的特性。当阶数一定时，切比雪夫滤波器的过渡带较陡峭，阻带衰减比巴特沃思滤波器大 $6(n-1)$dB，但通过切比雪夫滤波器的信号失真较严重，对元件准确度要求也更高，也即切比雪夫滤波器的参数灵敏度最高。

电路阶数一般可根据经验确定，或根据实践（实验）后确定。对带通增益与阻带衰减有一定要求时，应根据给定的通带截止频率 ω_p、阻带截止频率 ω_r、通带增益变化量 ΔK_p 来确定电路阶数。设计巴特沃思和切比雪夫逼近的低通滤波器时，可相应地采用下列两式之一来确定滤波器的阶数：

$$A(\omega) = \frac{K_p}{\sqrt{1+(\omega/\omega_c)^{2n}}} \tag{3-49}$$

$$A(\omega) = \frac{K_p}{\sqrt{1+\varepsilon^2 c_n^2(\omega/\omega_p)}} \tag{3-50}$$

对于巴特沃思和切比雪夫逼近高通滤波器，以上两式相应地变为

$$A(\omega) = \frac{K_p}{\sqrt{1+(\omega_c/\omega)^{2n}}} \tag{3-51}$$

$$A(\omega) = \frac{K_p}{\sqrt{1+\varepsilon^2 c_n^2(\omega_p/\omega)}} \tag{3-52}$$

应该指出的是，当采用上述公式确定滤波器的阶数 n 时，实际采用的 n 值应比理论计算值大为宜。

在确定电路阶数后，可根据下列两式之一确定滤波器的传递函数：

$$H(s) = \begin{cases} K_p \displaystyle\prod_{k=1}^{N} \frac{\omega_c^2}{S^2 + 2\omega_c \sin\theta_k S + \omega_c^2}, & n = 2N \\[3mm] \dfrac{K_p\omega_c}{S+\omega_c} \displaystyle\prod_{k=1}^{N} \frac{\omega_c^2}{S^2 + 2\omega_c \sin\theta_k S + \omega_c^2}, & n = 2N+1 \end{cases} \tag{3-53}$$

$$H(s) = \begin{cases} K_p \displaystyle\prod_{k=1}^{N} \frac{\omega_p^2(\sinh^2\beta + \cos^2\theta_k)}{S^2 + 2\omega_p \sinh\beta \sin\theta_k S + \omega_p^2(\sinh^2\beta + \cos^2\theta_k)}, & n = 2N \\[3mm] \dfrac{K_p\omega_p \sinh\beta}{S+\omega_p \sinh\beta} \displaystyle\prod_{k=1}^{N} \frac{\omega_p^2(\sinh^2\beta + \cos^2\theta_k)}{S^2 + 2\omega_p \sinh\beta \sin\theta_k S + \omega_p^2(\sinh^2\beta + \cos^2\theta_k)}, & n = 2N+1 \end{cases} \tag{3-54}$$

为了构成品质因数较高的具有窄带的带通或带阻滤波器，也可利用 n 级具有相同品质因数 Q 的电路级联，级联后总的品质因数 Q_{2n} 为

$$Q_{2n} = \frac{Q}{\sqrt{\sqrt[n]{2}-1}} \tag{3-55}$$

（2）电路结构的选择

同一类型的电路，特性基本相同，因此掌握各种基本电路的性能特点对于滤波电路设计是十分重要的。

压控电压源型滤波电路使用的元件数目较少，对有源器件特性的理想程度要求较低，结构简单，调整方便，性能较优良，应用十分普遍。但压控电压源型滤波电路利用正反馈补偿 RC 网络的总能量损耗，反馈量过强将降低电路稳定性，因为在这类电路中，Q 值的表达式均包含 $1-K_f$ 项，表明 K_f 过大，可能会使 Q 值趋近于无穷大或变负，导致电路产生自激振荡。此外，这种电路灵敏度较高，且均与 Q 值成正比，如果电路的 Q 值较高，外部条件变化将会使电路性能发生较大变化，特别是电路在临界稳定条件下工作时，很容易导致自激振荡。

无限增益反馈型滤波电路与压控电压源型滤波电路使用的元件数目相近，由于没有正反馈，故稳定性高，其不足之处是对有源器件特性要求较高，而且调整不如压控电压源型滤波电路方便。对于低通和高通滤波电路，二者灵敏度相近，但对于图 3-9（c）所示的带通滤波电路，其 Q 值相对 R、C 变化的灵敏度小于 1，因而可实现更高的 Q 值。但考虑到实际运算放大器开环增益并非无限大，特别是当信号频率较高时，受单位增益带宽的限制，其开环增益会明显降低。因此这种滤波电路不允许 Q 值过高，一般不应超过 10。

双 2 阶环滤波电路使用的元件数目较多，但电路性能稳定，调整方便，灵敏度低。以图 3-10 所示的从 u_1 点输出的低通滤波电路为例，可求出电路灵敏度：

$$S_{R_1}^{K_p} = -S_{R_0}^{K_p} = 1, \quad S_{R_1}^{\omega_0} = S_{R_3}^{\omega_0} = S_{R_4}^{\omega_0} = S_{C_1}^{\omega_0} = S_{C_2}^{\omega_0} = -S_{R_5}^{\omega_0} = -1/2$$

$$S_{R_2}^{Q} = 1, \quad S_{R_1}^{Q} = S_{R_3}^{Q} = S_{R_4}^{Q} = S_{C_2}^{Q} = -S_{R_5}^{Q} = -S_{C_1}^{Q} = -1/2$$

并且与电路参数 K_p、Q、ω_0 无关。实际上，所有的 2 阶电路，其灵敏度范围均为 ±1，电路允许的 Q 值可达数百。高性能有源滤波器和许多集成的有源滤波器多以双 2 阶环滤波电路为原型。

电路结构类型的选择与特性要求密切相关。特性要求较高的电路应选择灵敏度较低的电路结构。设计特别电路时应特别注意电路的品质因数，因为许多电路当 Q 值较高时，灵敏度也比较高。即使是低灵敏度的电路结构，如果 Q 值过高，也难以保证电路稳定。一般来说，低阶的低通与高通滤波电路的 Q 值较低，灵敏度也较低。高阶的低通与高通滤波电路某些基本环节的 Q 值较高，如果对特性要求较高，则必须选择灵敏度较低的电路结构。窄带的带通与带阻滤波电路的 Q 值较高，也应该选择灵敏度较低的电路结构。从电路布局方面考虑，多级滤波器电路级联时应将高 Q 值的电路安排在前级。

（3）有源器件的选择

有源器件是有源滤波电路的核心，其性能对滤波器的特性有很大影响。上述电路均采用运算放大器作为有源器件，被认为具有无限大的增益，其开环增益在传递函数中没有体现。实际应用时应考虑以下几个方面：①器件特性不够理想，如单位增益带宽太窄，开环增益过低或不稳定，这些将会改变其传递函数性质，一般情况下会限制有用信号的频率上限。②有源器件不可避免地会引入噪声，降低信噪比，从而限制有用信号的幅值下限。有时还应考虑运算放大器的输入/输出阻抗。

目前受有源器件自身带宽的限制，有源滤波器只能应用于较低的频率范围，但对于多数实用的测控系统，基本能够满足使用要求。随着集成电路制造工艺的进步，这些限制也会不断地得到改善。

（4）无源元件参数的计算

当所选的有源器件特性足够理想时，滤波电路的特性主要由电阻、电容元件值决定。由传递函数可知，电路元件数目总是大于滤波器特性参数的数目，因而具有较大的选择余地，需要先选定一个或若干无源元件的参数，然后根据公式计算其余元件的参数。实际的设计计算往往非常复杂，计算工作量很大，这是公式法设计滤波器的最大缺点。

由于电容的系列值较少（商品电容器的容量值较少），可选择范围受到限制，因而设计滤波器时应尽可能先选定电容值。选定电容时，可在给定的 f_c 下，参考表 3-1 进行选择。

表 3-1　2 阶有源滤波器设计电容选择用表

f_c/Hz	<100	100~1000	$(1\sim10)\times10^3$	$(10\sim100)\times10^3$	$>100\times10^3$
C/μF	10~0.1	0.1~0.01	0.01~0.001	$(1000\sim100)\times10^{-6}$	$(100\sim10)\times10^{-6}$

应该指出的是，0.01μF 以上容量的电容器的体积和价格与容量成正比，而且 0.1μF 至几微法的电容不易购买，一般几微法以上的电容器均为电解电容，漏电大、容值误差大，尽量不要选用。选用小于 100pF 的电容时要考虑到电路的分布电容影响较大，设计时要避免选用小于 100pF 的电容，或在电路工艺上要考虑分布电容的影响。而电阻器的阻值范围为 1Ω～10MΩ，体积与价格均与阻值无关。但电阻的阻值不宜过小或过大：过小会增加运算放大器或前级电路的负载，严重时电路不能工作，一般应取几千欧以上；过大会导致阻值误差较大以及运算放大器输入阻抗有限，将影响滤波器的精度。

选定好一个或若干电容器的容值之后，下一步就可以根据有关公式计算其他元件的参数值。

下面举例说明公式法设计滤波器的具体方法与步骤。

例 3-1　试设计一低通滤波器，要求通带截止频率 $\omega_p = 1000$Hz，通带内增益 $K_p = 1000$ 且保持平坦，在阻带截止频率 $\omega_r = 1500$Hz 处至少衰减 20dB。

解：

（1）传递函数的确定

依题意要求，滤波器在通带内增益平坦，因而选用巴特沃思滤波器。

根据式（3-49）和 $\omega_p = 1000$Hz、$\omega_r = 1500$Hz 以及 ω_r 处的衰减为 20dB，可得

$$A(\omega_c) = \frac{K_p}{\sqrt{1+(\omega/\omega_c)^{2n}}} = \frac{K_p}{\sqrt{2}}$$

$$A(\omega_r) = \frac{K_p}{\sqrt{1+(\omega_r/\omega_c)^{2n}}}$$

$$= \frac{K_p}{\sqrt{1+(1500/1000)^{2n}}}$$

$$= \frac{K_p}{\sqrt{1+1.5^{2n}}}$$

计算可得：$n = 5.7$，实际可取 $n = 6$。

（2）电路结构的选择

选用图 3-13 所示的 2 阶压控电压源型低通滤波器。这种滤波器调整方便，截止频率与增

益各自独立（即调整时相互影响很小），也满足题意中有一定增益的要求。采用 3 个 2 阶压控电压源型滤波器串联，每个通带截止频率都为 1000Hz，增益为 10。

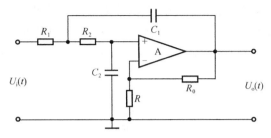

图 3-13 2 阶压控电压源型低通滤波器

（3）有源器件的选择

运算放大器可以选用 LM347。这种运算放大器的开环增益较高，失调较小，其频率特性也可满足要求。

（4）无源元件参数的计算

选取 $R = 10\text{k}\Omega$，根据式（3-14）可得：$R_0 = 90\text{k}\Omega$。根据表 3-1，选取 $C_1 = C_2 = 0.01\mu\text{F}$。再根据式（3-15）和式（3-16）、$\alpha = \sqrt{2}$、$K_\text{f} = 10$ 可计算得：$R_1 = 7.2\text{k}\Omega$ 和 $R_2 = 35\text{k}\Omega$。

实际设计中，电阻、电容的设计值很可能与标称值不一致，而且标称值与实际值也会存在差异。灵敏度较低的低阶电路，元件参数相对设计值的误差不超过 5%，一般可以满足设计要求；对 5 阶或 6 阶电路，元件误差应不超过 2%；对于 7 阶或 8 阶电路，元件误差应不超过 1%。如果对滤波器特性要求较高或滤波器灵敏度较高，对元件参数精度的要求还应进一步提高。

3.4.2 滤波器的归一化设计

前面介绍了滤波器的公式法设计。显然，采用公式法设计滤波器十分繁杂，工程上往往采用一种更简单的方法——归一化法。这种方法把所有有源滤波器的设计归结成截止频率为 1（角频率，单位为 rad/s）的低通滤波器的设计，然后通过一定的规则把归一化的低通滤波器变换成最终所需的实用滤波器。由于在归一化的滤波器设计过程中需要用到许多图表，因此，这种滤波器的设计方法又称为图表法。下面详细介绍滤波器的归一化设计方法。

1. 滤波器的要求归一化

可以按某些数学规则来选择传递函数，使相应的低通滤波器曲线的 3dB 点都在 1rad（$\omega = 1$）处。每一条曲线代表一组有源滤波器的元件值。这样就说滤波器及其响应"归一化"到 1rad。

设计滤波器的归一化设计是，首先将滤波器的要求变换为归一化的低通要求；然后可把得到的各指标与归一化频率响应曲线比较，来选择满意的低通滤波器，再把相应的低通元件值扩展到所需频率范围。如果要设计高通、带通或带阻滤波器，还必须进行电路变换。

（1）低通滤波器的归一化

为把低通滤波器的 3dB 截止频率归一化到 1rad，首先计算滤波器的陡度系数 A_s，它是阻带截止频率 F_s 与 3dB 截止频率 F_c 之比，即

$$A_s = \frac{F_s}{F_c} \tag{3-56}$$

然后看归一化曲线，并选择在 A_s rad 处满足要求的最小阻带衰减的设计。

例 3-2 要求低通滤波器的 3dB 截止频率为 600Hz，在 1800Hz 处的最小衰减为 50dB。把这些指标归一化到 1rad，然后与归一化低通曲线族进行比较，选择合适的滤波器。

解：

利用式（3-56）计算低通滤波器的陡度系数

$$A_s = \frac{F_s}{F_c} = \frac{1800\text{Hz}}{600\text{Hz}} = 3$$

利用图 3-14 中的样本曲线族，确定哪一个滤波器在 3rad 处有 50dB 的最小衰减。显然，$n = 5$ 的归一化滤波器（5 阶滤波器）是满足这一要求的最低阶滤波器。

（2）高通滤波器的归一化

每一个归一化低通滤波器都可变换为归一化高通滤波器，且 3dB 截止频率在 1rad 处。图 3-15 给出了归一化低通滤波器与相应的、由变换得到的高通滤波器之间的关系。两个滤波器在互为倒数的频率上有相同的衰减。例如，低通滤波器的 -12dB 点在 2rad 处，而变换所得的高通滤波器的 -12dB 点在 0.5rad 处。

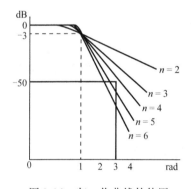

图 3-14　归一化曲线的使用

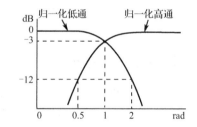

图 3-15　低通到高通变换

由于归一化高通滤波器与低通滤波器之间的这种变换关系，高通滤波器的陡度系数可以定义为低通陡度系数的倒数。对高通滤波器，有

$$A_s = \frac{F_c}{F_s} \tag{3-57}$$

于是可以直接用归一化低通滤波器曲线来选择在 A_s rad 处具有所要求衰减的滤波器的设计。

例 3-3 要求高通滤波器的 3dB 截止频率为 900Hz，且在 300Hz 时最小衰减为 50dB。请把这一要求归一化到 1rad，并利用图 3-14 所示的曲线族来确定所需的最低阶滤波器。

解：

用式（3-57）计算高通滤波器的陡度系数

$$A_s = \frac{F_c}{F_s} = \frac{900\text{Hz}}{300\text{Hz}} = 3$$

利用图 3-14 中的曲线，选择在 3rad 处有 50dB 最小衰减的滤波器。5 阶滤波器可满足这一要求。这一归一化低通滤波器应在实际设计过程中变换为高通滤波器。

（3）带通滤波器的归一化

带通滤波器一般分为两类，即宽带和窄带滤波器。习惯上把高截止频率与低截止频率之比大于 1.5 的滤波器视为宽带带通滤波器。

宽带滤波器的指标可以分解为对低通滤波器和对高通滤波器的要求，然后再把这些要求分别归一化，选择满意的低通和高通设计，最后把所得的滤波器级联起来以满足总指标。

在线性-对数（频率轴取对数）坐标轴上的带通滤波器的频率响应曲线呈几何对称，即围绕中心频率对称。中心频率 F_0 可按下式计算：

$$F_0 = \sqrt{F_1 F_2} \tag{3-58}$$

对于窄带滤波器，当 F_2 与 F_1 之比小于 1.1 时，带通滤波器的频率响应曲线的形状接近于算数对称。此时，中心频率 F_0 可按下式计算：

$$F_0 = \frac{F_1 + F_2}{2} \tag{3-59}$$

例 3-4　要求带通滤波器的 3dB 点在 150Hz 和 300Hz 处，且在 50Hz 和 900Hz 处的最小衰减为 50dB。请归一化这些要求，并由图 3-14 中的曲线来选择合适的滤波器。

解：

$$\frac{\text{高截止频率}}{\text{低截止频率}} = \frac{300\text{Hz}}{150\text{Hz}} = 2$$

① 滤波器为宽带型，可分解为如下的低通与高通要求。

低通：3dB 频率为 300Hz，在 900Hz 处有最小衰减 50dB；

高通：3dB 频率为 150Hz，在 50Hz 处有最小衰减 50dB。

② 计算陡度系数。

低通陡度系数：$A_s = 900/300 = 3$

高通陡度系数：$A_s = 150/50 = 3$

由图 3-14 中的归一化曲线可知，采用 $n = 5$ 的设计可满足低通和高通两者的衰减要求。

在窄带带通滤波器中，高截止频率与低截止频率之比小于 1.5。这些滤波器不能作为分开的低通和高通滤波器来设计。

前面介绍了怎样把低通滤波器变换为高通滤波器。这一关系可使我们通过把高通的要求直接变换为一个归一化低通滤波器的指标，然后选择一个低通滤波器并将其变换为所求的高通滤波器的方法来设计一个高通滤波器。

在低通和带通之间也存在一个特定的关系。低通滤波器的频率响应可变换为具有同样衰减的带通滤波器带宽。图 3-16 表明如何把一个典型的带通滤波器响应与低通滤波器响应联系起来。应注意，带通滤波器的 10Hz 和 15Hz 带宽点与低通滤波器的 10Hz 及 15Hz 截止频率有相同的衰减。

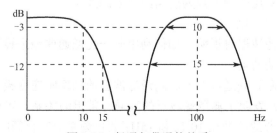

图 3-16　低通与带通的关系

　　这一关系可使我们设计一个窄带带通滤波器。方法是把带通的要求变换为低通的指标，然后利用归一化低通曲线来选择合适的滤波器。

　　带通到低通的变换步骤如下。

　　① 利用式（3-58）或式（3-59）计算几何中心频率 F_0。

　　② 在 F_0 两边的等衰减点，两频率必须满足以下关系：

$$F_a F_b = F_0^2 \tag{3-60}$$

式中，F_a 和 F_b 分别是低于和高于 F_0 且有相等衰减的两个频率。

　　③ 利用式（3-60），对每一规定的阻带频率计算相应的几何频率来修正带通滤波器的指标。对每一对阻带频率会得到两对新频率，选择间隔最小的一对，它表示了更严格的要求。若 F_a 与 F_b 之比小于 1.1，且两者距 F_0 的距离相等（即 $F_0 - F_a = F_b - F_0$），则不需要用式（3-58）计算，可以用式（3-59）计算。

　　④ 计算带通陡度系数

$$A_s = \frac{\text{阻带带宽}}{\text{3dB带宽}} \tag{3-61}$$

式中，阻带带宽是前面计算过的频率间距。

　　⑤ 查归一化低通曲线，选择在 $A_s\,\mathrm{rad}$ 处具有所需阻带衰减的滤波器。

　　例 3-5　要求带通滤波器的 3dB 点在 900Hz 和 1100Hz 处，且在 700Hz 和 1300Hz 处的最小衰减为 50dB。请把滤波器归一化为低通滤波器要求并从图 3-14 所示的曲线中选择一条满意的归一化曲线。

　　解：

　　① 计算几何中心频率。

$$F_0 = 995^2/700 = 1414\mathrm{Hz}$$

　　② 计算两对几何上有关联的阻带频率。

利用 $F_a = 700\mathrm{Hz}$，$F_b = \dfrac{995^2}{700} = 1414\mathrm{Hz}$，有 $F_b - F_a = 714\mathrm{Hz}$

利用 $F_b = 1300\mathrm{Hz}$，$F_a = \dfrac{995^2}{1300} = 762\mathrm{Hz}$，有 $F_b - F_a = 538\mathrm{Hz}$

显然第二对频率代表更严格的要求。

　　③ 计算带通的陡度系数。

$$A_s = \frac{538\mathrm{Hz}}{200\mathrm{Hz}} = 2.69$$

　　④ 选择归一化低通滤波器。

　　如果用图 3-14 中的归一化曲线来选择，$n = 6$ 的设计会在 2.69rad 达到 50dB 以上的衰减。所选的归一化低通滤波器还必须变换为所需的带通滤波器。

　　（4）带阻滤波器的归一化

　　前面讨论窄带带通滤波器时说明了如何利用归一化低通曲线来设计带通滤波器。类似的方法也可用来设计带阻滤波器。

　　带阻滤波器直接关联到高通滤波器。高通滤波器的频率响应变换为具有相同衰减的带阻滤波器的带宽。图 3-17 表明了典型滤波器的高通与带阻的关系。可以看到，带阻滤波器的 10Hz 和 15Hz 带宽与高通滤波器在 10Hz 和 15Hz 截止频率上有相同的衰减。

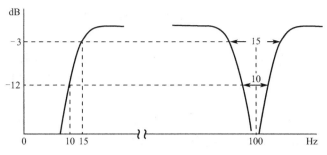

图 3-17　高通与带阻的关系

这一关系可用来设计带阻滤波器,方法是首先把带阻的要求变换为陡度系数,然后直接利用归一化低通曲线,像设计高通滤波器一样。设计步骤归纳如下。

① 利用式（3-58）或式（3-59）,由 3dB 点计算几何中心频率 F_0。

② 与带通的情况一样,必须按式（3-60）把各阻带频率几何地联系起来。利用这一关系修正阻带指标并对每一规定的频率计算两对阻带频率。选择间距最宽的一对频率,因为它表示较严格的要求（更陡的滤波器）。

③ 计算带阻陡度系数

$$A_s = \frac{通带带宽}{阻带带宽} \qquad (3-62)$$

④ 查归一化低通曲线,选择一个在 A_s rad 具有所需阻带衰减的滤波器。

⑤ 实际设计时,必须把归一化的低通滤波器变换为高通滤波器,然后再变换为合适的带阻滤波器。在后面的带阻滤波器设计部分还要讨论这一点。

例 3-6　要求带阻滤波器的 3dB 点在 900Hz 和 1100Hz 处,而在 970Hz 及 1030Hz 处的衰减至少为 50dB。请把该滤波器归一化到低通要求,并在图 3-17 所示的曲线中选择一个归一化滤波器。

解:

① 计算几何中心频率 F_0。

$$F_0 = \sqrt{900 \times 1100} = 995 \text{Hz}$$

② 计算两对几何关联的阻带频率。

利用 $F_a = 970 \text{Hz}$,　$F_b = \dfrac{995^2}{970} = 1021 \text{Hz}$,　有 $F_b - F_a = 51 \text{Hz}$

利用 $F_a = 1030 \text{Hz}$,　$F_b = \dfrac{995^2}{1030} = 961 \text{Hz}$,　有 $F_b - F_a = 69 \text{Hz}$

可以看出,第二对频率代表更严格的要求。

③ 计算带阻陡度系数。

$$A_s = \frac{200 \text{Hz}}{69 \text{Hz}} = 2.9$$

④ 选择一个归一化低通滤波器。

如果用图 3-14 中的归一化曲线,则 $n = 5$ 的设计满足在 2.9rad 处衰减大于 50dB 的要求。所选择的滤波器必须变换为高通滤波器,然后再变换为带阻滤波器。这一点将在后面说明。

⑤ 频率和阻抗换算。

定义频率变换因子 FSF 如下:

$$FSF = \frac{换算响应的参考频率}{现有响应的参考频率} \qquad (3\text{-}63)$$

如果令电阻器和电容器的值被 FSF 除，就可以把有源滤波器的频率响应移到不同的频率范围。如前面所定义的，FSF 是所需换算响应的某一具体参考频率与相应的现有滤波器频率之比。

图 3-18（a）所示的是一个归一化低通有源滤波器及其响应。当 3dB 频率由 1rad 换算到 10kHz 时，FSF 为 62800，得到的电路如图 3-18（b）所示。

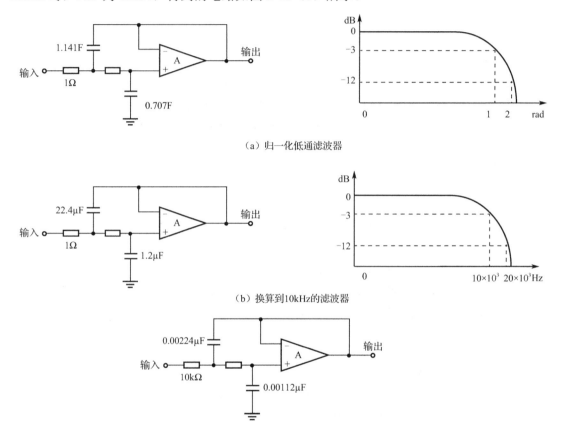

（a）归一化低通滤波器

（b）换算到10kHz的滤波器

（c）最后结果

图 3-18　低通有源滤波器的归一化设计

虽然图 3-18（b）所示的电路有所需的响应，但其元件值不切实际。若令这些电阻值均乘以 Z，电容值除以 Z，则电路可进行阻抗换算而并不改变频率响应。利用 Z = 10000，最后得到图 3-18（c）所示的电路。

可利用下面的公式把频率和阻抗换算结合起来：

$$C = \frac{C\text{的归一值}}{Z \times FSF} \qquad (3\text{-}64)$$

$$R = R\text{ 的归一值} \times Z \qquad (3\text{-}65)$$

2. 低通滤波器设计

为设计一个有源低通滤波器，首先应将要求归一化，然后选择合适的响应函数。表 3-2～

表 3-6 给出了相应于每一响应函数的归一化有源低通过滤波器的元件值。

表 3-2 巴特沃思归一化有源低通滤波器元件值

阶数 n	C_1	C_2	C_3
2	1.414	0.7071	
3	3.546	1.392	0.2024
4	1.082	0.9241	
	2.613	0.3825	
5	1.753	1.354	0.4214
	3.235	0.3090	
6	1.035	0.9660	
	1.414	0.7071	
	3.863	0.2588	
7	1.513	1.336	0.4885
	1.604	0.6235	
	4.493	0.2225	
8	1.020	0.9809	
	1.202	0.8313	
	1.800	0.5557	
	5.125	0.1950	
9	1.455	1.327	0.5170
	1.305	0.7661	
	2.000	0.5000	
	5.758	0.1736	
10	1.012	0.9874	
	1.122	0.8908	
	1.414	0.7071	
	2.202	0.4540	
	6.390	0.1563	

表 3-3 0.1dB 波纹切比雪夫归一化有源低通滤波器元件值

阶数 n	C_1	C_2	C_3
2	1.638	0.6955	
3	6.653	1.825	0.1345
4	1.9000	1.241	
	4.592	0.2410	
5	4.446	2.520	0.3804
	6.810	0.1580	

续表

阶数 n	C_1	C_2	C_3
6	2.553	1.776	
	3.487	0.4917	
	9.531	0.1110	
7	5.175	3.322	
	4.546	0.3331	0.5693
	12.73	0.08194	
8	3.270	2.323	
	3.857	0.6890	
	5.773	0.2398	
	16.44	0.06292	
9	6.194	4.161	
	4.678	0.4655	
	7.170	0.1812	0.7483
	20.64	0.04980	
10	4.011	2.877	
	4.447	0.8756	
	5.603	0.3353	
	8.727	0.1419	
	25.32	0.04037	

表 3-4 0.5dB 波纹切比雪夫归一化有源低通滤波器元件值

阶数 n	C_1	C_2	C_3
2	1.950	0.6533	
3	11.23	2.250	0.0895
4	2.582	1.300	
	6.233	0.1802	
5	6.842	3.317	
	9.462	0.1144	0.3033
6	3.592	1.921	
	4.907	0.3743	
	13.40	0.07902	
7	7.973	4.483	
	6.446	0.2429	0.4700
	18.07	0.05778	
8	4.665	2.547	
	5.502	0.5303	
	8.237	0.1714	
	23.45	0.04409	

续表

阶数 n	C_1	C_2	C_3
9	9.563	5.680	0.6260
	6.697	0.3419	
	10.26	0.1279	
	29.54	0.03475	
10	5.760	3.175	
	6.383	0.6773	
	8.048	0.2406	
	12.53	0.09952	
	36.36	0.02810	

表 3-5　最大平坦时延归一化有源低通滤波器元件值

阶数 n	C_1	C_2	C_3
2	0.9066	0.6800	
3	1.423	0.9880	0.2538
4	0.7351	0.6746	
	1.012	0.3900	
5	1.010	0.8712	0.3095
	1.041	0.3100	
6	0.6352	0.6100	
	0.7225	0.4835	
	1.073	0.2561	
7	0.8532	0.7792	0.3027
	0.7250	0.4151	
	1.100	0.2164	
8	0.5673	0.5540	
	0.6090	0.4861	
	0.7257	0.3590	
	1.116	0.1857	
9	0.7564	0.7070	0.2851
	0.6048	0.4352	
	0.7307	0.3157	
	1.137	0.1628	
10	0.5172	0.5092	
	0.5412	0.4682	
	0.6000	0.3896	
	0.7326	0.2792	
	1.151	0.1437	

表 3-6   椭圆函数有源低通滤波器元件值

n	Ω_s	ω_s	R_1	R_2	R_3	R_4	R_5	C_1	C_2	C_3	C_4	C_5	K
						$R_{dB} = 0.01\text{dB}$							
3	5.241	41.00	0.3620	0.7240	2.805	12.62	1.000	2.340	0.5199	0.1342	0.0671	0.6193	1.206
3	3.628	31.14	0.3922	0.7844	1.481	6.662	1.000	2.183	0.4851	0.2570	0.1285	0.5968	1.343
3	2.459	20.4	0.4561	0.9121	0.8258	3.716	1.000	1.930	0.4290	0.4783	0.2369	0.5438	1.658
5	1.701	40.81	0.3866	0.7732	1.613	7.259		3.583	0.7963	0.3817	0.1908		1.050
			0.4848	0.9695	0.7114	3.201	1.000	2.590	0.5756	0.7845	0.3923	1.039	2.145
5	1.414	30.17	0.4239	0.8479	1.039	4.679		3.133	0.6962	0.5678	0.2839		1.247
			0.5443	1.088	0.5733	2.580	1.000	2.364	0.5253	0.9974	0.4987	0.9260	2.471
7	1.192	40.54	0.3909	0.7819	1.508	6.786		4.187	0.9305	0.4825	0.2412		1.039
			0.5157	1.031	0.6258	2.828		2.846	0.6325	1.038	0.5190		2.153
			0.5902	1.180	0.5107	2.298	1.000	2.396	0.5325	1.230	0.6153	1.229	2.837
						$R_{dB} = 0.1\text{dB}$							
3	3.628	40.77	0.3655	0.7311	2.522	11.34	1.000	3.166	0.7036	0.2040	0.1020	0.9897	1.313
3	2.559	31.13	0.3980	0.7961	1.367	6.152	1.000	2.924	0.6497	0.3783	0.1892	0.9484	1.465
3	1.788	20.53	0.4651	0.9301	0.7845	3.530	1.000	2.540	0.5645	0.6692	0.3346	0.8544	1.807
5	1.440	40.90	0.3873	0.7745	1.596	7.181		4.346	0.9659	0.4688	0.2344		1.215
			0.5048	1.009	0.6543	2.945	1.000	2.776	0.6170	0.9518	0.4759	1.501	2.318
5	1.236	30.59	0.4243	0.8485	1.036	4.666		3.756	0.8347	0.6831	0.3415		1.420
			0.5600	1.120	0.5490	2.470	1.000	2.531	0.5625	1.147	0.5793	1.323	2.626
7	1.155	46.24	0.3774	0.7547	1.905	8.571		5.264	1.169	0.4635	0.2318		1.139
			0.5058	1.011	0.6517	2.933		3.115	0.6922	1.074	0.5372		2.211
			0.5886	1.177	0.5124	2.306	1.000	2.491	0.5536	1.272	0.6359	1.823	2.860
						$R_{dB} = 0.28\text{dB}$							
3	2.924	39.48	0.3719	0.7438	2.142	9.638	1.000	3.538	0.7861	0.2730	0.1365	1.282	1.410
3	2.130	30.44	0.4069	0.8137	1.229	5.533	1.000	3.239	0.7198	0.4764	0.2382	1.221	1.578
3	1.556	20.58	0.4739	0.9479	0.7490	3.371	1.000	2.797	0.6215	0.7865	0.3933	1.093	1.927
5	1.305	39.17	0.3942	0.7884	1.439	6.477		4.572	1.015	0.5564	0.2782		1.360
			0.5280	1.056	0.6027	2.712	1.000	2.757	0.6127	1.073	0.5368	1.831	2.479
5	1.166	30.46	0.4284	0.8568	1.001	4.507		3.982	0.8848	0.7570	0.3785		1.551
			0.5781	1.156	0.5249	2.362	1.000	2.531	0.5624	1.238	0.6194	1.623	2.756
7	1.155	50.86	0.3696	0.7393	2.263	10.18		5.919	1.315	0.4297	0.2148		1.206
			0.4958	0.9916	0.6782	3.052		3.274	0.7276	1.063	0.5319		2.214
			0.5825	1.165	0.5195	2.338	1.000	2.548	0.5661	1.270	0.6349	2.352	2.843

　　有源低通滤波器可分为全极点型和椭圆函数型两类。其中，全极点型包括巴特沃思型、切比雪夫型和最大平坦时延型。

3. 全极点滤波器设计

全极点归一化低通滤波器由图 3-19 所示的双极点和三极点滤波节组成。若滤波器阶数 n 是偶数，则用 $n/2$ 个双极点节；若 n 是奇数，则用 $(n-3)/2$ 个双极点节和一个三极点节。

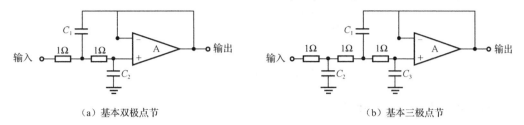

（a）基本双极点节　　　　　　　　　　（b）基本三极点节

图 3-19　全极点归一化低通滤波器的滤波节

每一节的直流增益为 1，且可能在通带内有很尖锐的响应。所有各节的组合响应给出所需的响应函数。运算放大器输出阻抗接近于零，故各节可直接级连起来。

设计有源低通滤波器应按以下步骤进行：

① 计算出陡度系数 A_s，把低通要求归一化；
② 选择满意的响应函数和相应的滤波器；
③ 对归一化的设计进行频率与阻抗换算，得到所要求的截止频率和合适的阻抗值。

例 3-7　设计一个有源低通滤波器，要求它的 3dB 截止频率为 100Hz，并且在 300Hz 处至少衰减 55dB。

解：

① 计算陡度系数 A_s。

$$A_s = \frac{300\text{Hz}}{100\text{Hz}} = 3$$

② 选择响应函数并把设计归一化

按有关资料的归一化曲线，$n = 5$ 的 0.5dB 切比雪夫滤波器在 3rad 处的衰减大于 55dB。图 3-20（a）示出了由表 3-4 得到的归一化设计。

③ 对归一化滤波器进行频率与阻抗换算

$$\text{FSF} = 2\pi \times 100 = 628$$

选择 $Z = 10000$，有

$$C = \frac{C\text{的归一值}}{Z \times \text{FSF}}$$

$$R = R\text{的归一值} \times Z$$

最后得到如图 3-20（b）所示的滤波器。

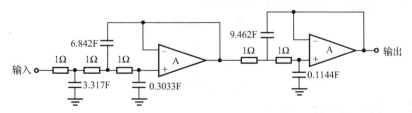

（a）归一化的 $n = 5$、0.5dB 切比雪夫低通滤波器

图 3-20　例 3-7 的设计图

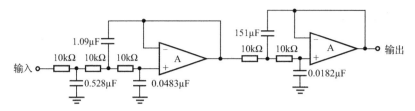

（b）椭圆函数滤波器的最后设计结果

图 3-20 例 3-7 的设计图（续）

4．椭圆函数有源低通滤波器设计

椭圆函数有源低通滤波器是由图 3-21 所示的基本滤波节组成的。图中 R_1、C_1 的阻值和容值均为归一化滤波器中的 1Ω 和 1F。构成完整滤波器所需的总节数为$(n-1)/2$，n 为滤波器阶数。表 3-6 中只给出了奇数阶有源滤波器，因为这样可以最有效地使用每一个运算放大器。注意，R_5 和 C_5 只出现在输出节中。

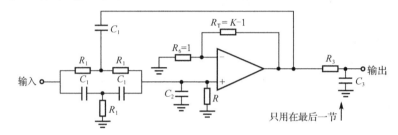

图 3-21 椭圆函数归一化低通滤波器节的滤波

设计椭圆函数有源低通滤波器的步骤与设计全极点滤波器的步骤类似，具体如下：

① 计算陡度系数 A_s，把低通要求归一化；

② 由表 3-6 选择一个满意的滤波器，使其 R_{dB} 小于所需通带波纹，ω_s 小于计算的陡度系数 A_s，且 A_{dB} 高于所要求的最小阻带衰减；

③ 对归一化设计进行频率与阻抗换算，得到要求的截止频率和合适的阻抗值。

例 3-8 设计一个有源低通滤波器，要求它在直到 1000Hz 频率上的最大波纹为 0.5dB，高于 3000Hz 时至少衰减 35dB。

解：

① 计算陡度系数 A_s。

$$A_s = \frac{3000\text{Hz}}{1000\text{Hz}} = 3$$

② 由表 3-6 选择归一化滤波器元件参数值。

$$R_{dB} = 0.28\text{dB}$$

$$N = 3$$

$$\omega_s = 2.924$$

$$A_{dB} = 39.48\text{dB}$$

归一化设计如图 3-22（a）所示。

③ 对归一化滤波器进行频率与阻抗换算。

$$\text{FSF} = 2\pi \times 1000 = 6280$$

选择 $Z = 10000$，有

$$C = \frac{C\text{的归一值}}{Z \times \text{FSF}}$$

$$R = R\text{的归一值} \times Z$$

最后得到如图 3-22（b）所示的滤波器。

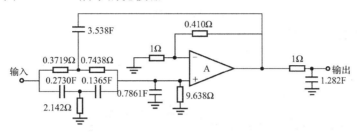

（a）归一化低通滤波器

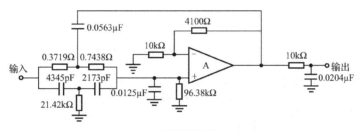

（b）去归一化低通滤波器

图 3-22　椭圆函数有源低通滤波器的设计

5．高通滤波器设计

有源高通滤波器可直接根据归一化低通滤波器来设计，需将归一化低通滤波器变换为归一化高通滤波器之后，再对电路进行频率与阻抗换算。其步骤如下：

① 计算高通陡度系数 A_s，把高通要求归一化；

② 选择满意的响应函数，并根据表 3-2～表 3-6 选择合适的有源低通滤波器。

③ 把归一化低通滤波电路变换为归一化高通滤波器。方法是把每一个电阻器用容量为 $(1/R)\text{F}$ 的电容器取代，把每一个电容器以 $(1/C)\Omega$ 的电阻器取代。

④ 对归一化高通滤波器进行频率与阻抗换算，变换到所要求的截止频率和阻抗值。

例 3-9　设计一个高通滤波器，要求其在 1000Hz 处的衰减小于 3dB，在 350Hz 处的衰减大于 45dB。

解：

① 计算高通陡度系数 A_s。

$$A_s = \frac{1000}{350} = 2.86$$

② 选择响应函数和归一化低通滤波器。如图 3-14 中的归一化曲线所表明的那样，$n=5$ 的巴特沃思滤波器在 2.86rad 处的衰减大于 40dB。图 3-23（a）是由表 3-2 得到的归一化低通滤波器。

③ 把归一化低通滤波器变换为归一化高通滤波器，图 3-23（b）是所得的归一化高通滤波器。

④ 对归一化滤波器进行频率与阻抗换算。

$$FSF = 2\pi \times 1000 = 6280$$

选择 $Z = 10000$，有

$$C = \frac{C\text{的归一值}}{Z \times FSF}$$

$$R = R\text{的归一值} \times Z$$

最后得到图 3-23（c）所示的滤波器。

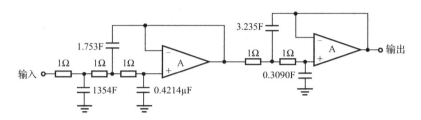

（a）归一化低通滤波器

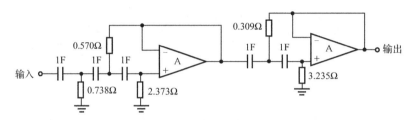

（b）变换的归一化高通滤波器

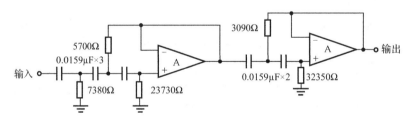

（c）最后得到的高通滤波器

图 3-23　有源高通滤波器的设计

6. 带通滤波器设计

有源带通滤波器可分为宽带和窄带两类。若高 3dB 截止频率与低 3dB 截止频率之比大于 1.5，则滤波器属于宽带型。

（1）宽带带通滤波器

为设计宽带型滤波器，可把要求分解为低通和高通指标，分别设计低通和高通滤波器，再将它们互不影响地级联起来。

例 3-10　设计一个带通滤波器，要求它的 3dB 频率是 1000Hz 和 3000Hz，在 300Hz 和 9000Hz 处的衰减大于 25dB。

解：

① 把设计要求分解为低通和高通指标。

低通滤波器：3dB 频率是 3000Hz，9000Hz 处的最小衰减是 25dB。

高通滤波器：3dB 频率是 1000Hz，300Hz 处的最小衰减是 25dB。

② 计算低通和高通指标的陡度系数 A_s。

低通：$A_s = \dfrac{9000}{3000} = 3$

高通：$A_s = \dfrac{1000}{300} = 3.33$

③ 选择归一化设计满足低通和高通要求。按照图 3-14 所示的曲线，$n = 3$ 的巴特沃思滤波器设计在 $A_s = 3$ 和 $A_s = 3.33$ 处能给出大于 25dB 的衰减。

④ 图 3-24（a）表示归一化低通和高通滤波器。归一化高通滤波器是由 $n = 3$ 的巴特沃思低通滤波器导出的，其中每个电阻以 $1/R$ 的电容取代，每个电容以 $1/C$ 的电阻取代。

⑤ 把低通和高通换算为所需的截止频率和阻抗值。

低通：$\text{FSF} = 2\pi \times 3000 = 18850$

高通：$\text{FSF} = 2\pi \times 1000 = 6280$

选择 $Z = 10000$，令所有电阻乘以 Z，令所有电容除以（$Z \times \text{FSF}$），其中 FSF 为低通和高通的对应值。图 3-24（b）是所得到的带通滤波器。

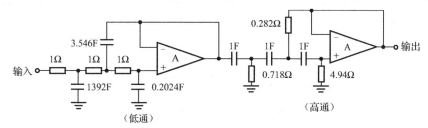

（a）归一化滤波器

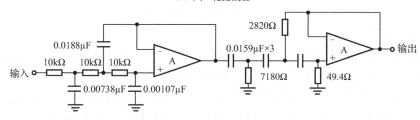

（b）最后得到的带通滤波器

图 3-24　宽带带通滤波器电路

（2）窄带带通滤波器

当高 3dB 与低 3dB 截止频率之比小于 1.5 时，需要按窄带型来设计。

对任意带宽 BW_x 的响应可计算如下：

$$\text{dB} = 10\lg\left[1 + \left(\frac{\text{BW}_x}{\text{BW}_{3\text{dB}}}\right)^2\right] \tag{3-66}$$

式中，$\text{BW}_{3\text{dB}} = F_0/Q$。上式对应于图 3-14 中 $n = 1$ 的情况。

图 3-25 所示电路的设计公式为

$$R_1 = \frac{Q}{2\pi F_0 C} \tag{3-67}$$

$$R_2 = \frac{R_1}{2Q^2 - 1} \tag{3-68}$$

$$R_3 = 2R_1 \tag{3-69}$$

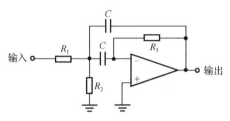

图 3-25 窄带带通滤波器电路

例 3-11 设计一个带通滤波器，它的中心频率为 1000Hz，3dB 带宽为 50Hz。计算在带宽为 200Hz 时的衰减。

解：

选择 $C = 0.01\mu F$，有 $R_1 = 318k\Omega$，$R_2 = 398\Omega$，$R_3 = 636k\Omega$。

图 3-26 是所得到的滤波器。为能进行调节，将 R_2 选为可调电阻。可利用示波器的李萨如图形监测输入、输出之间的相移。调节 R_2 来得到退化的椭圆。

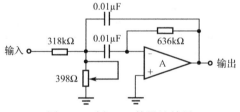

图 3-26 例 3-11 的设计结果

（3）带阻滤波器

宽带带阻滤波器的高 3dB 与低 3dB 截止频率之比大于 1.5，它是由高通和低通滤波器与一个附加的运算放大器组合而成的，用陷波网络产生带阻滤波器响应特性。

为设计宽带带阻滤波器，首先应把设计要求分解为高通和低通指标，然后设计高通和低通滤波器，再用运算放大器加以组合。宽带带阻滤波器结构如图 3-27 所示。

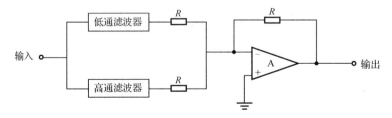

图 3-27 宽带带阻滤波器结构

例 3-12 设计一个带阻滤波器，要求它的 3dB 频率为 300Hz 和 3000Hz，在 600Hz 和 1500Hz 之间衰减大于 12dB。

解：

① 把设计要求分解为低通和高通指标。

低通滤波器：3dB 频率为 300Hz，在 600Hz 处的最小衰减为 12dB。

高通滤波器：3dB 频率为 3000Hz，在 1500Hz 处的最小衰减为 12dB。

② 计算两个滤波器的陡度系数 A_s。

低通： $A_s = \dfrac{600}{300} = 2$

高通： $A_s = \dfrac{3000}{1500} = 2$

图 3-14 指出，$n = 2$ 的巴特沃思滤波器设计在 $\omega = 2$ 时衰减为 12dB。这一归一化滤波器满足低通和高通要求。

低通滤波器按低通有源滤波器的设计步骤来设计，而高通滤波器按高通有源滤波器的设计步骤来设计。所得到的低通滤波器和高通滤波器利用图 3-27 所示的电路结构加以组合，最后得到图 3-28 所示的电路。

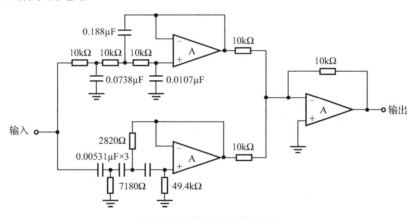

图 3-28 宽带带阻滤波器

3.4.3 滤波器的计算机辅助设计

目前大多数电路仿真和辅助设计软件可用于滤波器的设计，但更方便使用的是专门的滤波器设计软件，一些国际著名的 IC 公司（如 ADI 公司、TI 公司和 MAXIM 公司等）均推出了滤波器设计软件。

ADI 公司新近推出的在线滤波器设计平台 Analog Filter Wizard（模拟滤波器设计向导，https://www.analog.com/designtools/en/filterwizard/）是一款简单、易操作并且能够在线快速实现的滤波器设计平台。进入上述网址后出现如图 3-29 所示的界面。

在该界面中可以选择所设计滤波器的类型：低通（Low-Pass）、高通（High-Pass）和带通（Band-Pass）。

以设计低通滤波器为例，单击图 3-29 所示界面中的 Low-Pass 按钮，出现图 3-30 所示的滤波器参数设置界面。

在图 3-30 所示界面中，右边是滤波器的幅频特性曲线和参数，左边是需要设置的滤波器参数：通带增益（Gain）、-3dB 频率点、阻带（Stopband）频率点及其衰减。

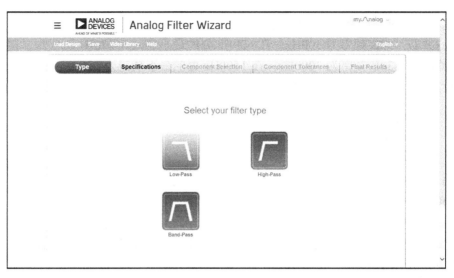

图 3-29　Analog Filter Wizard 界面

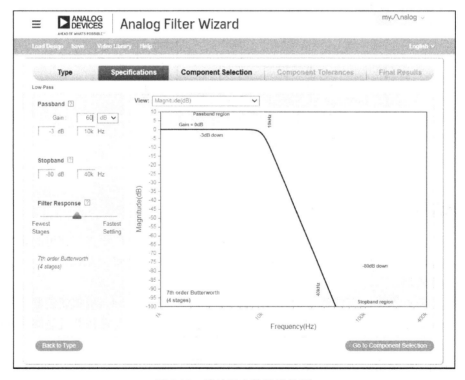

图 3-30　滤波器参数设置界面

在图 3-31 所示的界面中，左侧是已设置的参数，右侧是对应这些滤波器参数的幅频特性曲线。

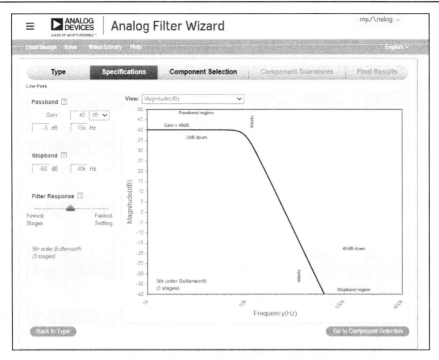

图 3-31 完成滤波器参数设置后的界面

选定这些滤波器参数后，单击 Component Selection（器件选择）标签页，或单击 Go to Component Selection 按钮，出现如图 3-32 所示的器件选择界面。

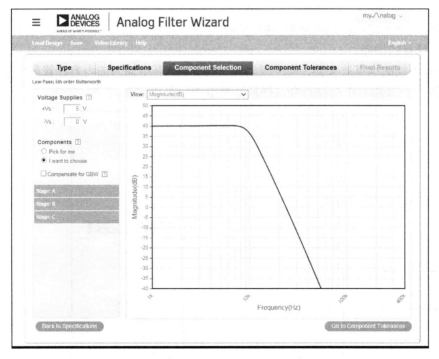

图 3-32 器件选择界面

在该界面中，可以选择器件（运算放大器）的正电源（+V_S）和负电源（-V_S），此后可以选择平台"为我选择"（Pick for me）模式或平台提供若干器件后"我想选择"（I want to choose）模式。若勾选"补偿 GBW 器件"（Compensate for GBW），平台则自动补偿由于运算放大器的 GBW 产生的限制。

需要说明以下几点。

（1）如果选择单个电源电压（即-V_S = 0），该工具会在电路中插入一个中间电源参考电压发生器。

在此模式下，软件为用户选择运算放大器、电阻和电容。此模式支持三种优化（见图3-33）。

① 电压范围：工具选择输入和输出范围宽的运算放大器。电阻和电容值往往介于"噪声"和"功率"优化之间。

② 噪声：工具选择光谱噪声密度低的运算放大器，同时考虑电压和电流噪声。该工具使用低阻值的电阻和高容值的电容器来保持较低的噪声贡献。

③ 功率：工具选择低电流消耗的运算放大器。在这种模式下，工具放宽了滤波器的精度要求，允许使用具有较低增益带宽的运算放大器，后者通常具有较低的电流消耗。该工具使用高阻值电阻和低容值电容，以保持电流消耗最小化。

（2）为运算放大器选择电压源。当选择"为我选择"模式时，程序将使用这些电压来选择适当的运算放大器；如果选择"我想选择"模式，则缩小了运算放大器的可选择范围。

在此模式下，软件从"为我选择"模式中使用的最后一个值开始，然后通过三种方式来调整组件值（见图3-34）。

① 调整电阻-电容平衡：例如，可以移动滑块以获得较大的电阻和较小的电容。调整此滑块时，RC 时间常数保持不变，因此滤波器的频率截止值仍将与"规格"屏幕中选择的截止值匹配。

② 调整增益电阻：可以调整增益电阻的绝对值。电阻之间的比率保持不变，以保持在"规格"屏幕中选择的增益。

③ 选择不同的运算放大器：程序根据在"规格"屏幕中输入的内容计算最低要求。用户可以从 ADI 的产品组合中选择符合这些最低要求的运算放大器。

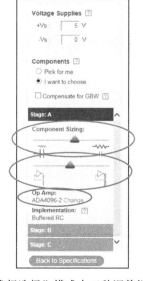

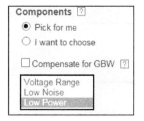

图 3-33　三种优化策略　　　　　　图 3-34　"我想选择"模式中三种调整组件值的方式

　　单击 Component Tolerances（器件容差选择）标签页，或单击 Go to Component Tolerances 按钮，出现如图 3-35 所示的器件容差选择界面。

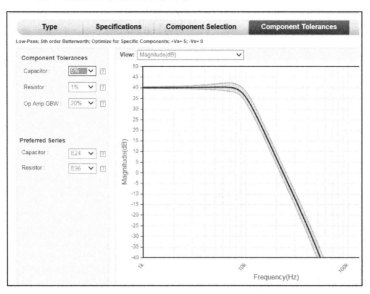

图 3-35　器件容差选择界面

　　在该界面中可以选择三种器件容差：电容容值容差（Capacitor）、电阻阻值容差（Resistor）和运算放大器 GBW 容差（Op Amp GBW）。还可以选择阻容器件的标称值系列。

　　在选择后，相应的幅频特性曲线误差带随后在右侧界面显示出来。

　　单击 Final Result（最后结果）标签页，或单击 Go to Final Result 按钮，出现如图 3-36 所示的最终结果界面。

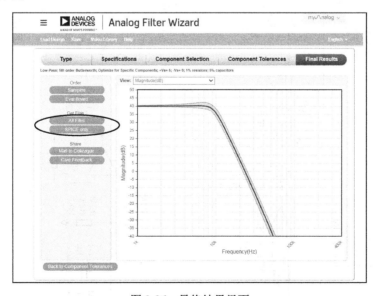

图 3-36　最终结果界面

　　单击图 3-36 中 Get Files 栏的 All Files 按钮，平台将产生滤波器的所有文件的压缩包，其中有一个 .pdf 文件中包含本次设计举例中的电路图，如图 3-37 所示。

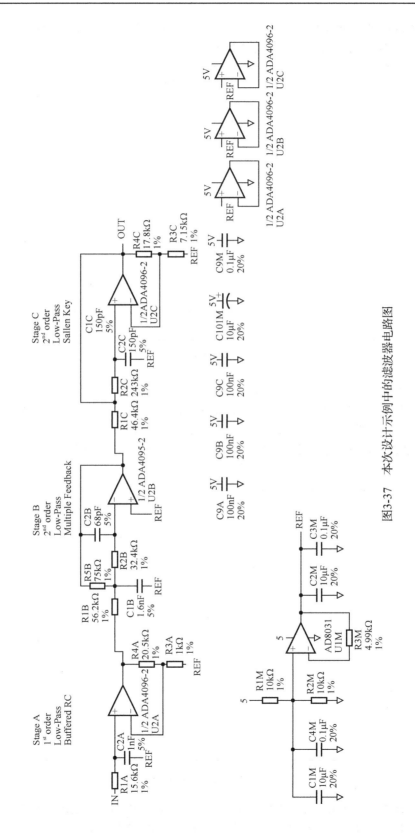

图3-37 本次设计示例中的滤波器电路图

3.4.4　滤波器的类比设计

滤波器的类比设计方法是依据一个成熟的、实用的有源滤波器，通过一定的规则把该滤波器的截止频率变换到实际所需的数值，而滤波器的其他特性不变。这种设计方法的依据基于以下两点。

（1）频率变换定理：如果滤波器中的所有储能元件（即电容和电感）的电抗值增加或减小若干倍，则滤波器的截止频率相应地减小或增加若干倍，但滤波器的其他特性保持不变。

（2）阻抗变换定理：如果滤波器中的所有元件的阻抗值增加或减小若干倍，则滤波器的截止频率和其他特性均保持不变。

实际上，这也是有源滤波器的归一化设计方法的基础。这里就不再予以证明了。

在实际应用滤波器的类比设计方法时，可以参照有源滤波器的归一化设计方法中频率变换和去归一化的步骤和方法。

思考题与习题

1．4 种理想的滤波器的幅频特性如何？能否用电路实现，为什么？

2．理想的滤波器有哪些参数，实际的滤波器又有哪些参数？理想的滤波器与实际的滤波器有哪些不同？

3．常用滤波器的响应有哪些？各有何特点？有什么实际意义（对信号有何影响）？

4．如何选择滤波器的阶数？

5．常用的滤波器设计方法有哪几种？它们各有哪些优缺点？

6．为什么 RC 无源滤波器难以构成 3 阶或以上的滤波器？

7．为什么在有源滤波器的设计中，运算放大器的 GBW 是一个必须考虑的指标？

8．采用图 P3-1 所示的 1 阶有源低通滤波器电路，若要求 $H_0 = 10$、$f_0 = 100\text{Hz}$，试选择其电路参数。

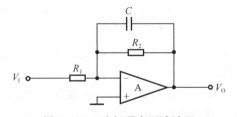

图 P3-1　1 阶低通有源滤波器

9．若在一个 2 阶带通滤波器的输入端加上一个理想阶跃信号，试问输出端的信号波形将呈什么形状？

10．试问一个 2 阶的带通滤波器是否可由一个 1 阶低通滤波器及一个 1 阶高通滤波器串联而成？为什么？

11．2 阶无限增益多反馈环型带通滤波器如图 P3-2 所示。试推导该滤波器的传输函数 $H(s) = \dfrac{V_O(s)}{V_1(s)}$，并写出滤波器的特性参数 H_0、ω_0^2、Q、B 的计算公式。（提示：$B = \dfrac{f_0}{Q}$。）

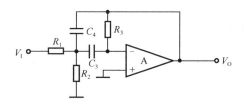

图 P3-2　2 阶无限增益多反馈环型带通滤波器

12．VCVS 型高通滤波器的电路如图 P3-3 所示，试推导该滤波器的传输函数 $H(s)$，并写出该滤波器的特性参数 H_0、ω_0^2、Q。

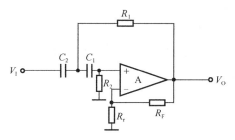

图 P3-3　VCVS 型高通滤波器的电路

13．为什么压控电压源型滤波器（见图 P3-3）不允许压控增益超过 3，否则将导致滤波器发生振荡。请从理论和实验给出你的证明。

14．带阻滤波器与带通滤波器之间的关系为

$$H_{BE}(s) = H_0 - H_{BP}(s)$$

试采用一个带通滤波器和一个加法器电路构成一个带阻滤波器。

15．设计一个有源 2 阶多反馈环型带通滤波器，要求中心频率 $f_0 = 300\text{Hz}$，通带 $B = 75\text{Hz}$。

16．设计一个有源 2 阶低通滤波器，要求 $f_0 = 50\text{Hz}$，$H_0 = 8$，希望通带内的特性平坦。

17．设计一个 5 阶通滤波器，$f_0 = 30\text{Hz}$，允许带内有 ±1dB 等值纹波，带外有尽可能小的衰减。

18．本章介绍的几种滤波器设计方法各有何特点？实际设计有源滤波器时你更愿意采用哪一种方法？

19．请查找线性滤波器的集成电路并了解其性能，如果自行搭建具有同样滤波特性的电路，请分析可能的差异和难度。

20．请了解开关电容滤波器的工作原理，查找一款开关电容滤波器的集成电路并了解其性能。如果自行搭建具有同样滤波特性的电路，请分析可能的差异和难度。

第4章　信号运算

学习要点

4.1　信号运算分为线性运算和非线性运算两大类。
4.2　运算放大器是运算电路的核心部件。
4.3　运算电路的应用。
4.4　元件参数的误差与运算电路的精度之间的关系。
4.5　运算电路主要参数、误差与电路设计。
4.6　注意在设计中采用专用的运算电路芯片。了解专用运算电路芯片的主要参数、选择及其外围电路设计。
4.7　模拟运算电路的优点和缺点，模拟运算电路适用的场合。

4.1　引言

医学仪器和其他仪器仪表均需要对信号进行各种处理。这些处理不仅仅是放大和滤波，还包括对信号进行各种运算。例如，对信号进行电平平移，需要加法或减法电路；医学仪器和其他仪器仪表中经常采用 PID 控制，需要微分和积分电路。虽然采用数字信号运算是发展方向，但模拟信号运算以速度快、容易实现等优势在测控系统中有其一席之地。在不少情况下，模拟信号运算还不可能完全被数字信号运算所取代，如为使信号满足模-数转换器的输入范围而进行的电平平移（加法运算）和锁相放大器中的乘法器。

对信号运算电路的共同要求是输出/输入满足所设计的运算关系，误差要小。运算误差的主要来源是外围器件，如电阻和电容的精度、对数/指数放大器中晶体管的温度系数等。在高精度的运算电路中，也要考虑运算放大器本身的性能，主要是输入阻抗与输入偏置电流、增益和共模抑制比的影响。

4.2　加减运算电路

顾名思义，加减运算电路就是用于对电压信号进行代数加减运算的电路。例如，采用热电偶测温，是要把热电偶的输出信号与补偿端（冷端）的信号相加。在进行光谱测量时，经常要扣除背景光强或进行差动测量以提高灵敏度和测量精度。更常见的情况是对信号进行电平平移，即给信号叠加一个固定电平，以方便后续电路的处理。

4.2.1　加法运算电路

若干电压信号的相加可以通过一个反相运算放大器来实现，如图 4-1 所示。输入电压 U_1, U_2, $\cdots$, U_n 通过电阻接入反相输入端，由于此点为虚地点，故根据节点电流原理可得如下关系式：

$$\frac{U_1}{R_1} + \frac{U_2}{R_2} + \cdots + \frac{U_n}{R_n} + \frac{U_0}{R_f} = 0$$

$$U_0 = -\left(\frac{R_f}{R_1}U_1 + \frac{R_f}{R_2}U_2 + \cdots + \frac{R_f}{R_n}U_n\right) \tag{4-1}$$

由此可见，电路的输出相当于完成了 $y = -(a_1x_1 + a_2x_2 + \cdots + a_nx_n)$ 的运算。当取 $R_1 = R_2 = \cdots = R_n$ 时，式（4-1）成为

$$U_0 = -\frac{R_f}{R_1}(U_1 + U_2 + \cdots + U_n) \tag{4-2}$$

也可以通过一个同相放大器来实现加法运算，如图 4-2 所示。

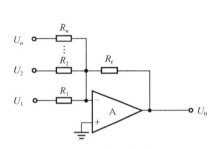

图 4-1　反相加法电路

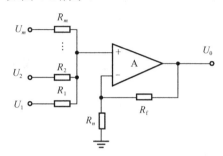

图 4-2　同相加法电路

为了方便起见，通常令 $R_1 = R_2 = \cdots = R_m$，$R_f = [m(m-1)-1]R_n$，可得

$$U_0 = -(U_1 + U_2 + \cdots + U_m) \tag{4-3}$$

当 $m = 2$ 时，$R_1 = R_2$，$R_f = R_n$，$U_0 = U_1 + U_2$。电路完成两个信号的加法运算。

4.2.2　减法运算电路

图 4-3 所示电路的输出电压可以利用线性叠加原理计算，即

$$U_0 = k_1U_1 + k_2U_2 \tag{4-4}$$

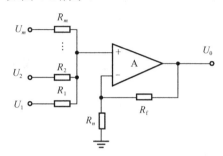

图 4-3　减法运算电路（基本差动放大电路）

当 $U_2 = 0$ 时，电路为反相放大器，输出电压为 $U_0 = -R_f/R_1 U_1$，从而可以得到 $k_1 = -R_f/R_1$。

当 $U_1 = 0$ 时，电路为同相放大器，输出电压为 $U_0 = \dfrac{R_p}{R_2 + R_p} \times \left(1 + \dfrac{R_f}{R_1}\right)U_2$，即 $k_2 = \dfrac{R_p}{R_2 + R_p}\left(1 + \dfrac{R_f}{R_1}\right)$。

将此两种情况的输出电压叠加，就可得到整个电路输出电压的表达式

$$U_0 = \frac{R_p}{R_2 + R_p}\left(1 + \frac{R_f}{R_1}\right)U_2 - \frac{R_f}{R_1}U_1 \tag{4-5}$$

当电阻的比值相同，即 $R_f/R_1 = R_p/R = \alpha$ 时，有

$$U_0 = \alpha(U_2 - U_1)$$

该电路的特点是有较大的共模输入电压。为了提高运算精度，要求放大器要有较高的共模抑制比。

4.3　对数与指数运算电路

对数与指数运算电路属于非线性运算电路。非线性运算电路的应用价值丝毫不亚于线性运算电路。在自然界中，人们的听觉和视觉都是呈对数特性的，光经过介质的衰减也是呈对数特性的，阻容电路的充电、放电过程是呈指数特性的。对数与指数运算电路在测控电路中的主要应用如下：

（1）实现对被测信号的对数与指数特性的拟合，或用反函数方式实现对具有对数与指数特性的信号的线性测量。

（2）利用对数运算电路对信号进行压缩处理，以增大系统处理信号的动态范围；或利用指数运算电路对信号进行展宽处理，以提高系统检测信号的灵敏度。

（3）实现复杂的信号运算，如实现对信号进行乘除法运算、求 n 次幂或 n 次方根、多项式运算，等等。

4.3.1　对数运算电路

对数运算电路的输出电压与输入电压的对数成正比。通常利用半导体二极管 PN 结的特性来实现对数运算电路。

根据半导体二极管特性，流过二极管的电流与其上的压降呈指数关系，即

$$I = I_{\text{s}}\left(\mathrm{e}^{\frac{U}{mU_{\text{T}}}} - 1 \right) \tag{4-6}$$

式中，I_{s} 为 PN 结的反相饱和电流；U_{T} 为温度电压当量，当温度为 28.6℃时，$U_{\text{T}} = 26\text{mV}$；$m$ 为校正系数，其值为 1～2。

通常情况下，$U \gg U_{\text{T}}$，于是式（4-6）可简化为

$$I = I_{\text{s}} \mathrm{e}^{\frac{U}{mU_{\text{T}}}} \tag{4-7}$$

从而有

$$U = mU_{\text{T}} \ln \frac{I}{I_{\text{s}}} \tag{4-8}$$

根据这一关系构成的基本对数运算电路如图 4-4 所示。运算放大器通过 R_1 将输入电压 U_{i} 转换为电流 $I = U_{\text{i}}/R_1$，输出电压为 $U_0 \approx -U$，则

$$U_0 = -mU_{\text{T}} \ln \frac{U_{\text{i}}}{I_{\text{s}} R_1} \tag{4-9}$$

这个基本电路存在的问题是：①因为 U_{T} 和 I_{s} 都是温度的函数，所以运算精度受温度影响；②在小信号时误差较大，因为这时 $\mathrm{e}^{\frac{U}{U_{\text{T}}}}$ 和 1 相差得不是很多；③二极管具有内阻，当电流较大时，压降也较大，其伏安特性与对数关系有较大的偏差；④电流的变化对校正系数 m 有影响。鉴于以上情况，该电路只有在某一段电流范围内能达到满意的精度，该范围只能达到 1～2 个数量级。

利用双极型晶体管 VT 代替图 4-4 中的反馈支路中的二极管，可以减小 m 变化带来的影响，如图 4-5 所示。在 $U_{cb}=0$ 的情况下，集电极电流 I_c 可写为

$$I_c = \alpha I_e = \alpha I_s \left(e^{\frac{U_{be}}{mU_T}} - 1 \right) \tag{4-10}$$

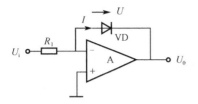

图 4-4 由二极管组成的对数运算电路

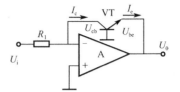

图 4-5 由晶体管组成的对数运算电路

由于电流对 α（晶体管 VT 的电流放大系数）与 m 的影响基本可以抵消，因此

$$I_c = \gamma I_s \left(e^{\frac{U_{be}}{U_T}} - 1 \right) \tag{4-11}$$

γ 是一个接近于 1 的数值，不随电流大小而变化。所以，当 $U_{be} \gg U_T$ 时

$$I_c \approx I_s e^{\frac{U_{be}}{U_T}} \tag{4-12}$$

于是

$$U_0 = -U_{be} = -U_T \ln \frac{I_c}{I_s} = -U_T \ln \frac{U_i}{I_s R_1} \tag{4-13}$$

可见，随电流变化的 m 没有出现在式（4-13）中，使得晶体管型对数电路的输入范围远超过二极管型对数电路。一般情况下，集电极电流的工作范围为 pA 到 mA 数量级，即 9 个数量级。当然，只有在运算放大器的输入失调电流很小的情况下，才能充分利用此优点。

该对数电路的缺点是受温度影响较大，其主要原因是 U_T 和 I_s 随温度变化，当温度从 20 ℃升到 50℃时，U_T 增大 10%，I_s 增大近 10 倍。为了消除 I_s 的影响，可以采用图 4-6 所示的由两个晶体管组成的具有温度补偿功能的对数运算电路。

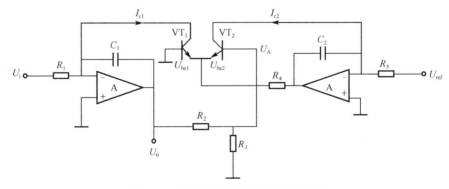

图 4-6 具有温度补偿的对数运算电路

由图 4-6 可知

$$U_A + U_{be2} - U_{be1} = 0 \tag{4-14}$$

$$I_{c1} = I_s e^{\frac{U_{be1}}{U_T}}, \quad I_{c2} = I_s e^{\frac{U_{be2}}{U_T}} \tag{4-15}$$

那么 $\dfrac{I_{c1}}{I_{c2}} = e^{\frac{U_A}{U_T}}$，$I_{c1} = U_i/R_1$，$I_{c2} = U_{ref}/R_5$。当 R_3 较小时，可以认为流入晶体管 VT_2 发射结的电流远小于流入 R_3 的电流，这样 $U_A = U_0 R_3/(R_2 + R_3)$。于是，可得

$$U_0 = -U_T \frac{R_2 + R_3}{R_3} \ln \frac{R_5 U_i}{R_1 U_{ref}} \tag{4-16}$$

当 R_3 断路时，有

$$U_0 = U_A = -U_T \ln \frac{R_5 U_i}{R_1 U_{ref}} \tag{4-17}$$

电阻 R_4 的作用是限制电流 I_{c1}、I_{c2}。电容 C_1 和 C_2 是作相位补偿用的。R_3 可选合适的正温度系数（0.3%/K）热敏电阻以补偿 U_T 受温度影响产生的变化。

4.3.2　指数运算电路

指数运算电路是对数运算电路的反运算。图 4-7 所示的是简单指数运算电路，它与图 4-5 所示的对数电路相似，只是将晶体管和电阻对换。若在输入端加负电压，根据式（4-12）可得，流入晶体管的电流为

$$I_c = I_s e^{\frac{U_{be}}{U_T}} = I_s e^{\frac{U_i}{U_T}} \tag{4-18}$$

于是，得到输出电压

$$U_0 = I_c R_1 = I_s R_1 e^{-\frac{U_i}{U_T}} \tag{4-19}$$

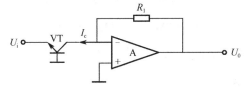

图 4-7　指数运算电路

与对数运算电路一样，指数运算电路也可采用差动的办法来改善其温度稳定性，如图 4-8 所示。图中，$I_{c1} = U_{ref}/R_1$，$I_{c2} = U_0/R_5$，当 R_3 较小时，$U_A = U_i R_3/(R_3 + R_4)$。将它们代入式（4-19），有

$$U_0 = \frac{U_{ref} R_5}{R_1} e^{\frac{R_3}{R_3 + R_4} \cdot \frac{U_i}{U_T}} \tag{4-20}$$

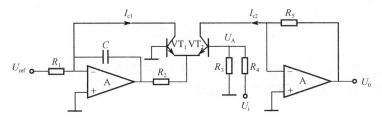

图 4-8　具有温度补偿的指数运算电路

当 R_4 断路时，有

$$U_0 = \frac{U_{\text{ref}} R_5}{R_1} \text{e}^{\frac{U_i}{U_T}} \qquad (4\text{-}21)$$

可见，U_0 与 I_s 无关，但应尽可能保证 V_1 和 V_2 的特性一致，否则不相等的反相饱和电流仍会带来一定的温度误差。R_2 的作用是限制电流 I_{c1}、I_{c2}。

上述运算电路具有以 e 为底的指数运算功能，即完成 $y = \text{e}^{\alpha x}$ 形式的运算，根据 $b^{\alpha x} = \text{e}^{\alpha x \ln b}$，通过将输入信号 x 乘以系数 $\ln b$，就可以实现任意底数的指数运算。

实际上，采用运算放大器构成的对数和指数运算电路，其稳定性较差，且很难取得高精度。在实际应用时，也应该优先考虑选用集成对数和指数运算电路。例如，美国 ADI 公司的 AD8304 的信号输入范围可达 160dB，精度可达 0.1dB，只需 3.0～5.5V 的单电源工作，温度漂移仅有 0.02mV/℃。

4.4　乘除与乘方、开方运算电路

乘除与乘方、开方运算电路也是测控系统中常用的电路，如测量功率或进行多项式运算等。

4.4.1　乘除运算电路

有多种电路可以实现乘除运算，如对数/指数乘除运算电路、跨导乘法器、参数控制式乘除电路、时间分割式乘法电路等。这里主要介绍用对数和指数运算电路构成的乘除运算电路。

由数学知识可知，乘除法可通过对数的加减运算来实现，即

$$\frac{xy}{z} = \exp[\ln x + \ln y - \ln z] \qquad (4\text{-}22)$$

上述函数可以用 3 个对数电路、1 个指数电路和 1 个加法电路来实现。

1）单象限乘除运算电路

由图 4-6 所示的对数运算电路和图 4-8 所示的指数运算电路构成的乘除电路，只要将其参考电压端作为一个信号输入端即可。在图 4-6 所示的对数运算电路中，取 $R_1 = R_5$，$R_3 \rightarrow \infty$，$R_2 = 0$，$U_i = U_z$ 及 $U_{\text{ref}} = U_y$，那么

$$U_A = -U_T \ln \frac{U_z}{U_y} \qquad (4\text{-}23)$$

将 U_A 送入图 4-8 所示的指数运算电路的输入端，并取 $U_{\text{ref}} = U_x$，电阻的选取与上面相同，则可以得到输出电压

$$U_0 = U_x \text{e}^{\frac{U_A}{U_T}} = \frac{U_x U_y}{U_z} \qquad (4\text{-}24)$$

该乘除运算电路的原理图如图 4-9 所示。由于所有的输入电压必须总是正的，因此称为单象限乘除运算电路。这种电路无须进行温度补偿。

2）四象限乘法器

为了使乘法器的两个输入量的符号是任意的，并且输出也与之相对应，可以通过复杂的电路控制输入/输出端的符号来实现，但电路速度较慢。如果将输入电压 U_x 和 U_y 分别与常数电压 U_{xc} 和 U_{yc} 相加后再相乘，则可使得输入到乘法器的电压总在允许范围内，此时输出电压为

$$U_0 = \frac{(U_x + U_{xc})(U_y + U_{yc})}{E}$$

则

$$\frac{U_x U_y}{E} = U_0 - \frac{U_{xc}}{E}U_y - \frac{U_{yc}}{E}U_x - \frac{U_{xc}U_{yc}}{E}$$

式中，E 为固定电压。由此可见，在这种乘法运算电路的输出端还需减掉一个电压常量和两个分别与两输入端电压成正比的电压。

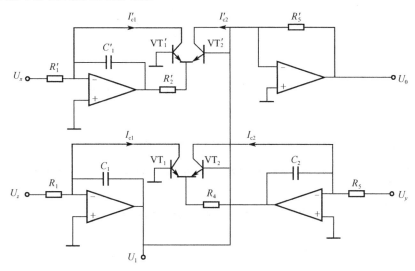

图 4-9　由对数电路和指数电路构成的乘除运算电路

图 4-10 所示是四象限乘法器原理框图，图中的常数电压和系数的选取是为了充分利用放大器的线性范围。若输入电压 U_x、U_y 的范围分别是 $-E \leqslant U_x \leqslant +E$ 和 $-E \leqslant U_y \leqslant +E$，取 $U_1 = 0.5U_x + 0.5E$，$U_2 = 0.5U_y + 0.5E$，那么 $0 \leqslant U_1 \leqslant E$，$0 \leqslant U_2 \leqslant E$，此时输出电压为

$$U_0 = \frac{(U_x + E)(U_y + E)}{E} - U_x - U_y - E = \frac{U_x U_y}{E}$$

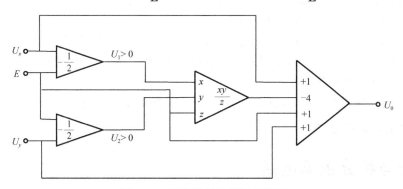

图 4-10　四象限乘法器原理框图

3）除法运算电路

利用乘法运算电路构成的除法运算电路的原理图如图 4-11 所示，由电路可得

$$\frac{U_0 U_z}{E} = U_x$$

则
$$U_0 = EU_x/U_z$$

若 U_x、U_y 均为正，则此电路只有在 $U_z > 0$ 的情况下才能正常工作。当 $U_z < 0$ 时，由于正反馈会使输出电压很快达到饱和而无法正常工作。

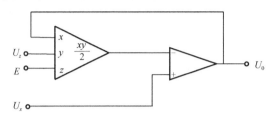

图 4-11　利用乘法运算电路构成的除法运算电路的原理图

4）集成乘、除法运算电路

集成乘法器有不少品种。例如，美国 ADI 公司的 AD632、AD534 可以实现如下运算：$U_0 = A\left[\dfrac{(x_1 - x_2)(y_1 - y_2)}{SF} - (z_1 - z_2)\right]$；AD532、AD633、AD838 可以实现如下运算：$U_0 = A\left[\dfrac{(x_1 - x_2)(y_1 - y_2)}{10} - z\right]$；而 MLT04 具有 4 路乘法器。AD539、AD734 可以同时实现乘法和除法运算。

4.4.2　乘方和开方运算电路

利用乘法器很容易实现平方运算，这时只要取 $U_x = U_y$ 即可。

开方运算电路也可以用乘法器实现。图 4-12 所示的是由乘法器构成的开平方电路原理图，由图可得 $U_0^2/E = U_i$，即 $U_0 = \sqrt{EU_i}$。此电路也只适用于正输入和正输出的情况，当输入端出现负电压时，输出端电压很快达到负饱和，电路不能正常工作。此外，在这种电路中，输出电压可能为正也可能为负，为了得到正向 U_0 输出，可在输出端加一个钳位二极管 VD。

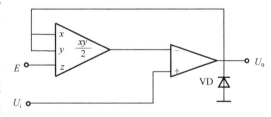

图 4-12　由乘法器构成的开平方电路原理图

AD538 可以实现 $U_0 = V_y(V_x/V_z)^m$ 的运算，而且几乎不需要任何分立元件。因此，设计时应尽可能采用集成运算电路。

4.5　微分与积分运算电路

4.5.1　积分运算电路

积分运算电路（简称积分电路）的应用很广泛，它不仅用作积分运算，而且利用充放电过程还可以实现延时、定时，以及产生各种波形。

1）反相积分电路

基本的积分电路如图 4-13（a）所示。与反相放大电路不同的是，在积分电路中，负反馈回路中是一个积分电容 C，而不是电阻，这种积分电路称为反相积分电路，其输出电压为

$$U_0 = \frac{Q}{C} = \frac{1}{C}\left[\int_0^t I_C(t)\mathrm{d}t + Q_0\right]\tag{4-25}$$

式中，Q_0 是 $t = 0$ 时电容器存储的电荷，由 $I_C = -I_i = -U_i/R$，得到

$$U_0 = -\frac{1}{RC}\int_0^t U_i(t)\mathrm{d}t + U_{O0}\tag{4-26}$$

常量 U_{O0} 根据初始条件确定，即 $t = 0$ 时，$U_0 = U_{O0} = Q_0/C$。

当输入电压 U_i 为常数时，输出电压 U_0 为

$$U_0 = -\frac{U_i}{RC}t + U_{O0}\tag{4-27}$$

U_0 随时间线性增大，所以积分电路非常适合用作三角波和锯齿波发生器。

当输入 $u_i = U_m \cos\omega t$ 时，输出电压可表示为

$$u_0(t) = -\frac{1}{RC}\int_0^t U_m \cos\omega t\mathrm{d}t + U_{O0} = -\frac{U_m}{\omega RC}\sin\omega t + U_{O0}\tag{4-28}$$

由此可见，输出电压的幅度与角频率成反比，其幅频特性曲线在对数坐标系中为一条 -6dB/倍频程直线。这一特性也是确定积分电路的简单准则。

实际上，运算放大器的输入偏置电流 I_b 和输入失调电压 U_{0s} 也随时间而积分，它对积分器有较大的影响。当输入电压 $U_i = 0$ 时，通过积分电容的误差电流为

$$\Delta I_C = \frac{U_{0s}}{R} + I_b$$

由此产生输出电压的变化为

$$\frac{\mathrm{d}U_0}{\mathrm{d}t} = \frac{1}{C}\left(\frac{U_{0s}}{R} + I_b\right)\tag{4-29}$$

若取 $C = 1\mu F$，$1\mu A$ 的误差电流使 U_0 以 1V/s 的速度增大。由式（4-29）可见，在积分时间常数 $\tau = RC$ 一定的情况下，C 越大，I_b 的影响越小，而 U_{0s} 的影响是不变的。C 不能取无限大，为了使 I_b 的影响不超过 U_{0s} 的影响，应有

$$I_b < \frac{U_{0s}}{R} = \frac{U_{0s}C}{\tau}$$

例如，若想用 $C = 1\mu F$ 的积分电容构成 $\tau = 1s$ 的积分器，运算放大器的 U_{0s} 为 1mV，那么输入偏置电流应满足 $I_b < 1nA$。由双极型晶体管构成的运算放大器很少具有这样低的输入偏置电流。为了补偿误差电流，可采用图 4-13（b）所示的电路。图中，电阻 R_P 的阻值应与 R 的相同，其上的压降为 I_bR。当 $U_i = 0$ 时，由于 $U_N \approx U_P$，因此通过电阻 R 的电流为

$$I = \frac{U_N}{R} = \frac{I_bR}{R} = I_b$$

这一电流提供了偏差电流，于是误差电流被补偿了。

积分电路的另一个误差源是电容器的漏电电流。电解电容的漏电电流为 μA 数量级，所以不能用作积分电容。一般采用薄膜电容，但这种电容的容量很难超过 $10\mu F$。

图 4-13（c）所示为预设、保持积分电路，它可以实现设置初始积分输出电压（预设）

以及控制停止积分（保持）。首先设置初始状态，使开关 S_1 断开，S_2 接通，此时积分器工作在反相放大状态，输出为

$$U_0 = -\frac{R_f}{R_2}U_2$$

当然，达到这一数值要有一定的延时，延时大小与 R_fC 有关。将开关 S_1 接通，S_2 断开，电路就是一个积分器，对 U_1 进行积分。再断开 S_1，积分电流为零，积分器输出保持不变，电路处于保持状态。在实际电路中，开关 S_1 和 S_2 一般由场效应管构成。

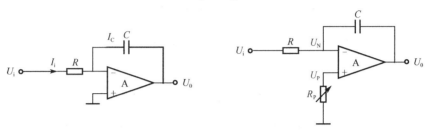

（a）基本积分电路　　　　（b）补偿运算放大器输入偏置电流的积分电路

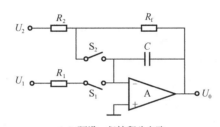

（c）预设、保持积分电路

图 4-13　反相积分电路

2）具有特殊性能的积分电路

（1）增量积分电路

若在图 4-13（b）中给积分电容 C 串联一个小电阻 R_2，即得到增量积分电路，如图 4-14（a）所示。这时

$$U_0 = -\frac{R_2}{R_1}U_i - \frac{1}{R_1C}\int U_i \mathrm{d}t \tag{4-30}$$

式（4-30）等号右边的第一项是由于电流 $I_1 = U_i/R_1$ 流经 R_2 而产生的，第二项是由于电流 I_1 对电容 C 充电而产生的。这种电路比一般积分电路的输入多了一项与 U_i 成正比的项，故称为增量积分电路，又称为比例积分电路。它利用这一微小增量（$R_1 \gg R_2$）去补偿由于积分器复原和比较器滞后造成的误差。这种电路在精密模-数转换和其他一些场合获得了广泛应用。

当输入方波时，在转折处由于电流反相改变，式（4-30）等号右边第一项由正值变为负值，或反之，出现一个跃变，总跃变量为 $\pm 2(R_2/R_1)|U_i|$，如图 4-14（b）所示。

（2）多重积分运算电路

图 4-15（a）所示为双重积分运算电路。图中，

$$U_1 = \frac{I_2}{2sC} = \frac{I_1 - I_3}{2sC} = I_3R \tag{4-31}$$

$$U_2 = -\frac{I_3}{sC} = \frac{I_4 R}{2} = \frac{I_3 - I_5}{2} R \tag{4-32}$$

式中，s 为拉式变换的变量符号。

由式（4-31）可得

$$I_1 = I_3(1 + 2sRC)$$

$$U_i = (I_1 + I_3)R = 2I_3 R(1 + sRC)$$

由式（4-32）可得

$$I_5 = I_3 \left(1 + \frac{2}{sRC}\right)$$

$$U_0 = -\left(\frac{I_3}{sC} + \frac{I_5}{sC}\right) = -\frac{2I_3}{sC}\left(1 + \frac{1}{sRC}\right)$$

所以

$$U_0 = -\frac{U_i}{s^2 R^2 C^2}$$

即

$$U_0(t) = -\frac{1}{R^2 C^2} \iint U_i(t)(\mathrm{d}t)^2 \tag{4-33}$$

图 4-15（b）所示为三重积分运算电路。其方程式的推导与上述类似，不再重复。

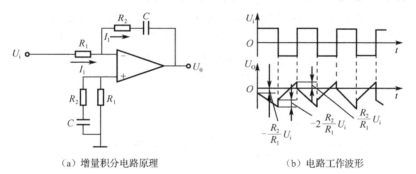

（a）增量积分电路原理　　　　　　　　　（b）电路工作波形

图 4-14　增量积分电路

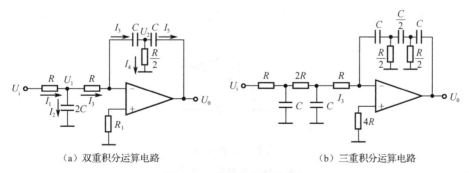

（a）双重积分运算电路　　　　　　　　　（b）三重积分运算电路

图 4-15　多重积分运算电路

在为积分电路选择运算放大器时，应优先选用高精度的运算放大器。这类运算放大器的主要选择参数有输入偏置电流、失调电压和开环增益等。

4.5.2　微分运算电路

通过变换图 4-13（a）中电阻和电容的位置，就可得到如图 4-16（a）所示的基本微分电路。根据节点电流原理，由电路可得

$$C\frac{\mathrm{d}U_i}{\mathrm{d}t} + \frac{U_o}{R} = 0 \tag{4-34}$$

$$U_o = -RC\frac{\mathrm{d}U_i}{\mathrm{d}t} \tag{4-35}$$

当输入信号为正弦波 $u_i = U_m \sin\omega t$ 时，输出电压为

$$u_o = -\omega RC U_m \cos\omega t \tag{4-36}$$

输出电压与输入电压的幅度比为 ωRC，在幅频特性图中为一条 +6dB/倍频程的直线。这也是判别一个电路是否是微分电路的条件。

图 4-16（a）所示的基本微分电路，其反馈回路对高频产生接近 90° 的相位滞后，它与运算放大器的滞后结合在一起，很容易使电路自激振荡。因此在实际应用中，通常采用如图 4-16（b）所示的电路，在输入回路中串联电阻 R_1，在反馈回路中令 C_1 与 R 并联，且使 $RC_1 = R_1C$，以限制噪声和输入突变电压，并进行相位补偿。

上述微分电路的输入阻抗呈容性，在某些情况下会影响电路的正常工作，例如，当运算放大电路作为激励电压源使用时，很容易进入不稳定状态。图 4-16（c）所示为高输入阻抗微分电路，其传递函数为 $RC(1+RC)/(RC+1) = RC$。低频时，信号通过输入端的 RC 微分电路，输出 $U_o = RC(\mathrm{d}U_i/\mathrm{d}t)$，运算放大器电路相当于放大倍数为 1 的电压跟随器，高频时，信号全部通过输入电容 C，反馈回路中的 RC 电路将其微分，电路的输入阻抗也不会小于 R。如果两部分的时间参数相同，则低频和高频的微分效果是没有差别的。

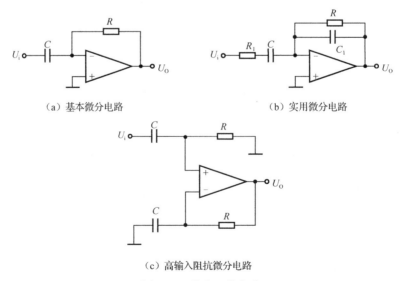

（a）基本微分电路　　　　　　　　　　（b）实用微分电路

（c）高输入阻抗微分电路

图 4-16　微分运算电路

在为微分运算电路选择运算放大器时，应优先选用高精度的运算放大器，同时也要适当地考虑运算放大器的带宽，以保证电路可稳定地工作，不至于产生自激振荡。这类运算放大器的主要选择参数有输入偏置电流、失调电压、开环增益和单位增益带宽等。

4.5.3　PID 电路

PID（比例-积分-微分）电路又称为 PID 调节器，是一种常见的控制电路。调节器的任务是将一定的物理量（被调节参数 X）调节到预先给定的理论值（或称额定值 W），并克服干扰的影响保持这一值。

图 4-17 所示的是简单的调节环框图。干扰信号 Z 与调节参数 Y 叠加作用于对象。调节器借助于调节参数 Y 影响被调节参数 X，使调节偏差 $W-X$ 尽可能小。最简单的调节器就是一个放大器，它将调节偏差 $W-X$ 放大。当被调节参数 X 超过额定值 W 时，$W-X$ 变为负值，从而使调节参数 Y 变小。调节器的放大倍数越大，调节偏差就越小，根据图 4-17，可得线性系统的关系为

$$Y = A_{\mathrm{R}}(W - X)，\quad X = A_{\mathrm{S}}(Y + Z) \tag{4-37}$$

式中，A_{R} 为调节器的放大倍数，A_{S} 为对象的放大倍数。被调节参数 X 则为

$$X = \frac{A_{\mathrm{R}} A_{\mathrm{S}}}{1 + A_{\mathrm{R}} A_{\mathrm{S}}} W + \frac{A_{\mathrm{S}}}{1 + A_{\mathrm{S}}} Z \tag{4-38}$$

可见，该调节环的闭环放大倍数

$$K_{\mathrm{f}} = \frac{\partial X}{\partial (W - X)} = A_{\mathrm{R}} A_{\mathrm{S}} \tag{4-39}$$

所以，K_{f} 越大，控制特性 $\partial X/\partial W$ 越趋近于 1；调节器的 A_{R} 越大，干扰特性 $\partial X/\partial Z$ 越趋近于 0。

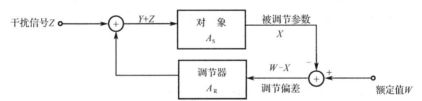

图 4-17　调节环框图

但是，当系统中存在相移环节时，对于一定频率的分量，负反馈会变成正反馈，闭环放大倍数 K_{f} 太大，容易产生振荡。调节技术的主要任务就是在这种限制的情况下获得尽可能小的调节偏差和尽可能好的过渡状态。为此，在比例放大器（P 调节器）的基础上增加了积分器和微分器，从而构成 PI 和 PID 调节电路。

1）P 调节器

P 调节器是一个比例放大器，在其频率范围内所产生的相移可以忽略不计，调节回路的闭环放大倍数 K_{f} 大于 1，P 调节器可以由运算放大器和反馈电阻组成。

为了确定比例放大器的放大倍数 A_{P} 的最大值，下面以图 4-18 所示的典型被调对象的伯德图为例说明。图中，当频率 $f = 3.3\mathrm{kHz}$ 时，对象的放大倍数 $|A_{\mathrm{S}}| = 0.01$，以 dB 表示时约为 $-40\mathrm{dB}$，相移为 $180°$，负反馈变成正反馈。若取 $A_{\mathrm{P}} = 100$，近似为 $+40\mathrm{dB}$，则闭环放大倍数 $|K_{\mathrm{f}}| = |A_{\mathrm{S}}| A_{\mathrm{P}} = 1$，将产生 $f = 3.3\mathrm{Hz}$ 的持续振荡。若取 $A_{\mathrm{P}} > 100$，则振荡幅度将以指数规律上升。若 $A_{\mathrm{P}} < 100$，则产生衰减振荡。问题是 A_{P} 下降到什么程度才能产生一个最佳的过渡过程？实践中，常从伯德图中读取相位裕度 α 来评价过渡过程。相位裕度定义为闭环放大倍数 $|K_{\mathrm{f}}| = 1$ 时，相位滞后与 $180°$ 之间的余量。此时的频率称为临界频率 f_{k}。相位裕度可表示为

$$\alpha = 180° - |\phi K_{\mathrm{f}}(f_{\mathrm{k}})|$$

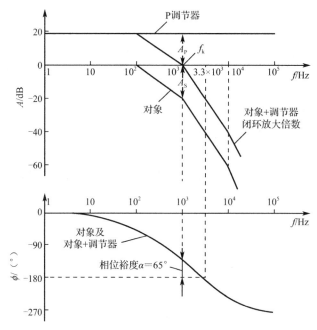

图 4-18 P 调节器的伯德图

从图 4-18 中可以看到，当 $f = 1kz$ 时，相位滞后 135°，对象增益 $A_S = -20dB$，如果将 P 调节器的放大倍数设为 $A_P = 10$，约为 20dB，这时获得的闭环放大倍数为 1，相位裕度为 $\alpha = 45°$，对应的频率为临界频率 f_k。

2）PI 调节器

由上述内容可知，基于系统稳定性的原因，不能将比例放大器的放大倍数做得任意大。为了改善调整精度，可在低频范围内提高闭环放大倍数。当 $\lim\limits_{f \to 0} |K_f| \to \infty$ 时，调节系统的稳定偏差趋近于零。如图 4-19 所示，闭环放大倍数的幅频特性在临界频率 f_k 附近是不会由此而改变的，所以振荡的状态也不受此影响。

为了实现这一频率特性，在 P 调节器上并联一个积分器 I，如图 4-20（a）所示。图 4-20（b）是 PI 调节器的简化伯德图。当频率较低时，PI 调节器是积分器，而在高频时它相当于一个线性放大器。过渡特征可通过 PI 调节器的积分临界频率 f_I 表示，在此频率下的相移为 -45°，调节器的放大倍数 A_R 比 A_P 大 3dB。

调节器的复放大倍数为

$$\begin{cases} A_R = A_P + \dfrac{1}{j\omega\tau_I A_P} \\ A_R = A_P\left(1 + \dfrac{\omega_I}{j\omega}\right) \end{cases} \tag{4-40}$$

式中，ω_I 为 PI 调节器的积分临界角频率，$\omega_I = 2\pi f_I = 1/(\tau_I A_P)$。

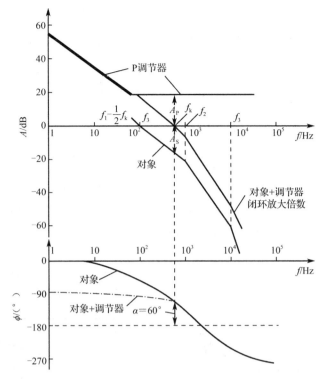

图 4-19　典型 PI 调节器的伯德图

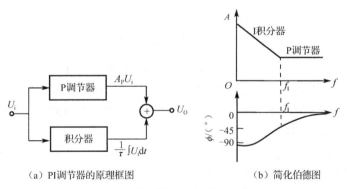

（a）PI调节器的原理框图　　　　　（b）简化伯德图

图 4-20　PI 调节器的原理框图与简化伯德图

图 4-21 所示为单个运算放大器构成的 PI 调节器，它的复放大倍数为

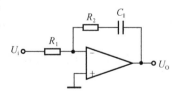

$$A_{\mathrm{R}} = -\frac{R_2 + 1/(\mathrm{j}\omega C_1)}{R_1} = -\frac{R_2}{R_1}\left(1 + \frac{1}{\mathrm{j}\omega C_1 R_2}\right)$$

与式（5-40）相比较，可得到调节数据为

图 4-21　单个运算放大器构成的 PI 调节器

$$A_{\mathrm{P}} = -\frac{R_2}{R_1}$$

$$f_{\mathrm{I}} = \frac{1}{2\pi C_1 R_2}$$

3）PID 调节器

将 PI 调节器与一个微分器并联，就可以得到如图 4-22（a）所示的 PID 调节器。其复放大倍数为

$$A_R = A_P + j\omega\tau_D + \frac{1}{j\omega\tau_I} = A_P\left[1 + j\left(\frac{\omega}{\omega_D} - \frac{\omega_I}{\omega}\right)\right] \quad (4\text{-}41)$$

式中，$\omega_D = A_P/\tau_D$，$\omega_I = 1/(A_P\tau_I)$，于是有

$$f_D = \frac{\omega D}{2\pi} = \frac{A_P}{2\pi\tau_D}，\quad f_I = \frac{\omega_I}{2\pi} = \frac{1}{2\pi A_P\tau_I} \quad (4\text{-}42)$$

在微分临界频率 f_D 以上，该电路相当于微分器。由图 4-22（b）所示的伯德图可知，相移最大可达+90°。可以利用高频相位超前，部分地补偿对象的相位滞后，从而获得较高的比例放大倍数和较高的临界频率 f_D，加快了过渡过程。

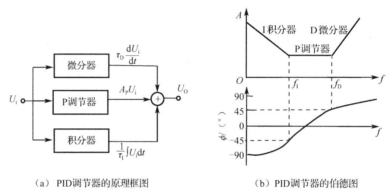

（a）PID调节器的原理框图　　　　　　（b）PID调节器的伯德图

图 4-22　PID 调节器的原理框图和伯德图

下面以图 4-23 所示的 PID 调节器和对象的伯德图为例，说明 PID 参数的确定方法。首先提高比例放大倍数，直到相位裕度 α 为 15°，此时 $A_S = -34\text{dB}$，从而可得 $A_P = 50$，约为 34dB，$f_k \approx 2.2\text{kHz}$。若取微分临界频率 $f_D \approx f_k$，此处调节器的相移约为+45°，即相位裕度从 15°增加到 60°，从而得到了较理想的过渡过程。

确定积分临界频率 f_I 的方法与 PI 调节器中的方法一样，一般取 $f_I \approx f_k/10$。PID 调节器闭环放大倍数的频率特性如图 4-23 中的点画线所示。

图 4-24 所示为单个运算放大器构成的 PID 调节器电路，通常 C_D 很小，$R_2\omega C_D \ll 1$，这时其复放大倍数可简化为

$$A_R = -\left(\frac{R_2}{R_1} + \frac{C_D}{C_I} + j\omega C_D R_2 + \frac{1}{j\omega C_I R_1}\right)$$

当 $C_D/C_I \ll R_2/R_1$ 时，有

$$A_R = -\frac{R_2}{R_1}\left[1 + j\left(\omega C_D R_1 - \frac{1}{\omega C_I R_2}\right)\right]$$

对照式（4-41），有

$$A_P = -\frac{R_2}{R_1}，\quad f_D = \frac{\omega D}{2\pi} = \frac{1}{2\pi C_D R_1}，\quad f_I = \frac{\omega_I}{2\pi} = \frac{1}{2\pi C_I R_2} \quad (4\text{-}43)$$

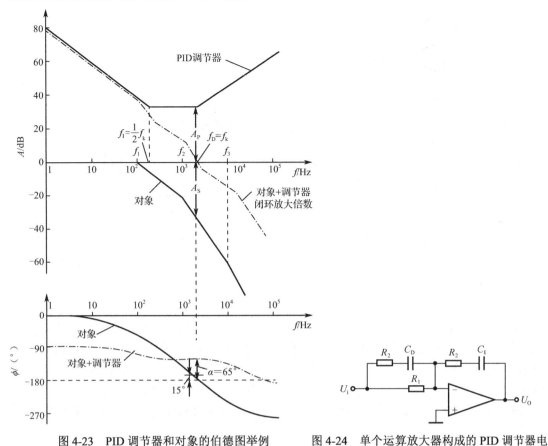

图 4-23　PID 调节器和对象的伯德图举例　　图 4-24　单个运算放大器构成的 PID 调节器电路

4）参数独立可调 PID 调节器

确定不同类型调节器的参数时，调节对象的数据应是已知的。但对于变化较慢的对象，测量这些数据常常是困难的，所以，通常采用实验的方法找出调节器的最佳参数。由于上述电路在改变 A_P 的同时，它们的临界频率 f_I 和 f_D 都随之改变，因此很难调整到最佳状态。

在图 4-25（a）所示的电路中，所有的参数都可以独立地调整。由于 R_1 很小，可忽略不计，它的复放大倍数为

$$A_R = \frac{R_P}{R_3}\left[1 + j\left(\omega C_D R_D - \frac{1}{\omega C_I R_I}\right)\right]$$

对照式（4-41），可得到调节数据

$$A_P = \frac{R_P}{R_3}, \quad f_D = \frac{1}{2\pi C_D R_D}, \quad f_I = \frac{1}{2\pi C_I R_I}$$

电路的调整和校准如下。首先，闭合开关 S，使积分电容 C_I 充分放电；调整 R_D 使其为零，使微分器无输出，此时电路相当于纯比例放大器。然后，在输入端输入方波信号，调节 R_P，使 A_P 从零逐渐增大，直到产生如图 4-25（b）上方曲线所示的有轻度衰减的振荡，这相当于无微分环节时，相位裕度 $\alpha = 15°$。再通过逐步增大 R_D 来降低微分临界频率 f_D，使其从无穷大下降，直到出现图 4-25（b）中下方曲线为止。最后，调节偏差 $W\text{-}X$ 的过渡状态，这时断开开关 S，调节 R_1 使积分临界频率 f_I 增大，直到过渡状态持续时间最短。

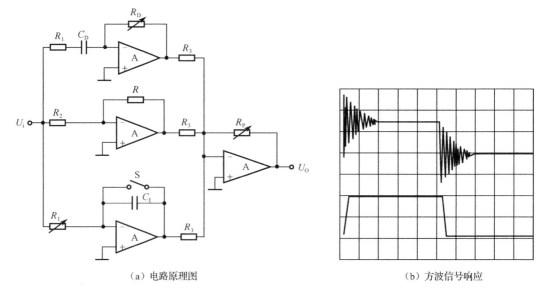

（a）电路原理图　　　　　　　　　　　（b）方波信号响应

图 4-25　参数独立可调 PID 调节器

随着 SoC（System on Chip，单片系统，或片上系统）的发展，出现了越来越多的混合信号微处理器，即在一枚芯片上集成了 ADC（模拟-数字转换器，简称模-数转换器）、DAC（数字-模拟转换器，简称数-模转换器）和微处理器。用这些混合信号微处理器直接取代模拟电路实现 PID 调节，具有稳定、一致性好、调整容易的优点，可实现诸如自整定系数、专家系统、模糊和神经网络等性能优良的高级调节器。因此，模拟的 PID 调节器逐渐将被数字式调节器所取代。

4.6　特征值运算电路

在测控仪器中，经常需要获得某些特征值，如信号瞬时值、正负峰值、绝对值、算术平均值和有效值等。而获得这些特征值的电路，相应地有采样/保持电路、峰值运算电路等，这些电路统称为特征值运算电路。

4.6.1　采样/保持电路

数字化是测控系统发展的必然方向。但测控系统的测量和控制对象绝大多数是模拟量。为了把模拟量转换为数字量，需要采用 ADC。但转换速度再快的 ADC，也需要一定的工作时间，这个时间称为 ADC 的转换时间，又称为孔径时间。如果要对图 4-26 所示的信号进行采样，假定 ADC 的转换时间为 τ，在 t_n 时刻启动 ADC，经过 τ 时间后 ADC 完成转换，但信号 U_x 也由 U_n 变为 U_{n+1}，变化量为 ΔU。如果 ΔU 过大，轻则使转换结果产生显著的误差，重则使转换结果面目全非（参见第 8 章中有关模拟-数字转换原理的内容）。一般来说，应该保证在 ADC 的转换时间内 ΔU 小于相当于 ADC 的 LSB/2（Least Significant Bit，最低有效位）的电压值。

假设有一 ADC，其输入范围为 U_f，分辨率 $n = 10$，转换时间 $\Delta t = 10\mu s$（即转换速度为 100kHz）。下面计算它可以处理多高频率的信号。

假设 $U_x = U_{om}\sin(\omega t)$，式中，$U_{om} = U_f$。对信号求微分，可得

$$\Delta U_x = U_{\text{om}} \cos(\omega t) \cdot \omega \Delta t \tag{4-44}$$

$$\frac{\Delta U_x}{U_{\text{om}}} = \cos(\omega t) \cdot \omega \Delta t \tag{4-45}$$

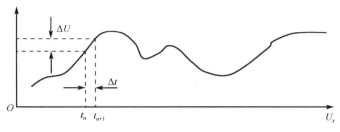

图 4-26　采样的孔径误差

按照前面所讨论的，ΔU 小于相当于 ADC 的 LSB/2 的电压值，即 $\dfrac{\Delta U_x}{U_{\text{om}}} \leqslant \dfrac{1}{2^{n+1}} = \dfrac{1}{2048}$。

式（4-45）中，当 $\cos \omega t = 1$ 时，$\dfrac{\Delta U_x}{U_{\text{om}}}$ 取最大值，此时有

$$\omega \Delta t \leqslant \frac{1}{2048} \tag{4-46}$$

将 $\Delta t = 10\mu s$ 代入式（4-46），可得转换速度为 100kHz 的 ADC 只能处理频率为 7.77Hz 的正弦信号。

但根据奈奎斯特采样定律，100kHz 的 ADC 应该能够处理 50kHz 的信号。为了充分发挥 ADC 的性能，在 ADC 的输入端需要增加一个采样/保持电路。采样/保持电路的作用是对输入信号进行瞬时值采样，然后将采样保持在一段时间内不变，使得在 ADC 转换时间内输入信号的变化不再影响 ADC 的转换，从而提高 ADC 处理信号的频率。

采样/保持电路的原理图如图 4-27 所示。从原理上来看，采样/保持电路十分简单，仅由一个开关 S 和一个电容构成，如图中间的虚线框所示。采样/保持电路的工作分为两步：第一步采样，开关 S 闭合，把信号 U_x 在尽可能短的时间内保存到电容 C 中；第二步，开关 S 断开，U_x 保存在电容 C 中不变。

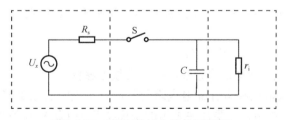

图 4-27　采样/保持电路的原理图

但实际上，在采样阶段，由于信号内阻 R_s（包括开关 S 的导通电阻）的存在，只有在足够长的时间内电容 C 上的电压 U_C 才有可能与 U_x 足够接近。为了保证采样精度，即保证 U_C 与 U_x 的误差足够小，下面讨论电路参数与精度的关系。不难由图 4-27 得到

$$U_C = \frac{1}{j\omega R_s C + 1} U_x \tag{4-47}$$

根据精度要求（参照前面的讨论）

$$\frac{U_C}{U_x} \geq \frac{2^{n+1}-1}{2^{n+1}} \tag{4-48}$$

式中，n 为后续电路的精度，代入式（4-47）可得

$$\omega R_s C \geq \frac{1}{2^{n+1}-1} \tag{4-49}$$

式（4-49）为设计电路时选择器件参数的关系式。

同样，由于后续电路的输入电阻有限，电容也必定存在漏电电阻，开关和电路板等都存在漏电，从而导致电路在保持期间电容上的电压发生变化。为了讨论简便，这里把所有的漏电都归结到 r_i 中，并假定电容 C 经 r_i 放电。在保持期间，电容上的电压为

$$U_C = U_{CO} e^{-\frac{t}{r_i C}} \tag{4-50}$$

式中，U_{CO} 为保持期间电容 C 上的起始电压。为得到在保持期间终了时刻（Δt）电容 C 上的电压的变化量 ΔU_C，对式（4-50）微分，可得

$$\Delta U_C = -\frac{U_{CO}}{r_i C} e^{-\frac{t}{r_i C}} \Delta t \tag{4-51}$$

考虑精度要求

$$\left|\frac{\Delta U_C}{U_{CO}}\right| = \frac{1}{r_i C} e^{-\frac{t}{r_i C}} \Delta t \leq \frac{1}{2^{n+1}} \tag{4-52}$$

或近似成

$$\frac{\Delta t}{r_i C} \leq \frac{1}{2^{n+1}} \tag{4-53}$$

上式也是选择电路参数的一个关系式。在设计采样/保持电路必须同时满足式（4-49）与式（4-52）或式（4-53）。

例 4-1　假定输入信号的频率为 1000Hz，信号源内阻为 1Ω，后续模-数转换电路的输入阻抗为 100MΩ，转换精度为 10 位，转换时间为 10μs。请选择采样/保持电路中的采样电容。

解：

根据式（4-49），并代入有关参数可得：$C \leq 0.078\mu F$。再由式（4-53）可得：$C \geq 0.49\mu F$。可见，由式（4-49）和式（4-53）计算得到的结果互相矛盾。因此，由给出的条件不能设计出实用的采样/保持电路。

例 4-1 至少明显地说明了以下两点：

① 信号源阻抗（包括开关 S 的导通电阻）必须足够低；

② 后续电路的输入阻抗和电容漏电电阻及其他漏电电阻必须足够高。

在采样/保持基本电路中，只要开关采用的是模拟开关（机械开关的频率最高只有几十赫兹），想要做到几十欧姆有相当大的困难，r_i 要再提高，也非易事。因此，简单的采样/保持电路没有太大的实用价值。

图 4-28 所示的是改进后的采样/保持电路。该电路采用了两个运算放大器 A_1 和 A_2，两个模拟开关 S_1 和 S_2，一个电阻 R 和一个采样电容 C。

电路的工作过程是：当控制端输入的控制信号为高电平时，开关 S_1 和 S_2 闭合，信号经过运算放大器 A_1 缓冲后对电容 C 充电。而当控制端输入的控制信号为低电平时，开关 S_1 和 S_2 断开，电容 C 保存信号。

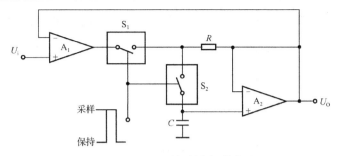

图 4-28 改进后的采样/保持电路

该电路的改进在于：采样期间，开关 S_1 和 S_2 闭合，运算放大器 A_1 和 A_2 形成闭环，不仅保证了电容上的电压 $U_C = U_i$，更重要的是，由于开关 S_1 和 S_2 处于闭环之内，消除了开关 S_1 和 S_2 的导通电阻的影响，包括运算放大器 A_1 的开环输出电阻 r_O、S_1 和 S_2 的导通电阻 r_{ON} 在内，以及对电容 C 充电的信号源内阻 $r_S = (r_O+r_{ON})/(1+A)$ 的影响。其中 A 为运算放大器 A_1 的开环增益。一般 $r_O \approx r_{ON} \approx 100\Omega$，运算放大器的开环增益可达 10^5，因而 $r_S \approx 1m\Omega$。

在保持期间，仅仅提高后续电路的输入阻抗并不困难，如采用 CMOS 型的运算放大器构成跟随器，其输入电阻可以高达 $10^{12}\Omega$ 以上，但由于模拟开关在断开时的漏电电阻略高于 $10^8\Omega$，因而在保持期间电路的漏电电阻不会大于模拟开关的漏电电阻。换句话说，保持期间电路的漏电电阻只取决于模拟开关的漏电电阻。图 4-28 所示的电路巧妙地利用电阻 R 使模拟开关两端的电压保持相等，相当于消除了模拟开关的漏电电阻，大大地提高了总的等效漏电电阻的阻值，使得本来保持期间电路的漏电电阻只取决于模拟开关的漏电电阻，变成只取决于后续电路（运算放大器）的输入电阻。

例 4-2 假定其他条件与例 4-1 中的相同，但信号源内阻为 $1m\Omega$，后续模-数转换电路的输入阻抗为 $10^{10}\Omega$，请选择改进后采样/保持电路中的采样电容。

解：

根据式（4-49），并代入有关参数，可得：$C \leqslant 78\mu F$；再由式（4-53）可得：$C \geqslant 49pF$，即电容可在 $49pF \sim 78\mu F$ 的范围内任意选取一个值即可满足题目要求。

实际设计采样/保持电路时，应尽量选用集成化采样/保持电路。如果是为 ADC 设计或选用采样/保持电路，则应尽可能选用本身具有采样/保持电路的 ADC。

4.6.2　绝对值运算电路

从电路上看，取绝对值就是对信号进行全波或半波整流。绝对值电路的传输特性曲线应具有如图 4-29 所示的形式。整流二极管的非线性会带来严重的影响，特别是在小信号的情况下。为了精确地实现绝对值运算，必须采用线性整流电路，图 4-30 所示为全波线性绝对值电路。

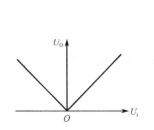

图 4-29　绝对值运算电路的特性

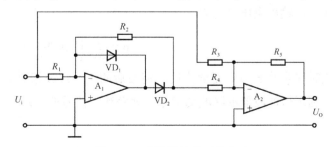

图 4-30　全波线性绝对值电路

由 A_1 和 R_1、R_2、VD_1、VD_2 构成的半波整流电路，当 $U_i > 0$ 时，由于 VD_1 导通，VD_2 截止，因此 $U_A = 0$。当 $U_i < 0$ 时，由于 VD_1 截止，VD_2 导通，因此 $U_A = -\dfrac{R_2}{R_1}U_i$。输入为正弦信号时的输出波形如图 4-31 所示。

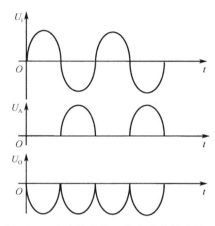

图 4-31　全波线性绝对值电路的输出波形

A_2 与 R_3、R_4 和 R_5 构成一个反相加法电路，把 U_i 和 U_A 相加后输出。如果令 $R_1 = R_2 = R_3 = 2R_4 = R_5 = R$，则 $U_O = -|U_i|$。

该电路之所以能够消除普通二极管存在的非线性和死区的影响，是由于二极管处于运算放大器的闭环之中，以及运算放大器具有很高的开环增益。

4.6.3　均值运算电路

在测控电路中，有两种求平均值的情况。一种是求若干信号的加权平均值，它可用相加电路实现；另一种是求一个信号在某一时段内的平均值。

由第 4 章可知，对于截止频率为 f_p 的低通滤波器，当输入信号频率 $f \gg f_p$ 时，低通滤波器的输出电压与输入电压的比值很小。对于不对称的交流电而言，无论如何不会有 $f \gg f_p$ 的情况，因为输入信号的傅里叶变换常数项不为零，而是信号的算术平均值

$$\overline{U_i} = \frac{1}{T}\int_0^T U_i(t)\mathrm{d}t \tag{4-54}$$

式中，T 为周期。将傅里叶级数的所有其他项之和记为 $U_i'(t)$，则 $U_i'(t)$ 与输入电压 $U_i(t)$ 有相同的形状，只是相当于在纵轴方向平移了 $\overline{U_i}$。输入电压可写成 $U_i(t) = \overline{U_i} + U'(t)$ 的形式，只要 f_p 选得足够小，$U_i'(t)$ 就能满足 $f \gg f_p$ 的条件。经过低通滤波器时，它被积分，而直流部分线性通过，输出电压可写成

$$U_O = \frac{1}{RC}\int_0^t U_i'(t)\mathrm{d}t + \overline{U_i} \tag{4-55}$$

当选取时间常数 $\tau = RC$ 足够大时，滤波后的信号纹波相对于平均值可以忽略，有 $U_O \approx \overline{U_i}$。因此，利用低滤波器滤除波动信号，就获得了信号的平均值。

4.6.4　峰值运算电路

峰值运算电路的基本原理是利用二极管单向导电的特性，使电容单向充电，记忆其峰值。为了克服二极管压降的影响，可以采用图 4-32 所示的电路，将二极管 VD_1 放在反馈回路中。只要输入电压 $U_i < U_C$，则二极管 VD_2 截止。当 $U_i > U_C$ 时，VD_2 导通，电容 C 充电，使得 $U_C = U_i$。这样电容 C 一直充电至输入电压的最大值。后级电压跟随器具有较高的输入阻抗，电容 C 可以保持峰值较长时间。开关 S 的作用是为了使电容 C 在新的测量开始时放电。

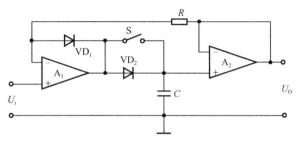

图 4-32　峰值运算电路

电阻 R 和二极管 VD_1 的加入，是为了在输入电压 $U_i > U_C$ 时，避免 A_1 负向饱和，VD_2 承受较大的反相电压，从而减小流经 VD_2 的漏电。

图 4-32 所示的峰值运算电路可以检出输入信号中的峰值，或称为极大值。如果要检出输入信号中的谷值，或称为极小值，只需将两个二极管 VD_1 和 VD_2 反接即可。

4.6.5　有效值运算电路

将交变信号 $u(t)$ 的有效值定义为平方平均值（或称方均根值，RMS），表示为

$$U = \sqrt{\frac{1}{T}\int_0^T u^2(t)\mathrm{d}t}$$

式中，T 为测量时间。为了使有效值 U 不随 T 而变化，T 的选取应大于信号中谐波分量的最大周期。对于正弦信号

$$U = U_m/\sqrt{2}$$

式中，U_m 是正弦信号的幅值。也就是说，可以通过测量其幅值求得有效值。对于其他输入信号，可以通过图 4-33（a）所示的电路来获得有效值，输入信号为 $U_i = u(t)$，A_1 构成同相积分器，A_2 实现开平方。电路的输出 U_O 与有效值成正比。

此电路的不足之处在于它的动态范围较小，例如，在输入端加 10mV 的电压，取计算单位 $E = 10V$，则平方电路的输出为 $10\mu V$，这个值已低于平方电路的噪声电压。可以用输入端的除法代替输出端的开平方，如图 4-33（b）所示。在此电路中，同相积分器 A_2 的输出电压为

$$U_O = \int_0^T \frac{u^2(t)}{U_O}\mathrm{d}t$$

过渡状态结束后，有

$$U_O = \frac{\displaystyle\int_0^T u^2(t)\mathrm{d}t}{U_O}$$

所以

$$U_O = \sqrt{\int_0^T u^2(t)\mathrm{d}t} = U$$

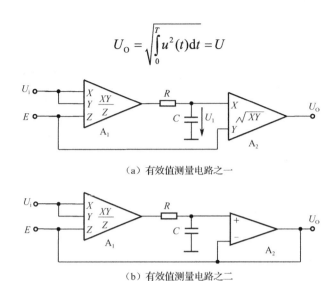

（a）有效值测量电路之一

（b）有效值测量电路之二

图 4-33　有效值运算电路

这种方法的优点在于输入电压不与因子 U_i/E 相乘，而是与因子 U_i/U_O 相乘。当输入电压较小时，前面的因子小于 1，而后面的因子接近 1，从而可以获得较大的动态范围。缺点是只允许输入电压为正。在前级加入精密的全波整流电路可以实现对交流信号的测量。

基于上述工作原理，美国 ADI 公司推出了多种有效值测量集成电路，如 AD536、AD637、AD736 和 AD737 等。

思考题与习题

1．运算电路有哪些应用？

2．考虑各运算电路的主要参数，在采用运算放大器构成运算电路时应如何选用运算放大器，如何选用外围分立器件？

3．查找目前可选用的集成运算电路芯片，简要介绍它的工作原理、性能、应用电路及应用场合。

4．试设计一个能实现 $U_O = \frac{1}{5}(U_{i1}+U_{i2}+\cdots+U_{i5}) - \frac{1}{5}(U'_{i1}+U'_{i2}+\cdots+U'_{i5})$ 的加减混合运算电路。

5．如何用乘法器构成立方运算电路？

6．在图 P4-1 所示的积分电路中，积分电容 $C = 1\mu F$，$\tau = 100ms$，若放大器的失调电压 $U_{os} = 2mV$，如果要求输入偏置电流 I_b 对积分器的影响不超过 U_{os} 的影响，试选择运算放大器的 I_b 并给出可能的型号。

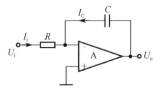

图 P4-1　反相积分电路

7. 在图 P4-2 所示的积分电路中，若 U_i 为占空比为 $1:1$ 的方波信号，其幅值为 $\pm 2V$，周期为 20ms，试画出相应的 U_o 波形图。设 $t = 0$ 时，$U_o = 0$，$R_1 = R_2 = 10k\Omega$，$C = 1\mu F$。

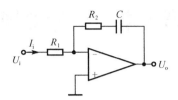

图 P4-2　单个运算放大器构成的 PI 调节器

8. 试说明串联电阻提高微分电路高频稳定性的原理。

9. 如何通过实验校准 PID 调节器？

10. 试设计能检测一个任意波形的正向峰值电压的电路原理图。

11. 试查找一种新型乘法器的集成电路，了解该器件的参数和应用电路。

第5章 信号变换

学习要点

5.1 信号线性变换的条件与结果。
5.2 信号线性变换的应用。
5.3 各种电压-电流变换电路的特点与设计。
5.4 各种电流-电压变换电路的特点与设计。
5.5 波形变换电路的设计及应用。
5.6 电压-频率变换与频率-电压变换的原理、电路设计与应用。

5.1 概述

在信号的测量、处理、传输、记录、显示及控制等领域中，为了抗干扰、提高传输效率及满足不同设备和电路连接等需要，广泛地应用各类信号变换技术。

根据变换的方式，信号变换可分为线性变换与非线性变换两大类。线性变换是采用线性电路来完成的，线性变换只能改变信号频谱分量的相对大小，而不会产生新的频率成分，某些波形变换、电压-电流变换可依靠线性变换电路来完成。非线性变换是采用非线性电路来完成的，利用非线性电路可以实现频率变换，与此相关的生物医学应用也可以分为以下两个方面。

测量 如斩波稳零放大器、调制隔离放大器、多路频分与时分测量，等等（这部分内容将在本书的姊妹篇——《生物医学电子学（能力篇）》中介绍）。

无线传输 除极个别场合，现代无线传输已经发展到数字化、网络化阶段，成为一个专门的技术领域，已经不需要、也不可能由应用领域的科研人员去研究和开发其电路，因此本书不涉及该部分的内容。

信号线性变换电路的一般要求与信号检测及处理电路的基本要求相同，即

① 输出信号与输入信号呈线性关系；

② 有足够高的输入阻抗，这里的输入阻抗指广义输入阻抗，也即信号变换电路对信号源或前级电路的影响要足够小，不至于使信号源或前级电路的状态产生过大的改变而影响测量结果；

③ 有足够的驱动能力和动态范围；

④ 满足应用的其他要求，如电源、功耗、频率及工艺、成本等的要求。

根据信号线性变换的内容，信号变换可分为电量与非电量间的变换、模拟量与数字量间的变换、电压（或电流）与频率（或时间）间的变换、交流与直流间的变换、功率变换、波形变换和频率变换（包括变频、各类信号调制及解调、倍频与分频）等。

本章将按信号线性变换的内容来分别讨论实现以下几类变换的方法及电路：

（1）电压-电流变换（VCC）与电流-电压变换（CVC）；

（2）电压-频率变换（VFC）与频率-电压变换（FVC）；

（3）方波、三角波和正弦波之间的相互变换；

（4）交流与直流间的变换。

其他的信号变换将分别在第 7 章和第 9 章中讨论。

5.2　电压-电流变换器（VCC）和电流-电压变换器（CVC）

5.2.1　电压-电流变换器（VCC）

电压-电流变换器（VCC）用来将电压信号变换为与电压成正比的电流信号。VCC 又称为压控电流源，常用于传感器的激励、阻抗的测量、产生磁场线圈的激励，以及工业上抗干扰很强的信号传输——4～20mA 电流环。此时的电流源更加明确地提示其输出电阻很大。VCC 按负载接地与否可分为负载浮地型和负载接地型两类，分述如下。

1）负载浮地型电压-电流变换器

负载浮地型电压-电流变换器常见的电路形式如图 5-1 所示。其中，图 5-1（a）是反相式，图 5-1（b）是同相式，图 5-1（c）是电流放大式。反相式负载浮地型 VCC 中，输入电压 u_I 加在反相输入端，负载阻抗 Z_L 接在反馈支路中，故输入电流 i_I 等于反馈支路中的电流 i_L，即

$$i_I = i_L = \frac{u_I}{R_1} \tag{5-1}$$

式（5-1）表明，负载阻抗中的电流 i_L 与输入电压 u_I 成正比，而与负载阻抗 Z_L 无关，从而实现了电压与电流间的变换。

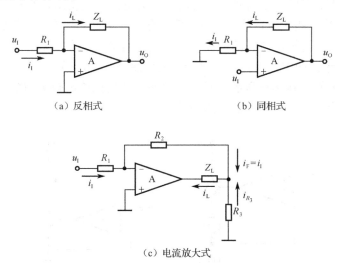

（a）反相式　　　　　　　　　　（b）同相式

（c）电流放大式

图 5-1　负载浮地型电压-电流变换器常见电路形式

该电路的缺点是，要求信号源和运算放大器都能给出要求的负载电流值，这是由于信号 u_I 加于运算放大器反相输入端所造成的。图 5-1（b）所示的同相式负载浮地型 VCC 中，信

号接于运算放大器的同相端，由于同相端有较高的输入阻抗，因而信号源只需提供很小的电流。不难得出：负载电流 $i_1 = i_L = \dfrac{u_1}{R_1}$，即负载电流 i_L 与输入电压 u_1 成正比，且与负载阻抗无关。图 5-1（c）所示的电流放大式负载浮地型 VCC 中，负载电流 i_L 大部分由运算放大器提供，只有很小一部分由信号源提供，且有

$$i_L = i_F + i_R \tag{5-2}$$

式中，反馈电流 i_F 和电阻 R_3 中的电流 i_{R_3} 为

$$i_F = i_1 = \frac{u_1}{R_1}$$

$$i_{R_3} = \frac{-u_O}{R_3} = \frac{u_1 \dfrac{R_2}{R_1}}{R_3}$$

分别代入式（5-2）中，有

$$i_L = \frac{u_1}{R_1} + \frac{u_1 R_2}{R_1 R_3} = \frac{u_1}{R_1}\left(1 + \frac{R_2}{R_3}\right) \tag{5-3}$$

由上式可知，调节 R_1、R_2 和 R_3 都能改变 VCC 的变换系数，只要合理地选择参数，电路在较小的输入电压 u_1 作用下，就能给出较大的与 u_1 成正比的负载电流 i_L。但该电路要求运算放大器给出较高的输出电压。

当需要较大的输出电流或较高的输出电压（负载 Z_L 有较大的阻抗值）时，普通的运算放大器可能难以满足要求。图 5-2 所示为大电流和高电压输出电压-电流变换器。对图 5-2（a）所示的电路，不难得出

$$i_L = i_1 = \frac{u_1}{R} \tag{5-4}$$

由于采用了晶体管 VT 来提高驱动能力，其输出电流可高达几安培，甚至几十安培。

当负载 Z_L 的阻抗值较大时，图 5-2（a）所示的电路中的运算放大器仍然需要输出较高的电压。普通运算放大器的输出电压的最高幅值不超过±18V。即使是高压运算放大器，其输出的最高幅值一般不超过±40V，而且价格昂贵。采用图 5-2（b）所示的电路可以满足负载 Z_L 的阻抗值较大时需要较高输出电压的要求，该电路同时也能给出较大的负载电流。由于采用同相输入方式，该电路也具有很高的输入阻抗。

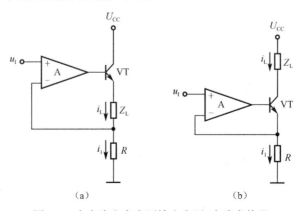

（a）　　　　　　　　　　　　（b）

图 5-2　大电流和高电压输出电压-电流变换器

对于图 5-2（b）所示的电路，有

$$i_L = \frac{\beta}{1+\beta}i_1 = \frac{\beta}{1+\beta}\frac{u_1}{R} \tag{5-5}$$

式中，β 为晶体管 VT 的直流电流增益。选用 β 值较大的晶体管，即 $\beta \gg 1$，则有

$$i_L = \frac{u_1}{R_1} \tag{5-6}$$

因此，对图 5-2（b）所示的电路应选用 β 值较大的晶体管才能得到较高的精度。应该指出的是，图 5-2 所示的电路只能用于 $u_I > 0$ 的信号。

2）负载接地型电压-电流变换器

图 5-3 所示为一种典型的负载接地型 VCC 电路。利用叠加原理，可以写出

$$u_O = -u_1\frac{R_F}{R_1} + u_L\left(1 + \frac{R_F}{R_1}\right) \tag{5-7}$$

式中，u_L 为负载阻抗 Z_L 两端的电压，也可看作运算放大器输出电压 u_O 分压的结果，即

$$u_L = i_L Z_L = u_O \frac{R_2//Z_L}{R_3 + (R_2//Z_L)} \tag{5-8}$$

由式（5-6）和式（5-8）可解得

$$i_L = \frac{-u_1\dfrac{R_F}{R_1}}{\dfrac{R_3}{R_2}Z_L - \dfrac{R_F}{R_1}Z_L + R_3} \tag{5-9}$$

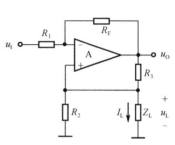

图 5-3　负载接地型 VCC 电路

若取 $\dfrac{R_F}{R_1} = \dfrac{R_3}{R_2}$，则有

$$i_L = -\frac{u_I}{R_2} \tag{5-10}$$

该式表明：只要满足 $\dfrac{R_F}{R_1} = \dfrac{R_3}{R_2}$，该电路便能给出与输入电压 u_I 成正比的输出电流 i_L，且与负载阻抗无关。该电路的输出电流 i_L 受到运算放大器输出电流的限制，负载阻抗 Z_L 的大小也受到运算放大器输出电压 u_O 的限制，在最大输出电流 i_{Lmax} 时，应满足

$$u_{Omax} \geq u_{R_3} + i_{Lmax}Z_L \tag{5-11}$$

为了减小电阻 R_3 上的压降，应将 R_3 和 R_F 取得小一些，而为了减小信号源的损耗，应选用较大的 R_1 和 R_2。

该电路最大的缺点是引入了正反馈,使得电路的稳定性降低。

图 5-4 所示为高性能负载接地型 VCC 电路，该电路既可以在负载接地的情况下得到很高的变换精度，又具有很高的工作稳定性。

图 5-4 中，A_1 为普通运算放大器，A_2 为仪器放大器（如 AD620）。假定 A_2 的增益为 K，有

$$u_1 = KRi_1 = KRi_L \tag{5-12}$$

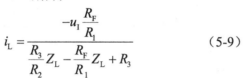

图 5-4　高性能负载接地型
VCC 电路

所以

$$i_{\mathrm{L}} = \frac{1}{KR} u_{\mathrm{I}} \qquad\qquad （5\text{-}13）$$

现代微电子技术的发展为实现 VCC 提供了性能优良的集成电路解决方案。下面介绍环路供电 4～20mA 传感器发送集成电路 AD693。

AD693 是一款单芯片信号调理电路（见图 5-5），可从各种传感器接收低电平输入来控制标准 4～20mA 双线电流环路。它提供片内基准电压源和辅助放大器进行传感器激励；当器件以环路供电模式工作时，激励电流最高可达 3.5mA。或者，当需要 0～20mA 电源时，器件可通过本地供电实现三线应用。

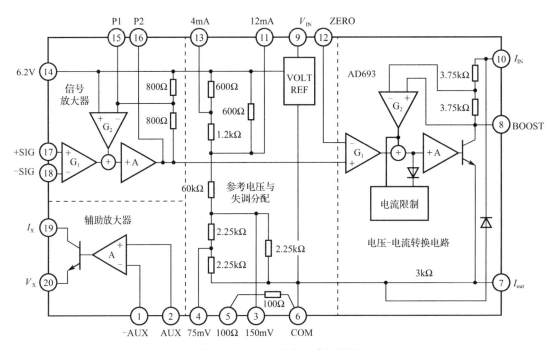

图 5-5　AD693 的内部功能框图

AD693 具有如下特点：
- 仪表放大器前端；
- 环路供电电源；
- 可独立调整的输出范围和零输出；
- 预先校准的输出范围，即
  - 4～12mA 单极性
  - 0～20mA 单极性
  - 12±8mA 双极性

- 预先校准的 20mV 或 60mV 输入范围；
- 预先校准的 100Ω RTD 接口；
- 6.2V 基准电压源，可提供高达 3.5mA 的电流；
- 非专用辅助放大器，提供更高灵活性；
- 可选的外部调整管，可减少自热误差。

通过简单的引脚绑定，可设置预先校准的 30mV 和 60mV 输入范围（见图 5-6）。还可添加外部电阻，实现从 1mV 至 100mV 的动态范围。辅助放大器可结合片内电压，为 100Ω RTD 提供 6 种预先校准范围。此外，还可通过引脚绑定确定输出范围和零输出，从而获得标准范围：4～20mA、12±8mA 和 0～20mA。

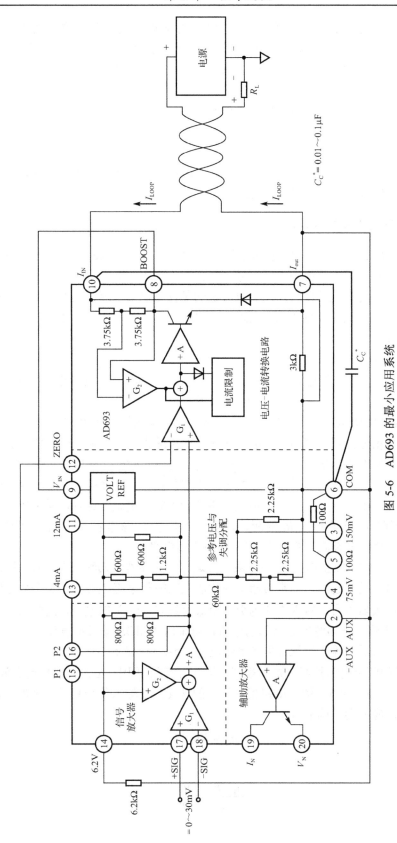

图 5-6　AD693 的最小应用系统

对 AD693 的薄膜电阻进行有源激光调整后，无须额外调整和校准便可获得高精度。所有器件均经过测试，总非调整误差在 25℃ 下低于满量程的 0.5%，在工业温度范围内低于 0.75%。残余非线性度小于 0.05%。AD693 还可使用外部调整管进一步减小自热误差。

对于 RTD、电桥和压力传感器的低电平信号传输，AD693 提供了一种经济有效的信号调理解决方案（见图 5-7）。建议用它代替过程控制、工厂自动化和系统监控等各种应用中的分立电路设计。

AD693 提供 20 引脚陶瓷侧面钎焊 DIP 封装、20 引脚 Cerdip 封装和 20 引脚 LCCC 封装，额定温度范围为 -40～85℃ 的工业温度范围。

5.2.2　电流-电压变换器（CVC）

电流-电压变换器（CVC）又称为跨阻放大器（Trans-Impedance Amplifiers，TIA），用来将电流信号变换为与电流成正比的电压信号。图 5-8 所示为电流-电压变换电路的原理图。图中，I_S 为电流源，R_S 为电流源内阻。理想电流源的条件是输出电流与负载无关，也就是说，电流源内阻 R_S 应很大。若将电流源接入运算放大器的反相输入端，并忽略运算放大器本身的输入电流 i_B，则有

$$i_F = I_S - i_B \approx I_S \tag{5-14}$$

也即输入电流 I_S 全部流过反馈电阻 R_F，电流 I_S 在电阻 R_F 上的压降即为该电路的输出电压

$$u_O = -I_S R_F \tag{5-15}$$

式（5-15）表明输出电压 u_O 与输入电流 I_S 成正比，即实现了电流-电压的变换。若运算放大器的输出阻抗很低，那么可用一般的电压表在输出端直接测定输入电流值，其变换系数就是 R_F 值。若被测电流 I_S 很小，为了要有一定的输出电压数值，应取较大的 R_F 值，但 R_F 值越大，必然带来两个问题，一是大阻值的电阻不容易找到，精度也差；二是输出端的噪声也越大。在实际应用中，一是采用 T 形电阻网络替代大阻值电阻，这时可采用较小阻值的电阻；二是为了降低噪声，可在电阻 R_F 的两端并联一个小电容，该电容本身的漏电流应足够小。图 5-9 给出了测量微弱电流信号的电流-电压变换实用电路。

由式（5-14）可知，测量电流 I_S 的下限值受运算放大器本身的输入电流 i_B 所限制，i_B 值越大，带来的测量误差也越大，通常希望 i_B 的数值应比被测电流 I_S 低 1～2 个数量级。一般通用型集成运算放大器本身的输入电流为数十至数百纳安（nA）的量级，因此只适宜用来测量微安（μA）级电流；若需测定更微弱的电流，可采用 CMOS 场效应管作为输入级的运算放大器，该运算放大器的输入电流 i_B 可降至数皮安（pA）级以下。

图 5-10 所示的两个电路按照一定的规则可以相互等效。图中，A 为一理想运算放大器（输入阻抗无限大），其增益为 K。两个电路相互等效的含义是在输入信号相同的情况下，输入电流和输出电压均对应相同。因而有

$$u_O = K u_I \tag{5-16}$$

和

$$\frac{u_I - u_O}{R} = \frac{u_I}{R'} \tag{5-17}$$

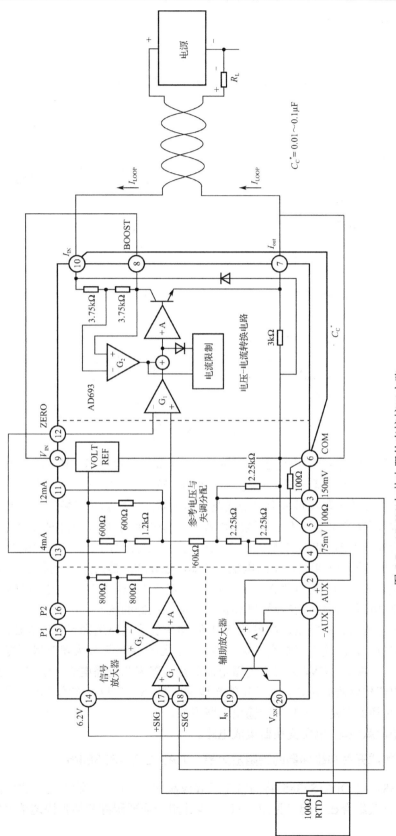

图 5-7　AD693 与热电阻的直接接口电路

将式（5-16）代入式（5-17）可得

$$R' = \frac{R}{1-K} \qquad (5-18)$$

上式就是密勒定律的结论。下面利用密勒定律对电流-电压变换电路进行一些讨论。

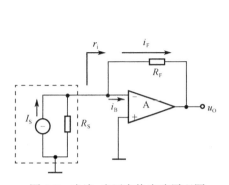

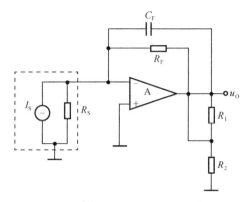

图 5-8　电流-电压变换电路原理图　　　　图 5-9　测量微弱电流信号的电流-电压变换实用电路

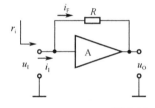 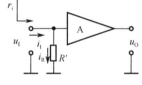

图 5-10　密勒定律

　　实际上，最简单的电流-电压变换电路是一只电阻，根据欧姆定律，流过电阻的电流会在电阻两端产生压降。但在测量微弱的电流或要得到较大的灵敏度时，则需要采用较大阻值的电阻，而较大阻值的电阻反过来会改变被测电路的状态，即影响了精度。因此，采用这种最简单的电流-电压变换电路很难在灵敏度和精度之间平衡。于是人们根据密勒定律引入运算放大器。由于运算放大器有极高的增益，在上述电路中虽然采用了很大阻值的反馈电阻，但等效到输入端仅相当于一个阻值很小的电阻。例如，运算放大器的开环增益为 10^5，反馈电阻为 $1M\Omega$，等效到输入端的电阻（即图 5-10 中的 r_i）仅有 10Ω。显然，由于运算放大器的引入，使得上述电流-电压变换电路在灵敏度和精度上得到很好的统一。

　　上述讨论也为设计高精度、高灵敏度电流-电压变换电路选择运算放大器时指明了方向：不仅要求运算放大器的输入阻抗高、偏置电流小，还要求运算放大器有尽可能高的增益。

　　电流-电压变换器（CVC）可作为微电流测量装置来测量漏电流，或用在使用光敏电阻、光电池等恒电流传感器的场合，是常见的光检测电路。CVC 也可作为电流信号的相加器，这在数字-模拟转换器中是一种常见的输出电路形式。

　　下面介绍两款电流-电压变换器集成电路。

1. 具有集成开关和缓冲器的跨阻放大器（TIA）OPA1S2384/5

　　OPA1S2384 和 OPA1S2385 将高带宽场效应晶体管（FET）输入运算放大器与一个快速 SPST COMS 开关组合在一起（见图 5-11），设计用于需要跟踪和捕捉快速信号的应用。

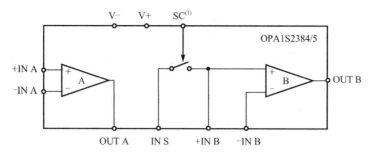

注：（1）OPA1S2384 内部开关高电平有效；而 OPA1S2385 内部开关低电平有效。

图 5-11　OPA1S2384/5 的内部原理框图

通过提供一个运行在单电源下的 250MHz 增益带宽产品和轨到轨输入/输出开关，OPA1S2384/5 可同时实现宽带跨阻增益和大输出信号摆幅。低输入偏置电流和电压噪声（6nV/$\sqrt{\text{Hz}}$）使得它可以放大极低电平的输入信号以实现最大的信噪比。

OPA1S2384/5 的特点使得此器件非常适合被用作一个宽带光电二极管放大器。

此外，CMOS 开关和其后的缓冲放大器使 OPA1S2384/5 可被简单配置为一个快速采样保持电路。外部保持电容和后级增益选项使得 OPA1S2384/5 可轻松地适应宽范围的速度和准确度的要求。注意，OPA1S2384 使用一个逻辑高电平信号来关闭内部开关，而 OPA1S2385 使用一个低电平信号来关闭内部开关。

OPA1S2384/5 针对低压运行（低至 2.7V）至高达 5.5V 的电压运行进行了优化。这些器件的额定温度范围为-40～85℃。

OPA1S2384/5 具有以下优异的特性。

- 宽带宽：250MHz；
- 高转换率：150V/μs；
- 轨到轨输入/输出（I/O）；
- 快速稳定；
- 低输入偏置电流：3pA；
- 高输入阻抗：$10^{13}\Omega \parallel 2\text{pF}$；
- SPST 开关：
  - 低导通电阻，4Ω
  - 低电荷注入，1pC
  - 低泄漏电流，10pA
- 灵活配置：
  - 跨阻增益
  - 外部保持电容
  - 后级增益
- 单电源：2.7～5.5V；
- 静态电流：9.2mA；
- 小型封装：3mm×3mm 小外形尺寸无引线（SON）-10 封装；
- OPA1S2384 为内部开关高电平有效；
- OPA1S2385 为内部开关低电平有效。

图 5-12 给出了 OPA1S2384/5 的典型应用电路。

2. 高速精密互阻抗放大器 OPA380

OPA380 系列跨阻放大器（见图 5-13）提供高速（90MHz GBW）操作，具有极高的精度、优异的长期稳定性和极低的 1/f 噪声。它非常适合高速光电二极管的应用。OPA380 具有 25μV 的偏移电压、0.1μV/℃的偏移漂移和 50pA 的偏压电流。OPA380 远超过了传统 JFET 运算放大器提供的偏移、漂移和噪声性能。

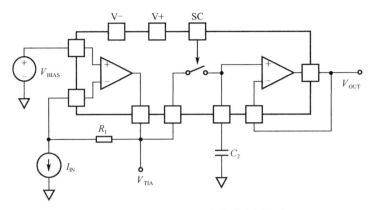

图 5-12　OPA1S2384/5 的典型应用电路

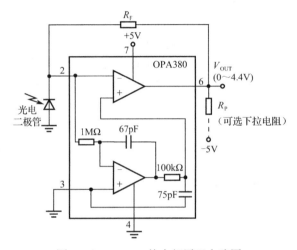

图 5-13　OPA380 的内部原理电路图

跨阻放大器的信号带宽在很大程度上取决于放大器的 GBW、光电二极管的寄生电容及反馈电阻。在大多数配置中，OPA380 的 90MHz GBW 可实现大于 1MHz 的传输带宽。OPA380 非常适合在光纤上用于功率级快速控制回路。

由于 OPA380 的高精度和低噪声特性，可以实现 4 到 5 个量级的动态范围。例如，这种能力允许在一个 I/V 转换阶段从 1nA 到 100μA 的范围测量信号电流。与对数放大器不同，OPA380 在整个动态范围内提供非常宽的带宽。通过使用一个外部下拉电阻到-5V，输出电压范围可以低至 0V。

OPA380（单）在 MSOP-8 和 SO-8 包中提供。OPA2380（双）在微型 MSOP-8 包中提供。额定温度为-40～125℃。

OPA380 具有以下优异的特性。
- 大于 1MHz 的传输带宽；
- 卓越的长期 VOS 稳定性；
- 偏压电流：50pA（最大）；
- 动态范围：4～5 个量级；
- 漂移：0.1μV/℃（最大值）；
- 增益带宽：90MHz；
- 静态电流：7.5mA；
- 电源范围：2.7～5.5V；
- 单、双版本。

图 5-14 给出了 OPA380 的典型应用电路。

现在已经出现若干先进的"电流-数字转换器"集成电路，在很多场合跨越"电压"信号处理环节，直接进入数字信号处理，使得系统性能大幅度提高。下面介绍一款双路电流输入 20 位模-数转换器 DDC112。

DDC112 是一种双输入、宽动态范围、电荷数字化的 20 位分辨率模拟-数字（A/D）转换器（见图 5-15）。低电平电流输出设备（如光电传感器）可直接连接到

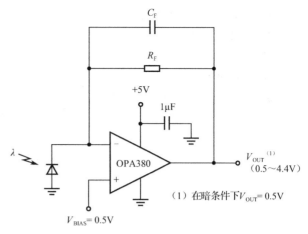

图 5-14　OPA380 的典型应用电路

它的输入端。电荷集成是连续的，因为每个输入使用两个积分器，一个在进行模-数转换时，另一个正在对光电流信号进行积分（提示：电流的积分是电荷量）。

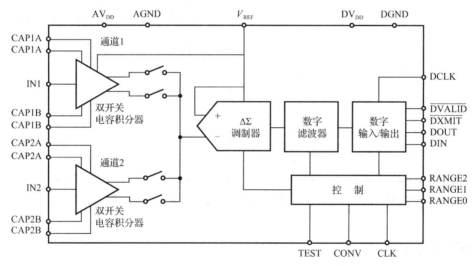

图 5-15　DDC112 的内部原理框图

DDC112 两个通道的每一个都集成了电流-电压转换、连续集成、可编程满量程、A/D 转换和数字滤波等功能，以得到精确的、宽动态范围的数字结果。除内部可编程满量程外，通过外接积分电容器还允许用户设置高达 1000pc 的满量程范围。

为了提供单电源操作，内部 A/D 转换器采用差分输入，正输入与 V_{REF} 相连。当积分电容器在每个积分周期开始时复位时，电容器充电到 V_{REF}，在积分周期结束时，将剩余电压与 V_{REF} 进行比较，这样可以大幅度消除 V_{REF} 与积分器的不一致性带来的误差。

保存最后一次转换结果的高速串行移位寄存器可以配置为允许多个 DDC112 单元级联，从而最小化互连。DDC112 采用 SO-28 或 TQFP-32 包装，提供两种性能等级。

DDC112 具有以下优异的特性。

● 单片电荷测量 ADC；

● 数字滤波器降噪：3.2ppm，rms；

● 积分线性：±0.005%读数±0.5ppm FSR；

- 高精度，真积分功能；
- 可编程满量程；
- 单电源；
- 级联输出；
- 应用直接光电传感器数字化。

图 5-16 给出了 DDC112 的输入通道 1 的基本积分器配置，图示输入范围为 250pc（CF= 62.5pF）。由此可见，DDC112 的外围电路很简单，应用简捷且性能高。

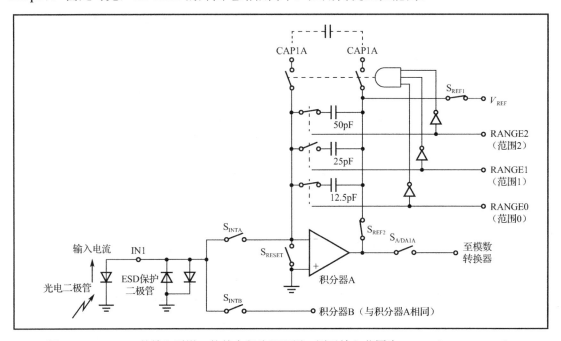

图 5-16 DDC112 的输入通道 1 的基本积分器配置，图示输入范围为 250pc（CF = 62.5pF）

5.3 波形变换

方波、三角波和正弦波是测控系统中常见的波形，也经常需要在它们之间进行变换（见图 5-17）。很多参考资料介绍了几十种波形变换的方法，但这些方法中的绝大多数没有实用价值。以三角波-正弦波的变换为例，仅采用非线性变换的方法就有二极管折线近似电路、模拟近似计算法、利用场效应管等元器件的非线性变换等，这些方法只能对特定幅值的波形进行变换，超过或小于设定的幅值将不能进行变换。即便如此，波形变换的方法仍然有很多实用价值，限于篇幅，本节仅介绍几种经典的变换方法。

5.3.1 三角波-正弦波的变换方法

对于周期性的三角波，按傅里叶级数展开时，有

$$u(\omega t) = \frac{8}{\pi^2} U_m \left(\sin \omega t + \frac{1}{3!} \sin 3\omega t + \frac{1}{5!} \sin 5\omega t + \cdots \right) \tag{5-19}$$

若用低通滤波器（积分电路）滤除三次以上的高次谐波，则可获得正弦信号输出。

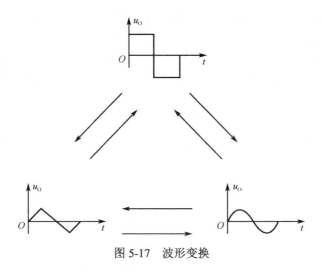

图 5-17　波形变换

5.3.2　三角波或正弦波-方波的变换方法

三角波或正弦波-方波的变换只需采用输出钳位（限幅）的过零比较器即可，按照需要的方波幅值设计相应的钳位电路。有关比较器的内容参见第 7 章关于非线性信号处理的有关内容。

5.3.3　方波-三角波或正弦波的变换方法

对于周期性的方波变换成三角波，可以直接采用图 5-18 所示的积分器。为了准确地实现变换，图中元件的参数应满足下式：

$$RC \gg \frac{1}{f} \qquad （5\text{-}20）$$

式中，f 为方波的频率。RC 乘积（即积分常数 τ）越大，变换精度越高，但三角波的输出幅值越小。

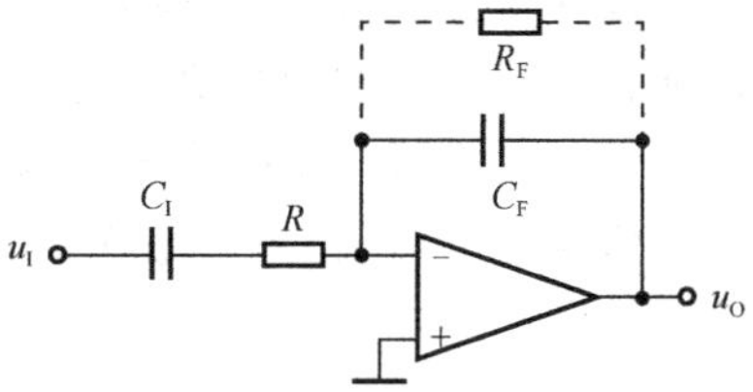

图中的电阻 R_F 是为了提供直流负反馈而加上的。若没有 R_F，则电路的输出基线随着时间越来越偏离零点。R_F 的取值应该尽可能地大。

图 5-18　方波-三角波变换电路（积分器）

同样，C_I 也是为了消除输入方波中的直流分量，避免电路的输出基线随着时间越来越偏离零点而加上的。C_I 的取值也应该尽可能地大，同时要选用漏电小的电容。

对于周期性的方波变换成正弦波，也可以像三角波-正弦波变换一样，采用低通滤波器滤除方波中三次以上的高次谐波，从而获得正弦信号输出。注意，由于方波中的高次谐波的幅值比三角波中的要高不少，为了得到较好的变换效果，应该采用更高阶数的低通滤波器。对有较大直流分量的方波，甚至是单向的方波，也要采用隔直电路（高通滤波）以避免输出基线偏离零点。

5.4　电压-频率变换与频率-电压变换

电压-频率变换电路在不同的应用领域有不同的名称。在无线电技术中，它被称为频率调制（Frequency Modulation，FM）；在信号源电路中，它被称为压控振荡器（Voltage Controlled

Oscillator，OSC）；在信号处理与变换电路中，它又被称为电压-频率变换电路和准模-数转换电路。电压-频率变换电路有这么多的名称，说明电压-频率变换电路的应用十分广泛。电压-频率变换电路与频率-电压变换电路是一对变换电路，经常相伴出现。相对应的频率-电压变换电路也有几种不同的名称：鉴频器（Frequency Discrimination），准数-模转换电路和频率-电压变换电路（FVC）。

　　与其他线性变换电路一样，电压-频率变换与频率-电压变换电路的主要技术指标也是线性度和灵敏度。稍有不同的是，由于不存在负频率，因此，在电压-频率变换电路只能在第 1 和第 2 象限。

5.4.1　电压-频率变换电路

　　绝大多数的电压-频率变换（VFC）电路都可以采用图 5-19 所示的原理框图来说明。

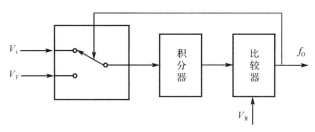

图 5-19　电压-频率变换电路的原理框图

　　图 5-19 中，模拟开关在比较器输出的控制下将输入信号 V_i 输入到积分器，积分器通常采用线性积分电路，积分器的输出与参考电压 V_R 相比较，当积分器的输出达到 V_R 时，比较器翻转，其输出控制模拟开关切换到 V_F，V_F 是与 V_i 相反的电压，且幅值较高；或者模拟开关把积分器短路，使积分器的输出迅速回零。

　　假定 $V_i > 0$，在对 V_i 积分时，积分器的输出

$$V_C = \frac{1}{\tau} \int V_i \mathrm{d}t \tag{5-21}$$

式中，τ 为积分器的时间常数。假定在积分期间内 V_i 保持不变，在经过 T_1 时间后，$V_C = V_R$，比较器翻转，此时有

$$V_C = \frac{1}{\tau} V_i T_1 = V_R \tag{5-22}$$

　　比较器翻转后控制模拟开关使积分器迅速回零，这期间所需时间为 T_2。在设计电路时，令 $T_2 \ll T_1$，则比较器输出的频率为

$$f_O = \frac{1}{T_1 + T_2} \approx \frac{1}{T_1} \approx \frac{1}{\tau V_R} V_i \tag{5-23}$$

　　由式（5-23）可以看出，电路的输出频率 f_O 与输入信号 V_i 的幅值成正比。

　　图 5-20 所示为一实际 VFC 电路。电路由积分器、电压比较器和恢复单元（模拟开关）等部分组成。当电源接通后，比较器 A_2 的反相端加有电压 $+V_B$，所以输出电压 $V_{02} = -V_{02\max}$，它使电压输出级处于截止状态，V_0 为负值 $-V_{0\max}$，同时由于 V_{02} 为负值，因此二极管 VD 导通，负电压使作为开关的场效应晶体管 FET 处于截止状态。当加入输入电压 V_I（假设 $V_I > 0$）后，A_1 反相积分，输出电压 V_{01} 负向增大，当 V_{01} 略小于 $-V_B$ 值时，比较器 A_2 翻转，输出电压 V_{02} 由

$-V_{02\max}$ 跳变至 $+V_{02\max}$，该电压使输出级 VT 饱和导通，V_0 为 $+V_{0\max}$。同时 $+V_{02\max}$ 使二极管 VD 截止，场效应晶体管 FET 导通，积分器中的电容 C_1 通过 FET 迅速放电至零，此时比较器 A_2 的反相端的电压又恢复为 $+V_B$，使比较器的输出电压再次变为 $-V_{02\max}$，并再度进行反相积分。只要输入电压维持在某一电平，上述过程将持续不断地进行，从而产生一定频率的脉冲振荡。

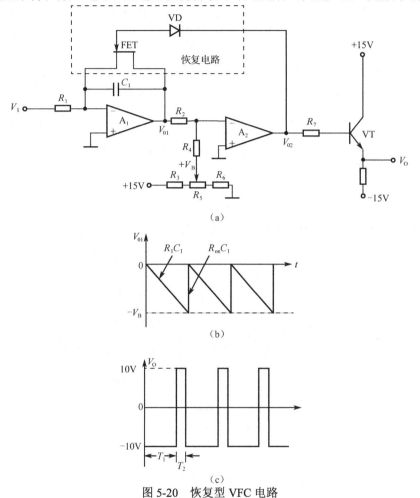

图 5-20 恢复型 VFC 电路

由于该电路的积分器放电时间常数 $R_{on}C_1$（R_{on} 为 FET 的导通电阻，阻值很小）很小，所以该电路的振荡周期 T 主要取决于反相积分的时间 T_1，该时间发生在 V_{01} 下降到 $-V_B$ 时，故振荡周期可由下式计算：

$$T = T_1 + T_2 \approx T_1 = \frac{C_1}{I} V_B$$

式中，I 为电容 C_1 的充电电流值，由图 5-20（a）可知，$I = \dfrac{V_B}{R_1}$，因此振荡周期

$$T \approx R_1 C_1 \frac{V_B}{V_I} \tag{5-24}$$

振荡频率为

$$f_O = \frac{1}{T} = \frac{V_I}{R_1 C_1 V_B} \tag{5-25}$$

由式（5-25）可知，该恢复型 VFC 的输出频率 f_O 与输入电压 V_I 有较好的线性关系，调节电阻 R_1、电容 C_1 和基准电压 V_B，可以调整该 VFC 的输出频率和变换灵敏度。

采用集成时基电路（如 555）可构成定恢复时间的恢复型 VFC，其电路形式如图 5-21 所示。555 集成时基电路工作在单稳态工作状态，引脚 3 处于低电平（接近-V_{CC}），场效应晶体管 FET 截止。当输入电压 V_I（$V_I > 0$）加至运算放大器的反相输入端时，该反相积分器的输出 V_A 下降，一旦 V_A 下降到 555 电路引脚 2 的触发电平 $V_A = \frac{2}{3}V_{CC}$ 时，该单稳态电路就被触发翻转，555 电路的输出引脚 3 由低电平转换为高电平（接近 0V），使场效应晶体管 FET 导通，电容 C_1 迅速放电，V_A 恢复为零值，回程时间不仅取决于电容 C_1 的放电时间，还取决于单稳态的时间常数 R_2C_2，只有当电容 C_2 上的电压下降至 $\frac{1}{3}V_{CC}$ 时，555 电路的输出端才从高电平变至低电平，FET 再次截止，循环以上过程。若忽略由单稳态时间常数决定的回程时间，则该 VFC 电路的振荡频率为

$$f_O = \frac{1}{R_1C_1V_A}V_I = \frac{3V_I}{2R_1C_1V_{CC}} \tag{5-26}$$

由式（5-25）可知，该恢复型 VFC 的输出频率 f_O 与输入电压 V_I 有较好的线性关系。

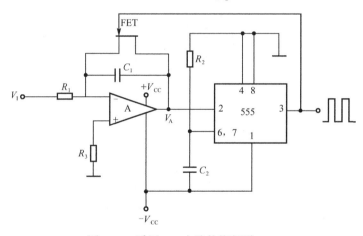

图 5-21　采用 555 电路的恢复型 VFC

AD650 是美国 ANALOG DEVICES 公司推出的高精度电压-频率转换器，它由积分器、比较器、精密电流源、单稳多谐振荡器和输出晶体管组成。该电路在±15V 电源电压下，功耗电流小于 15mA，满刻度为 1MHz 时其非线性度小于 0.07%。AD650 既能用作电压-频率转换器，又可用作频率-电压转换器。

5.4.2　频率-电压变换电路

与电压-频率变换（VFC）相反，频率-电压变换（FVC）用来将输入信号的频率 f_I 变换成与之成比例的电压 V_O 输出，若令 k 为频率-电压变换系数，则有

$$V_O = kf_I \tag{5-27}$$

调频（FM）的解调过程实质上是将频率变换为电压输出的过程。但是，一般 FM 解调电路对输入频率的响应范围较窄，而对于 FVC，则要求在较宽的频率范围内具有良好的线性。

图 5-22 给出了采用模拟变换方式的 FVC 电路及工作波形。该电路首先将输入信号用过

零比较器变换成脉冲信号，然后去触发单稳态电路，从而得到宽度为 T_1、幅度为 V_R 的恒压定时脉冲（即各个脉冲的面积恒定，即 $S = T_1V_R$），再通过低通滤波器得到输出电压 V_O，对于频率为 f_1 的输入信号来说，其输出电压 V_O 为

$$V_O = T_1 V_R f_1 \qquad\qquad (5\text{-}28)$$

如果输入频率 f_1 是变化的，那么输出电压 V_O 也随之发生变化。这里采用的低通滤波器（LPF）的截止频率 f_C 应比最低输入信号的频率更低，以保证输出电压只反映由于 f_1 变化而引起的直流变化。模拟变换方式电路简单，但变换精度较低。

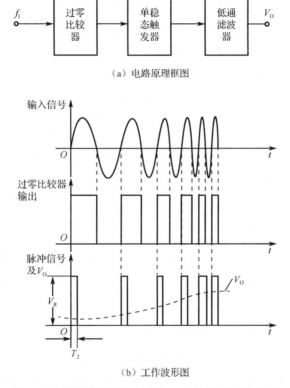

（a）电路原理框图

（b）工作波形图

图 5-22　采用模拟变换方式的 FVC 电路及工作波形

5.4.3　电压-频率变换与频率-电压变换集成电路

不论是 VFC 还是 FVC，一般情况下应采用集成器件，这样可以获得精度高、电路简单、工艺性好、调整方便等特点。下面介绍两款性能优异的电压-频率变换与频率-电压变换集成电路。

1．单电源同步电压-频率转换器 AD7740

AD7740 是一款低成本、超小型同步电压-频率转换器（见图 5-23）。它采用 3.0～3.6V 或 4.75～5.25V 单电源供电，功耗为 0.9mA。AD7740 采用 8 引脚 SOT-23 封装，也可采用 8 引脚 MSOP 封装。该产品的设计旨在实现小封装、低成本及易用性。该器件内置一个 2.5V 片内带隙基准电压源，用户也可通过外部基准电压源过驱动。该外部基准电压的范围可达到 V_{DD}。

AD7740 具有如下特点。

- 可用于低成本的模-数转换；
- 多功能输入放大器：
  - 正或负电压模式
  - 负电流模式
  - 高输入阻抗、低漂移；
- 单电源供电：5～36V；
- 线性度：±0.05%FS；
- 低功耗：1.2mA 静态电流。

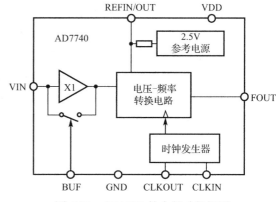

图 5-23　AD7740 的内部功能框图

满量程输出频率与 CLKIN 引脚上的时钟信号同步。该时钟可通过添加外部石英晶体（或谐振器）生成或通过 CMOS 兼容时钟源提供。该器件的最大输入频率为 1MHz。

对于 0V 至 REF 的模拟输入信号，输出频率为 f_{CLKIN} 的 10%～90%。在缓冲模式下，该器件提供极高的输入阻抗，支持 VIN 引脚上 0.1V 至 VDD-0.2V 的范围。还提供支持-0.15V 至 V_{DD}+0.15VIN 的非缓冲工作模式。这些模式可以通过使用 BUF 引脚互换。

如图 5-24 所示，AD7740 的模拟输入信号由开关电容调节器连续采样，其采样率由主时钟设定。输入信号可以在芯片上进行缓冲（电压增益为 1），然后应用于调制器的采样电容器。这将可使采样电容器充电电流与模拟输入引脚隔离。

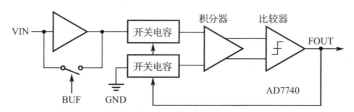

图 5-24　AD7740 的 VFC 的工作原理框图

该系统是一个负反馈回路，通过平衡输入电压注入的电荷与 VREF 注入的电荷，使积分器电容器上的净电荷保持为零。比较器的输出为 1 位 DAC 提供数字输入，使系统作为负反馈回路工作，以最小化差分信号（见图 5-25）。

AD7740 的应用基本连接图如图 5-26 所示。图中，AD7740 配置为无缓冲模式，5V 电源用作 AD7740 的参考，石英晶体为该部件提供主时钟源，可能需要将电容器（图中的 C_1 和 C_2）连接到晶体上，以确保其不会以其基本工作频率的泛音振荡。

2. 精密电压-频率转换器集成电路 LM331

LM331 是美国 NS 公司生产的性价比高、外围电路简单、可单电源供电、低功耗的精密电压-频率转换器集成电路。LM331 动态范围宽达 100dB，工作频率低至 0.1Hz 时尚有较高的线性度，数字分辨率达 12 位。LM331 的输出驱动器采用集电极开路形式，因此可通过选择逻辑电流和外接电阻来灵活地改变输出脉冲的逻辑电平，以适配 TTL、DTL 和 CMOS 等不同逻辑电路。LM331 可工作在 4.0～40V 的范围，输出可高达 40V，而且可以防止 VCC 短路。

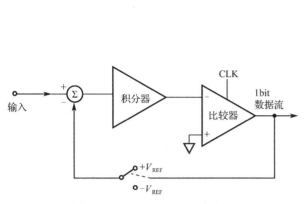

图 5-25　AD7740 的Σ-Δ型调制器

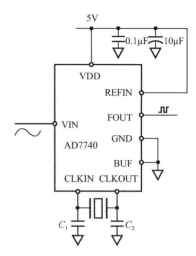

图 5-26　AD7740 的应用基本连接图

LM331 具有以下特点。

● 保证线性：0.01%（最大）；
● 低功耗：15mW，5V；
● 广泛的全面频率：1Hz～100kHz；
● 脉冲输出兼容所有的逻辑形式；
● 宽动态范围：100dB。

LM331 的内部结构框图如图 5-27 所示，主要包括单稳态电路、精密电流镜、输出电路等。

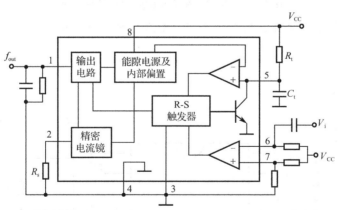

图 5-27　LM331 的内部结构框图

工作时由输入脉冲 V_i 触发单稳态电路（见图 5-28），输出正脉冲的宽度 T_w 按 $T_w = 1.1RtCt$ 计算，其工作原理及波形与 555 定时器构成的单稳态电路相同。脉冲经内部电流恒流变换后从引脚 1 输出，由外接 RC 电路滤波变成直流电压。由于输出脉冲的高电平宽度是一定的，因此输出的直流电压大小与单位时间内输出的脉冲个数（即输入触发脉冲的频率）成正比。

LM331 输入脉冲的有效频率范围为 1Hz～100kHz，但在电路设计时必须保证其单稳态输出脉冲的宽度 $T_w \leq 0.8T_{min}$（T_{min} 为输入脉冲周期的最小值），以避免在最高频率输入时出现输出饱和现象而产生附加的非线性误差。

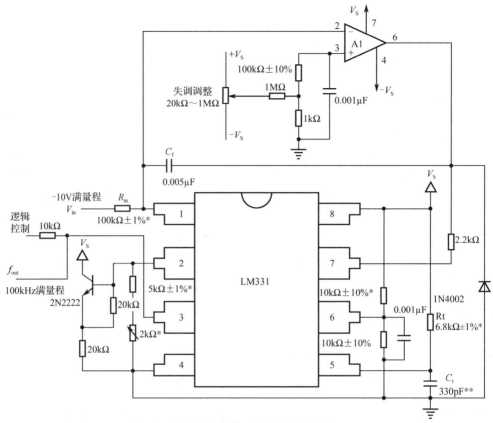

*：使用稳定的器件；**：使用 0.1～1μF。

图 5-28　LM331 构成的电压-频率变换电路

由 LM331 构成的频率-电压变换电路的电路图如图 5-29 所示。

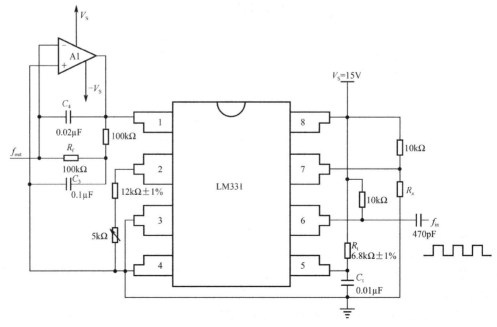

图 5-29　LM331 构成的频率-电压变换电路

思考题与习题

1．为什么要进行信号变换？信号变换有哪些应用？

2．什么是线性变换？什么是非线性变换？为什么频率变换一定要用非线性元器件，而波形变换则可用线性元器件？

3．请查阅数据手册或上网搜索，找一片电流-电压变换电路的芯片，讨论其主要参数并与由普通运算放大器构成的电流-电压变换电路进行对比。

4．请对跨阻放大器和电荷（电流）积分器两种电流-电压转换器（电路）进行分析，它们各有何优缺点？

5．试采用光电池及电流-电压变换器（CVC）组成一个光检测电路。

6．请分别用深度负反馈理论和密勒定律结合戴维南定理和诺顿定律，分析电流-电压变换电路和电压-电流变换电路的输入电阻和输出电阻，你能得到什么样的结论？

7．请从功率（能量）的角度分析电流-电压变换电路以及同相放大器从信号源中获得的功率（能量）。从中有何体会？

8．请从误差理论与数据处理的角度，分析运算放大器的输入偏置电流带来的误差是多大？应该如何恰当地选择运算放大器的输入偏置电流这个参数？

9．为什么说闭环输出电阻是电压-电流变换电路最重要的指标？哪些因素影响该指标？运算放大器的开环输出电阻对电压-电流变换电路的闭环输出电阻有何影响？

10．电压-电流变换电路的负载范围是多少？还有哪些工作参数和性能参数？

11．电压-电流变换电路的应用有哪些？

12．交流电压-电流变换电路与直流电压-电流变换电路在设计上有何不同？交流电压-电流变换电路有何应用价值？

13．差动电压-电流变换电路与常规的单端电压-电流变换电路在设计上有何不同？差动电压-电流变换电路有何应用价值？

14．负载接地的电压-电流变换电路有何优势？

15．采用运算放大器构成低电源电压供电的电压-电流变换电路，如何计算可驱动负载阻值的大小与电源电压的关系？如何提高可驱动负载的阻值？

16．图 P5-1 所示为一个电压-电流变换器，试证明该电路的输出电流 i_L 正比于输入电压 V_I。（提示：先证明 $V_{Rs} = V_I$。）

17．图 P5-2 所示也是一个电压-电流变换器（即 Howland 电流泵电路）。试证明该电路的输出电流 I_L 正比于输入电压 V_I。（提示：$V_L \approx \dfrac{R_L}{R_6 + R_L} V_O$。）

18．试比较几种电压-频率变换器（VFC），找出其共性。为什么要采用电压-频率变换？将电压变换成频率进行传输有哪些优点？检索若干电压-频率变换集成电路，分析其性能并了解其应用。

19．波形变换有何应用？请分别举出三种波形变换的应用。

20．波形变换电路实质上是非线性电路，为什么？

21．电压-频率变换电路还有哪些名称？分别说明电压-频率变换电路有哪些应用？

22．电压-频率变换电路有哪些应用？

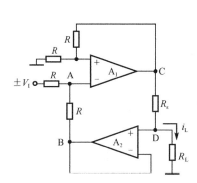

图 P5-1　电压-电流变换器电路

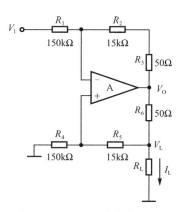

图 P5-2　电压-电流变换器电路

23．如图 P5-3 所示的 VFC 电路，

① 画出 V_{01} 和 V_0 的波形图；

② 求出输出频率 f_0 与输入电压 V_I 之间的关系式；

③ 若 $V_I = 5V$，求输出频率。

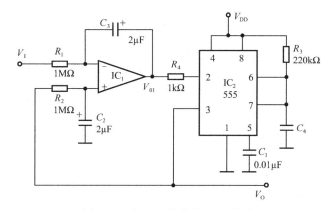

图 P5-3　由 555 构成的 VFC 电路

24．在图 P5-4 所示电路中，若 $R_F = 10k\Omega$，$V_I = 10V$，$I_f = 2mA$，$f_0 = 10kHz$，试求定时脉冲周期 T_f 应选多大？

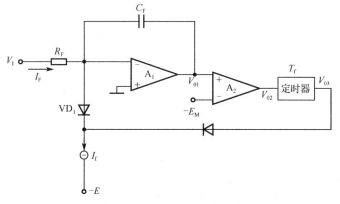

图 P5-4　恒流源恢复型 VFC 电路

25. 图 P5-5 所示为 ADI 公司的集成 VFC 电路 AD652 的内部结构，试分析电路的工作原理并求电路输出频率与输入电压 V_{IN} 的关系。

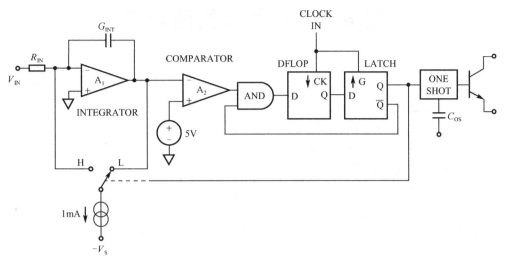

图 P5-5　集成 VFC 电路 AD652 的内部结构

26. 频率-电压变换电路还有哪些名称？分别说明电压-频率变换电路有哪些应用？
27. 频率-电压变换电路有哪些应用？
28. 检索若干频率-电压变换集成电路，分析其性能并了解其应用。

第6章 信号非线性处理

学习要点

6.1 信号非线性处理的应用。
6.2 比较器的主要构成和工作原理。
6.3 集成比较器的选用和电路设计。
6.4 限幅放大器电路的设计。
6.5 死区放大电路的设计。

6.1 引言

信号处理分为线性处理和非线性处理。信号线性处理包括信号线性放大和线性滤波等，是现代生物医学测量电路中最常用的手段和最重要的内容之一，有关信号线性处理的内容已在第3章至第5章中介绍。信号的非线性处理也是经常需要用到的方法，本章集中介绍信号非线性处理电路。正弦波信号调制和脉冲信号调制是信号非线性处理的重要内容，但它们的主要应用是信号遥传，而且内容较多，但目前信号遥传均采用大规模集成电路，本书不具体介绍。本章主要介绍信号非线性处理中的比较电路、限幅放大和死区电路等。

6.2 电压比较器

电压比较器用来对输入信号进行鉴别和比较，以判别其大于还是小于给定信号。在现代测控电路中，往往采用集成电压比较器。集成电压比较器的优点是速度快、精度高，以及输出为逻辑电平。运算放大器可以说是最简单的电压比较器，所以电压比较器的符号与运算放大器的符号一样。实际的电压比较器可以采用图 6-1 所示的电路框图来说明其工作原理和功能。

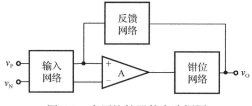

图 6-1 电压比较器的电路框图

v_P 与 v_N 是待比较的输入信号，比较器的核心是开环的运算放大器 A。为了提高比较器的速度以及减少在两信号相等及附近之处比较器出现振荡现象，比较器电路往往需要一定的正反馈，正反馈由反馈网络来实现。比较器的后续电路往往是数字电路（比较器的输出就是数字量，这也是有时把比较器称为 1bit 模–数转换器的原因），因此比较器的输出应为某种逻辑电平，如 0～5V 的电平。输出的钳位网络用于保证比较器的输出为一定的逻辑电平。

采用普通开环运算放大器作为最基本的电压比较器电路时，电路的输出为

$$\begin{cases} v_O = V_{Omax}^+ & v_P > v_N \\ v_O = V_{Omax}^- & v_P < v_N \end{cases} \tag{6-1}$$

式中，V_{Omax}^+ 和 V_{Omax}^- 为运算放大器的输出饱和电压。运算放大器用作电压比较器时，为提高响应速度，可采取下列措施：

（1）运算放大器中一般不加由电阻和电容组成的相位校正网络；

（2）可选用转换速率（$S_R = \dfrac{\Delta v_O}{\Delta t}$）较快的运算放大器；

（3）加入钳位电路，防止运算放大器的输出级工作于深度饱和状态，以提高翻转速度；

（4）加入一定的正反馈。

下面分别讨论电压比较器的输入、反馈和钳位电路的构成形式，一个实用的比较器电路可以由上述三部分构成。

6.2.1　比较器的输入电路

最简单的比较器的电路如图 6-2 所示。两个信号 v_i 和 V_R 直接输入比较器的两个输入端。当 $v_i < V_R$ 时，比较器的输出电压为正的最大值 V_{Omax}^+；当 $v_i > V_R$ 时，比较器的输出为负的最大值 V_{Omax}^-。如果 v_i 与 V_R 对调，则输出信号的极性反相。

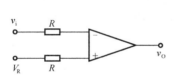

图 6-2　最简单的比较器

图 6-3 所示的求和比较器中，所有输入信号 $v_{i1} \sim v_{in}$ 相加后与 V_R 相比较。比较器负输入端的电压

$$v_- = \frac{1}{n} \sum v_{ij} \tag{6-2}$$

当 $v_- < V_R$ 时，比较器的输出电压为正的最大值 V_{Omax}^+；当 $v_- > V_R$ 时，比较器的输出为负的最大值 V_{Omax}^-。

图 6-4 所示为斜率比较器。斜率比较器可用来鉴别输入信号的变化率 $\dfrac{dv_i}{dt}$ 小于或大于某一给定值，由图可知

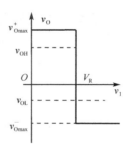

图 6-3　求和比较器

$$i_F = i_1 + i_2 = C \frac{dv_i}{dt} + \frac{V_R}{R} \tag{6-3}$$

当反馈支路中的电流 $i_F > 0$ 时，比较器的输出电压 v_O 为负值，而当 $i_F < 0$ 时，v_O 为正值，所以 $i_F = 0$ 是该电路产生翻转的条件。令 $i_F = 0$，即

$$C\frac{\mathrm{d}v_i}{\mathrm{d}t} + \frac{V_R}{R} = 0$$

$$\frac{\mathrm{d}v_i}{\mathrm{d}t} = -\frac{V_R}{RC} \qquad (6\text{-}4)$$

由式（6-4）可知，当输入电压 v_i 的斜率大于 $-\dfrac{V_R}{RC}$ 值时，v_o 为负值；v_i 的斜率等于 $-\dfrac{V_R}{RC}$ 时，输出电压翻转，v_o 由负变正的斜率小于 $-\dfrac{V_R}{RC}$ 时，v_o 为正值，如图 6-4 所示。

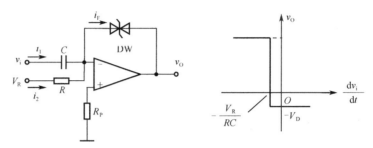

图 6-4　斜率比较器

6.2.2　比较器的反馈电路

最简单的比较器具有较高的比较灵敏度，但容易受噪声或干扰的影响，在比较门限附近容易产生误翻转和振荡。增加一定的正反馈不仅可以克服这一缺陷，还有利于提高比较器的翻转速度。图 6-5 所示为采用正反馈网络的比较器，这种比较器也称为迟滞比较器或施密特比较器。

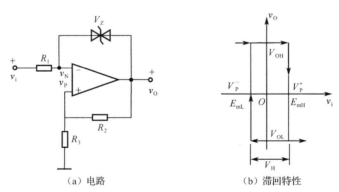

（a）电路　　　　　　　（b）滞回特性

图 6-5　迟滞比较器

由图 6-5 可见，当输入电压 v_i 由负变正时，若 $v_i < v_P$，则 v_o 为正值 $V_O^+ = V_{O\max}^+ = V_{OH}$，此时的 V_P 也为正值 V_P^+，且

$$V_P^+ = V_O^+ \frac{R_3}{R_2 + R_3} \qquad (6\text{-}5)$$

又由

$$V_O^+ = V_Z + v_N = V_Z + V_P^+ \qquad (6\text{-}6)$$

有

$$V_O^+ = V_Z + V_O^+ + \frac{R_3}{R_2 + R_3} \tag{6-7}$$

$$V_O^+ = \frac{V_Z}{\dfrac{R_2}{R_3 + R_2}} \tag{6-8}$$

只要 $v_i < V_P^+$，输出电压 v_O 维持在 $V_O^+ = V_{O\max}^+ = V_{OH} = \dfrac{V_Z(R_2 + R_3)}{R_2}$。

当 v_i 由负变正，且 $v_i = V_P^+$ 时，输出电压 v_O 由正值 $V_O^+ = V_{OH}$ 突变至负值 $V_O^- = V_{O\max}^- = V_{OL}$，此时的 V_P 为负值

$$V_P^- = v_O - \frac{R_3}{R_2 + R_3} \tag{6-9}$$

$$V_O^- = \frac{V_Z}{\dfrac{R_2}{R_3 + R_2}} \tag{6-10}$$

只要 $v_i > V_P^-$，输出电压 v_O 将维持在 $V_O^- = V_{O\max}^- = V_{OL} = \dfrac{V_Z(R_2 + R_3)}{R_2}$。

当 v_i 由正变负，且 $v_i < V_P^-$ 时，输出电压 v_O 由负值 $V_O^- = V_{OL}$ 重新突变回正值 $V_O^+ = V_{O\max}^+ = V_{OL}$，$V_P^-$ 变回 V_P^+，只要 $v_i < V_P^+$，这个状态将维持下去，因而获得图 6-5（b）所示的滞回特性。V_P^+ 一般称为上门限电压，以 E_{mH} 表示，而 V_P^- 称为下门限电压，以 E_{mL} 表示，上、下门限电压值之差称为门限宽度 $V_H = V_P^+ - V_P^- = E_{mH} - E_{mL}$。例如，当 $V_Z = 6\text{V}$，$R_2 = 20\text{k}\Omega$，$R_3 = 10\text{k}\Omega$ 时，$V_{O\max} = 9\text{V}$，而 $V_P = 3\text{V}$，即 $V_O^+ = V_{OH} = +9\text{V}$，$V_O^- = V_{OL} = -9\text{V}$，$V_P^+ = E_{mH} = +3\text{V}$，$V_P^- = E_{mL} = -3\text{V}$，$V_H = 6\text{V}$。

图 6-6 所示的电路为具有加速电容的迟滞比较器。图中的小电容可以显著地提高比较器的翻转速度。

具有滞回特性的迟滞比较器可作为施密特触发器，对输入信号进行整形，图 6-7 给出了用迟滞比较器将正弦信号整形变换成方波的示意图。

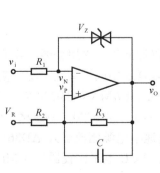

图 6-6　具有加速电容的迟滞比较器

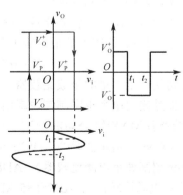

图 6-7　迟滞比较器对输入信号整形

6.2.3 比较器的输出钳位

为了避免后续电路出现过压，以及保证迟滞比较器的滞回特性稳定，比较器需要在其输出端加上钳位电路。图 6-8（a）所示为采用稳压二极管的输出端钳位电路。由图可知，当 $v_i > V_R$ 时，输出电压 v_O 为正，且被钳定在稳压管的稳定电压 E_W 上；当 $v_i < V_R$ 时，输出电压 v_O 为负，且被钳定在二极管正向压降 V_D 上。图 6-8（b）所示电路采用的是反馈钳位法，将稳压二极管置于负反馈支路中，若令 $V_R = 0$（$V_R = 0$ 时的单限比较器常称为过零比较器），由图可见，当 $v_i < V_R$（即 $v_i < 0$）时，比较器的输出为正值，且被钳定在稳压管的稳定电压 E_W 上；当 $v_i > 0$ 时，比较器的输出为负值，且被钳定在二极管的正向压降 V_D 上。既采用反馈钳位法，又要使比较电平能为任意值 E_R，可采用图 6-8（c）所示的电路。由图可知，输出电压的极性由电流 i_3 的方向决定，i_3 的方向如图所示时定为正方向，这时输出电压 v_O 为负值；i_3 为反方向时，输出电压 v_O 为正值。由于 i_3 是两个输入电流 i_1 和 i_2 之和，即 $i_1 + i_2 = i_3$，因此，当 $i_3 < 0$ 时，有

$$i_3 = i_1 + i_2 = \frac{V_R}{R_1} + \frac{v_i}{R_2} < 0$$

即

$$v_i < -\frac{R_2}{R_1} V_R$$

时，输出电压为正，且被钳定在稳压管的稳定电压 E_W，即

$$v_O = E_W$$

而当 $i_3 > 0$ 时，也即

$$v_i > -\frac{R_2}{R} V_R$$

时，输出电压为负，且被钳定在二极管正向压降 V_D 上，即

$$v_O = -V_D$$

令 $-\frac{R_2}{R_1} V_R = E_R$，则 E_R 就是该比较器的门限电平，只要恰当地选择 R_1 和 R_2 的比值，就可获得任意门限电平，以适应不同的需要。

图 6-9 所示为采用二极管的比较器输出钳位电路。电路中采用了两个普通二极管和两个钳位电源 V_{C1} 和 V_{C2}。比较器的最后输出范围为

$$V_{C2} - 0.6V \leqslant v_O \leqslant V_{C1} + 0.6V$$

许多公司生产了大量的集成比较器，这些比较器不仅性能优于采用普通运算放大器构成的比较器，而且输出电平也限制在逻辑电平上，有的比较器还集成了基准电源，使用十分方便。这类比较器有 MAXIM 公司的 MXL1016/MXL1116/MAX987/MAX988/MAX991/MAX992/MAX995/MAX996，ADI 公司的 AD53519（双超高速比较器）、AD790（快速精密比较器）、AD8561（7ns 超高速单电源比较器）、AD8564（7ns 超高速单电源比较器）、AD8611/AD8612（4ns 超高速单电源比较器）、AD96685/AD96687（超高速 ECL 电平比较器）、CMP04（四低功耗精密比较器）等。

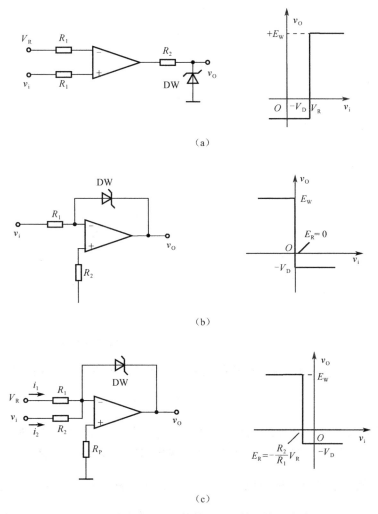

（a）

（b）

（c）

图 6-8　采用稳压二极管的比较器输出钳位电路

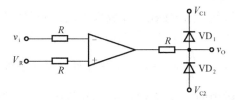

图 6-9　采用二极管的比较器输出钳位电路

6.3　限幅放大器

限幅放大器的功能是，当输入信号较小时，限幅放大器处于线性放大工作状态，输出跟随输入线性变化；当输入信号达到某一电平时，输出将不随输入信号的增大而变化，而是维持在一定值上，即处于限幅工作状态。限幅放大器理想的输入－输出特性如图 6-10（b）所示。图中

$$V_{I1} = \frac{V_Z + V_D}{-\dfrac{R_F}{R_1}} \tag{6-11}$$

$$V_{I2} = \frac{-(V_Z + V_D)}{-\dfrac{R_F}{R_1}} \tag{6-12}$$

限幅放大器在测控电路中可用来对信号进行整形、过电压保护等。

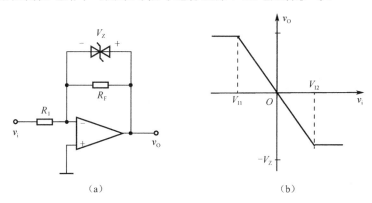

图 6-10　采用稳压二极管的反馈式限幅放大器电路

图 6-10（a）所示为采用稳压二极管的反馈式限幅放大电路。当输入信号 v_i 较小，输出电压的绝对值 $|v_O| < V_Z + V_D$ 时，稳压二极管支路不通，这时电路的增益为 $A_{v0} = -\dfrac{R_F}{R_1}$，输出电压的绝对值 $|v_O|$ 随输入电压 v_i 的增大而线性增大，当输入信号 v_i 到达一定值时，若输出增大至 $|v_O| = V_Z + V_D$，稳压二极管支路导通，输出电压 v_O 被钳定在 $V_Z + V_D$ 上，随后 $|v_O|$ 将不随 v_i 增大而变化。显然，相对于转折点的电压 $|v_i| = \dfrac{V_Z + V_D}{A_{v0}}$。该电路的优点是简单，但放大区的斜率易受稳压管的漏电流影响，稳压管的反向击穿起始特性不陡直，限幅电压不准，限幅电压调节也不方便，故只能应用在要求不高的场合。

图 6-11（a）所示为将二极管电桥接在运算放大器反馈回路中的限幅放大电路，它有助于克服上述缺点。当输入电压 v_i 较小时，由于电桥中的二极管 $VD_1 \sim VD_4$ 处于全导通状态，该电路是一个反相放大器，即 $v_O = -\dfrac{R_F}{R_1} v_i$，输入-输出呈线性关系。当输入电压增大到一定值时，若电路中的 $v_O' > +V_R$，则电桥中的二极管 VD_4 和 VD_2 截止，VD_3 和 VD_1 导通。这时的输出电压为

$$V_{O1} = \frac{R_L /\!/ R_F}{R_2 + R_L /\!/ R_F} V_R = \frac{R_F R_L}{R_F R_L + R_F R_2 + R_L R_2} V_R \tag{6-13}$$

若 $v_O' < -V_R$，则 VD_1 和 VD_3 截止，VD_2 和 VD_4 导通，输出电压为

$$V_{O2} = -\frac{R_L /\!/ R_F}{R_3 + R_L /\!/ R_F} V_R = \frac{R_F R_L}{R_F R_L + R_F R_3 + R_L R_3} V_R \tag{6-14}$$

输出电压 V_{O1} 和 V_{O2} 分别为恒定的正值和负值。因此该限幅放大器的特性如图 6-11（b）所示。显然，相对于转折点的输入电压 V_{I1} 和 V_{I2} 分别为

$$V_{\text{I1}} = \frac{V_{\text{O1}}}{-\dfrac{R_{\text{F}}}{R_1}} = -\frac{R_1}{R_{\text{F}}} V_{\text{O1}} = -\frac{R_1 R_{\text{L}}}{R_{\text{F}} R_{\text{L}} + R_{\text{F}} R_2 + R_{\text{L}} R_2} V_{\text{R}} \tag{6-15}$$

$$V_{\text{I2}} = \frac{V_{\text{O2}}}{-\dfrac{R_{\text{F}}}{R_1}} = -\frac{R_1}{R_{\text{F}}} V_{\text{O2}} = +\frac{R_1 R_{\text{L}}}{R_{\text{F}} R_{\text{L}} + R_{\text{F}} R_3 + R_{\text{L}} R_3} V_{\text{R}} \tag{6-16}$$

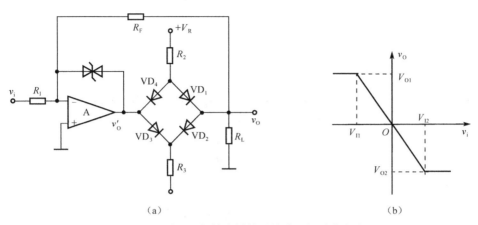

图 6-11　采用二极管电桥的反馈式限幅放大电路

6.4　死区电路

死区电路的输入-输出特性是，当输入电压 v_{i} 在一定的范围（$V_{\text{I1}} < v_{\text{i}} < V_{\text{I2}}$）内时，输出电压 v_{O} 为一不变值（例如为零值），在这个范围以外（$v_{\text{i}} < V_{\text{I1}}$ 和 $v_{\text{i}} > V_{\text{I2}}$）时，输出电压 v_{O} 随输入电压 v_{i} 线性变化，如图 6-12（a）所示。$V_{\text{I1}} \sim V_{\text{I2}}$ 这一区域称为死区。图 6-12（b）所示为一个典型的死区电路，由图可知，该电路的输出电压 v_{O} 的大小和方向由反馈电阻 R_{F} 中的电流 i_{F} 的大小与方向决定。当 $v_{\text{i}} = 0$，$i_{\text{F}} = 0$ 时，图中 4 个二极管全导通，这时流过电阻 R_1 和 R_2 中的电流分别为 I_1 和 I_2。

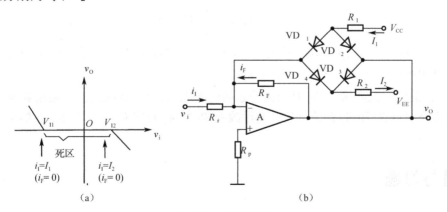

图 6-12　死区电路

当 $v_{\text{i}} < 0$ 时，i_{I} 为负值，且有

$$|i_\text{I}| > I_1 = \frac{V_\text{CC} - V_\text{VD1}}{R_1} \tag{6-17}$$

这时流过二极管的电流不足以提供电流 i_I，不足的部分只能由放大器从输出端通过 R_F 提供，这时的输出电压 $v_\text{O} > 0$，电桥中的二极管 VD_1 和 VD_3 导通，VD_2 和 VD_4 截止，故有

$$I_1 + i_\text{F} = -i_\text{I} \tag{6-18}$$

输出电压 v_O 为

$$v_\text{O} = A_f v_\text{I} = -\frac{R_\text{F}}{R_\text{r}} v_\text{i} \tag{6-19}$$

式中，$A_f = -\dfrac{R_\text{F}}{R_\text{r}}$ 为电路增益。

当输入电压 v_O 由负向零方向变化时，输出电压 v_O 下降，R_F 中的电流 i_F 也跟着下降，当 v_O 变为零时，$i_\text{F} = 0$，输入电流 i_I 全部由电流 I_1 提供，即 $i_\text{I} = I_1$，这时的电压 $v_\text{i} = V_\text{I1}$，故有

$$-\frac{V_\text{I1}}{R_\text{r}} = \frac{V_\text{CC} - V_\text{VD1}}{R_1} \tag{6-20}$$

这时的输入电压为

$$v_\text{i} = V_\text{I1} = -\frac{R_\text{r}}{R_1}(V_\text{CC} - V_\text{VD1}) \tag{6-21}$$

当输入电压 $v_\text{i} > 0$，且 $i_\text{I} > I_2 = \dfrac{V_\text{EE} - V_\text{VD3}}{R_2}$ 时，有 $i_\text{I} = I_2 - i_\text{F}$，其方向如图 6-12（a）所示，输出电压 $v_\text{O} < 0$，二极管 VD_2 和 VD_4 导通，VD_1 和 VD_3 截止，这时的输出电压 v_O 为

$$v_\text{O} = A_f v_\text{i} = -\frac{R_\text{F}}{R_\text{r}} v_\text{i} \tag{6-22}$$

当输入电压 v_i 自正值下降时，输出电压 v_O 由负趋于零值变化，$i_\text{F} = 0$，$i_\text{I} = I_2$，这时的电压 $v_\text{i} = V_\text{I2}$，故有

$$\frac{V_\text{I2}}{R_\text{r}} = \frac{1}{R_2}(V_\text{EE} - V_\text{VD3}) \tag{6-23}$$

即有

$$v_\text{i} = V_\text{I2} = -\frac{R_\text{r}}{R_2}(V_\text{EE} - V_\text{VD3}) \tag{6-24}$$

当 $V_\text{I1} < v_\text{i} < V_\text{I2}$ 时，有 $I_1 < i_\text{I} < I_2$，输入电流 i_I 全部被二极管桥路所吸收，$\text{VD}_1 \sim \text{VD}_4$ 全导通，反馈电阻 R_F 中的电流 $i_\text{F} = 0$，输出电压 $v_\text{O} = 0$。

$V_\text{I1} \sim V_\text{I2}$ 的区间为死区，V_I1 为死区的起始边界电压，V_I2 为死区的上限边界电压。由于 V_I1 和 V_I2 值分别与 R_1 和 R_2 有关，故可通过改变 R_1 和 R_2 的值来改变 V_I1 和 V_I2 的值，从而调整死区的范围。

思考题与习题

1. 请查找 AD8561（7ns 超高速单电源比较器）的数据手册，讨论该器件的性能和厂商推荐应用电路。

2. 设计一个比较器，要求对两个输入信号（V_i1 和 V_i2）之和的幅值进行判断，当两个

输入信号之和的幅值大于 2.5V 时，比较器输出高电平；反之，输出低电平。比较器的滞回电压为 0.1V，输出钳位在 0～5V。

3．设计一个窗口比较器，要求能获得图 P6-1 所示的输入-输出特性。

4．求图 P6-2 所示各迟滞比较器上、下门限电压及门限宽度，对图（b）的比较器需求出输出电压的最大值、最小值。画出各比较器的传输特性。（注：图（c）电路中 A_1、A_2 的输出电压 V_{OH}、V_{OL} 分别相当于数字电路的 1 电平和 0 电平。）

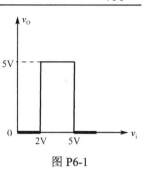

图 P6-1

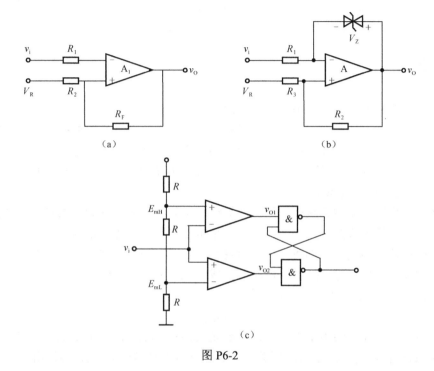

图 P6-2

5．设计一个限幅放大器，要求其增益为 20，输出范围为 0～5V，正常输入信号范围为 ±0.2V。放大器的电源采用 ±12V。（提示：①给放大器叠加一个直流电平使其无输入信号时放大器输出为 2.5V；②输出钳位采用比较器的二极管输出钳位方式，忽略二极管的管压降。）

6．轨-轨（Rail to Rail）放大器和比较器是指这样一类新型器件：它们的输出幅值可以十分接近电源电压。请查阅有关轨-轨运算放大器的资料，讨论轨-轨运算放大器对设计比较器、限幅放大器有何影响。

7．请举例说明死区放大器的应用。

8．设计一个死区放大器，要求放大器增益为 10，死区为 ±0.1V。

第 7 章　模拟–数字转换与数字–模拟转换

学习要点

7.1　数字–模拟转换和模拟–数字转换在现代医学仪器和测控系统中的作用。

7.2　数字–模拟转换器和模拟–数字转换器的工作原理。

7.3　数字–模拟转换器和模拟–数字转换器的主要性能和选用。

7.1　引言

现代医学仪器和测控系统几乎无一例外地使用计算机（微处理器）作为系统的控制核心。然而，计算机（微处理器）只能对数字信号进行处理，而测控系统需要处理的信号中的绝大多数是模拟信号。因此，测控系统中必不可少的一个电路是把模拟信号转换为数字信号的电路——模拟–数字转换电路，简称模–数转换电路或 A/D 转换电路。集成化的模–数转换电路芯片称为模–数转换器或 ADC。

在现代医学仪器和测控系统中，经过计算机（微处理器）处理后的信号又经常需要以模拟信号的方式输出显示或控制，因此又需要一个电路将数字信号转换为模拟信号，完成数字信号转换为模拟信号的电路称为数字–模拟转换电路，简称数–模转换电路或 D/A 转换电路。集成化的数–模转换电路芯片称为数–模转换器或 DAC。

模–数转换可用如下的关系式表示：

$$D = KU_i$$

式中，D 为数字量，通常为小于 1 的二进制数 $d_{n-1}d_{n-2}\cdots d_1 d_0$；$K$ 为模–数转换器的变换系数，通常等于模–数转换器的基准电压的倒数，在此还有对被转换值 U_i 取整的作用。

7.2　模–数转换器（ADC）

模–数转换器（ADC）包括三个基本功能：抽样、量化和编码。抽样过程将模拟信号在时间上离散化使之成为抽样信号；量化将抽样信号的幅度离散化使之成为数字信号；编码则将数字信号最终表示成数字系统所能接受的形式。如何实现这三个功能决定了 ADC 的形式和性能。同时，ADC 的分辨率越高，需要的转换时间越长，转换速度就越低，故 ADC 的分辨率与转换速度两者总是相互制约的。因而，在发展高分辨率 ADC 的同时要兼顾高速，在发展高速 ADC 的同时要兼顾高分辨率，在此基础上还要考虑功耗、体积、便捷、多功能，以及与计算机及通信网络的兼容性及应用领域的特殊要求等问题，这样也使得 ADC 的结构和分类错综复杂。现有的模–数转换技术主要包括以下几种：并行比较型、逐次逼近比较型、积分型、压频变换型、流水线型和 Σ-Δ 型。下面分别介绍这几种模–数转换技术。

7.2.1　并行比较型模-数转换器

并行比较型 ADC 是现今速度最快的模-数转换器,采样速率可达 1Gsps(每秒采样)以上,通常称之为"闪烁式"(flash)。它由电阻分压器、比较器、缓冲器及编码器四部分组成。这种结构的 ADC 所有位的转换同时完成,其转换时间主要取决于比较器的开关速度、编码器的传输时间延迟等。随着分辨率的提高,需要高密度的模拟设计以实现转换必需的数量很大的精密电阻分压和比较器电路。输出数字增加一位,精密电阻数量就要增加一倍,比较器数量也近似增加一倍。

并行比较型 ADC 的分辨率受管芯尺寸、过大的输入电容、大量比较器所产生的功率消耗的限制。结构重复的并联比较器如果精度不匹配,还会造成静态误差。这类 ADC 的优点是具有最高的转换速度;缺点是分辨率不高,功耗大,成本高。

下面以 2 位分辨率的并行比较型模-数转换器为例来说明其工作原理。图 7-1 所示为 2 位分辨率并行比较型模-数转换器原理框图。参考电压(基准电压)U_{REF} 由电阻 R_1、R_2、R_3 和 R_4 分压后输入到比较器 A_1、A_2 和 A_3 的负输入端,而被转换的信号 U_i 则输入到 3 个比较器的正输入端。如果令 $R_1=R_2=R_3=R_4=R$,则 $U_{F1}=\frac{3}{4}U_{REF}$,$U_{F2}=\frac{2}{4}U_{REF}$,$U_{F3}=\frac{1}{4}U_{REF}$。当输入信号 U_i 为不同的值时,比较器和编码器(即并行比较型模-数转换器)的输出数字量列于表 7-1 中。

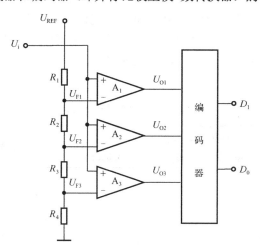

图 7-1　并行比较型模-数转换器原理框图

表 7-1　2 位分辨率并行比较型模-数转换器输入信号 U_i 与比较器、编码器输出的关系

U_i 幅值	比较器输出			编码器输出	
	U_{O1}	U_{O2}	U_{O3}	D_1	D_0
$0<U_i<\frac{1}{4}U_{REF}$	低电平(0)	低电平(0)	低电平(0)	0	0
$\frac{1}{4}U_{REF}<U_i<\frac{2}{4}U_{REF}$	高电平(1)	低电平(0)	低电平(0)	0	1
$\frac{2}{4}U_{REF}<U_i<\frac{3}{4}U_{REF}$	高电平(1)	高电平(1)	低电平(0)	1	0
$\frac{3}{4}U_{REF}<U_i$	高电平(1)	高电平(1)	高电平(1)	1	1

由于并行比较型模-数转换器从输入模拟信号到输出数字信号只有比较器和编码器的延时时间，所以并行比较型模-数转换器的速度非常快，是所有模-数转换器中速度最快的。但对于 n 位的并行比较型模-数转换器，需要（2^n-1）个比较器。所以并行比较型模-数转换器的结构是最复杂的。例如，一个 8 位的并行比较型模-数转换器，其内部需要 255 个比较器。因此，并行比较型模-数转换器的分辨率最高不会超过 8 位。产品化的并行比较型模-数转换器的分辨率常常为 6 位。

美信（MAXIM）公司的 MAX108 为 8 位、1.5Gsps 带有片上 2.2GHz 采样/保持放大器。NS 公司的 ADC083000 也是 8 位模-数转换器，其采样速率高达 6Gsps。

7.2.2 逐次逼近比较型模-数转换器

逐次逼近比较型 ADC 是应用非常广泛的模-数转换器，它由比较器、D/A 转换器、比较寄存器 SAR、时钟发生器及控制逻辑电路组成，它对采样输入信号与已知电压不断进行比较，然后将比较结果转换成二进制数。

逐次逼近比较型 ADC 的原理可由天平称重原理来说明。采用天平称重时，某一未知质量（模拟量）将与一组标准二进制质量砝码进行逐次比较，每比较一次，质量砝码的总值更进一步逼近被测质量。例如，采用一组 6 种二进制标准砝码（2g、1g、0.5g、0.25g、0.125g、0.0625g，两相邻砝码的质量比为 2，即可称为二进制）来测量被测量，其方法是将被测量（如 $W = 3.5627g$）放在天平的一侧，而将二进制标准砝码由大至小顺序逐个投入天平的另一侧，两侧逐次比较，若被测量大于标准砝码的总质量，则保留刚加入的砝码，并记以代码 1，若被测量小于标准砝码的总质量，则取出刚投入的砝码，并记以代码 0。整个比较的过程可由表 7-2 来说明。

表 7-2 天平称重的比较过程

比较步骤	标准二进制砝码（权重）						十进制读数	比较器判定
	2g	1g	0.5g	0.25g	0.125g	0.0625g		
1	1						2g	1
2	1	1					3g	1
3	1	1					3.5g	1
4	1	1	1	0			3.75g	0
5	1	1	1	0	0		3.625g	0
6	1	1	1	0	0	1	3.5625g	1
比较结果	1	1	1	0	0	1	3.5625g	

由表 7-2 可以看出六次比较的结果，该物重的二进制代码为 111001，显然二进制的砝码数量越多，比较的结果越逼近被测模拟量，也就是说误差越小。

逐次逼近比较型 ADC 的工作过程与上述称重过程类似，即用被转换的模拟电压与一系列基准电压相比较，由高位至低位逐次确定各位数码是 1 还是 0。图 7-2 可说明逐次逼近比较型 ADC 的原理。当被测模拟电压 V_X 输入至 ADC 时，它将与参考（标准）电压 V_R 相比较，参考电压是一个标准二进制电压砝码，当 $V_R>V_X$ 时，逻辑控制系统将刚加上去的"码"舍去；当 $V_R<V_X$ 时，将刚加上去的"码"保留。如此逐次比较逼近，最终使 $V_R \approx V_X$（相差一个量化误差），这时 ADC 所输出的数字量对应于最终参考电压 V_R 值，也就代表了被测模拟量 V_X 值。

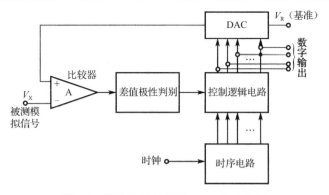

图 7-2　逐次逼近比较型 ADC 组成方框

由于逐次逼近比较型 ADC 同时具有较高的速度和分辨率，因而应用最广泛，品种最多（分辨率从 8 位到 16 位，采样速度从几十千赫兹到几十兆赫兹）。

7.2.3　积分型模-数转换器

间接变换型模-数转换器也是一类常用的模-数转换器。所谓间接变换型是指把模拟量先转换成一个中间量，然后再把中间量转换成数字量。常见的间接变换型模-数转换器所采用的中间量有两大类：时间和频率。中间量为时间的间接变换型模-数转换器又称为积分型模-数转换器。而积分型模-数转换器又分为单积分、双积分和多（重）积分型，有时又被相应地称为单斜率、双斜率和多斜率模-数转换器。双积分型模-数转换器是应用较广泛的一种转换器类型。双积分型模-数转换器通过两次积分将输入的模拟电压转换成与其平均值成正比的时间间隔。与此同时，在此时间间隔内利用计数器对时钟脉冲进行计数，从而实现 A/D 转换。

双积分型 ADC 的原理框图如图 7-3 所示。工作开始时，控制逻辑电路给出清零脉冲，使积分器和二进位计数器输出为零，在启动脉冲作用下，计数器对时钟脉冲进行计数，同时开关 S_1 闭合，S_4 断开，输入的模拟电压 v_x（幅度为 V_X）加到积分器的输入端进行反相积分，积分器的输出电压为

$$v_{O1}(t) = -\frac{1}{RC}\int_0^t V_X \mathrm{d}t$$

当 $t = t_1$ 时，计数器计满 N_1 个数后自动复零，并输出溢出脉冲，该溢出脉冲作用于控制逻辑电路，使 S_1 断开，此时积分器的输出电压为

$$v_{O1}(t_1) = -\frac{V_X}{RC}t_1 = -\frac{V_X}{RC}T_1$$

与此同时，积分器输出 v_{O1} 经检零比较器给控制逻辑电路一个指令，例如，当 $V_X < 0$ 时，v_{O1} 为正，比较器输出高电平，在高电平的作用下，控制逻辑电路发出一个执行指令，使开关 S_2 闭合（当 $V_X > 0$ 时，比较器输出为低电平，使开关 S_3 闭合），基准电压 $+V_R$ 对积分器中的电容进行反方向充电，积分器输出不断减小直至零值，检零比较器翻转，翻转时所产生的跳变电压经控制逻辑电路使计数器停止计数，同时使开关 S_4 闭合，为下一次转换做好准备。

显然，当 $t = t_2$ 时，积分器的输出为零值，即有

$$v_O(t_2) = v_{O1}(t_1) + \frac{1}{RC}\int_{t_1}^{t_2} V_R \mathrm{d}t = -\frac{V_X}{RC}T_1 + \frac{V_R}{RC}T_2 = 0$$

所以有

$$T_2 = \frac{T_1}{V_R} V_X = kV_X \tag{7-1}$$

式（7-1）表明，由于 T_1 和 V_R 为已知值，故时间 T_2 正比于输入模拟电压的幅值 V_X，在 T_2 期间计数脉冲数为 N_2，且有

$$N_2 = \frac{T_2}{T}$$

式中，T 为时钟脉冲周期。故式（7-1）可改写为

$$\frac{T_2}{T_1} = \frac{N_2}{N_1} = \frac{V_X}{V_R} \tag{7-2}$$

式中，N_1 为 T_1 期间的计数脉冲数。

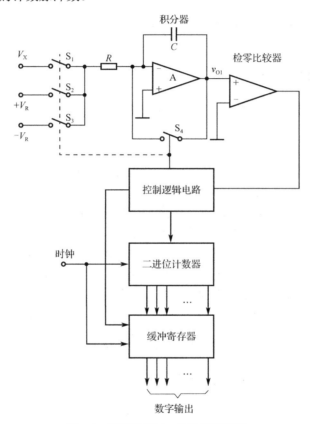

图 7-3 双积分型 ADC 的原理框图

脉冲数 N_2 经缓冲寄存器输出，即为所转换的数字量，该数字量即反映输入的模拟电压值 V_X（因 N_1 和 V_R 是已知值）。

因此，双积分型 ADC 的转换过程共有两个节拍，如图 7-4 所示。在第一节拍（$t_0 \sim t_1$）时，ADC 将模拟量 V_X 转换成时间 T_1（相应的脉冲数 N_1），这一时期称为采样期。在第二节拍（$t_1 \sim t_2$）时，与输入基准电压 V_R 进行比较，到 T_2 时刻比较完毕，这一时期称为比较期。

对于不同的输入电压幅度 V_X，积分器输出的电压斜率不同，V_X 越大，斜率越大，但采样期 T_1 不因 V_X 值不同而改变，因为 T_1 反映的是满刻度值 N_1，它应是确定的数。V_X 越大，积分器在 T_1 时的输出电压值 v_{O1} 越大，比较器将需要更长的时间（$t_1 \sim t'_2$），t'_2 相应的计数脉冲数 N'_2 也就越大。

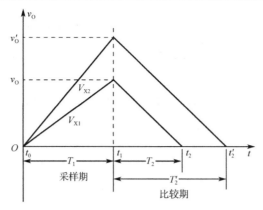

图 7-4　双积分型 ADC 的转换过程图

积分型 ADC 主要应用于低速、精密测量等领域，如数字电压表。其优点是分辨率较高，可达 16 位，功耗低，成本低；缺点是转换速度低，转换速度在 12 位时为 100～300sps。常用的产品有 ICL7106/7107，3 位半（最大值为 1999）带 LED/LCD 显示器驱动输出的双积分型模–数转换器；ICL7135，4 位半（最大值为 19999）带 BCD 码输出的双积分型模–数转换器。

7.2.4　压频变换型模–数转换器

压频变换型模–数转换器也是一种常见的间接变换型模–数转换器，其原理是先将输入模拟信号的电压转换成频率与其成正比的脉冲信号，然后在固定的时间间隔内对此脉冲信号进行计数，计数结果即为正比于输入模拟电压信号的数字量。

从理论上讲，这类 ADC 的分辨率可以无限增加，只要采样时间长到满足输出频率分辨率要求的累积脉冲个数的宽度。其优点是精度高，价格较低，功耗较低；其缺点与积分型 ADC 类似，转换速率受到限制，12 位时为 100～300sps。

压频变换型模–数转换器实质上就是电压–频率变换电路+计数器。电压–频率变换电路在第 6 章中做了详细的介绍，在此不再赘述。

7.2.5　流水线型模–数转换器

流水线型（pipeline）ADC 又称为子区式 ADC，它由级联的若干级电路组成，每一级包括一个采样–保持放大器、一个低分辨率的 ADC 和 DAC，以及一个求和电路，其中求和电路还包括可提供增益的级间放大器。快速精确的 n 位转换器分为两段以上的子区（流水线）来完成。首级电路的采样–保持器对输入信号采样后先由一个 m 位分辨率的粗 ADC 对输入进行量化，接着用一个至少 n 位精度的 DAC 产生一个对应于量化结果的模拟电平并送至求和电路，求和电路从输入信号中扣除此模拟电平，并将差值精确放大至某一固定增益后送交下一级电路进行处理。经过 p 级这样的处理后，最后由一个较高精度的 k 位细 ADC 对残余信号进行转换。将上述各级粗、细 ADC 的输出组合起来构成高精度的 n 位输出。图 7-5 所示为一个 14 位 5 级流水线型 ADC 的原理图及各级内部结构图。流水线型 ADC 必须满足不等式 $pm+k>n$，以便纠正重叠错误。其中，p 为级数，m 为各级中 ADC 的粗分辨率，k 为精细 ADC 的细分辨率，n 为流水线型 ADC 的总分辨率。

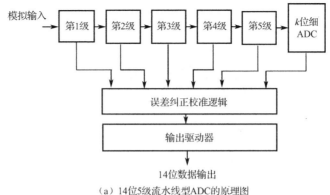

（a）14位5级流水线型ADC的原理图

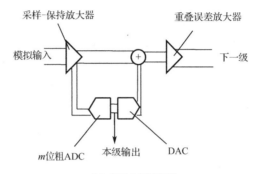

（b）各级内部结构图

图 7-5　14 位 5 级流水线型 ADC 的原理图及其各级内部结构示意图

　　流水线型 ADC 不但简化了电路设计，还具有如下优点：每一级的冗余位优化了重叠误差的纠正，具有良好的线性和低失调；每一级具有独立的采样-保持放大器，前一级电路的采样-保持可以释放出来用于处理下一次采样，因此允许流水线各级同时对多个采样进行处理，从而提高了信号的处理速度，可达 10Msps；功率消耗低；多级转换提高了 ADC 的分辨率。同时，流水线型 ADC 也存在一些缺点：复杂的基准电路和偏置结构；输入信号必须穿过数级电路，造成流水线延迟；同步所有输出需要严格的锁存定时；对工艺缺陷敏感，对印刷线路板更为敏感，会影响增益的线性、失调及其他参数。

7.2.6　Σ-Δ型模-数转换器

　　Σ-Δ型模-数转换器由 Σ-Δ 调制器（又称总和增量调制器）和数字抽取滤波器组成，总体框图如图 7-6 所示。

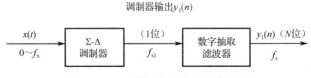

图 7-6　Σ-Δ型模-数转换器总体框图

　　设输入带限模拟信号 $x(t)$ 的最高频率为 f_b，Σ-Δ 调制器以非常高的采样频率 f_{s1} 对 $x(t)$ 进行采样，f_{s1} 要比奈奎斯特采样频率 f_s $(f_s = 2f_b)$ 高许多倍，常取 $f_{s1} = 256f_s$。Σ-Δ 调制器的输出

$y_1(n)$ 为 1 位数字信号，这种高采样频率的 1 位数字信号再经过数字抽取滤波器进行抽取和滤波，转换成采样频率等于奈奎斯特采样率的高分辨率（如 $N = 20$ 位）数字信号，下面将详细说明 Σ-Δ 调制器和数字抽取滤波的原理。

1．Σ-Δ 调制器量化原理

Σ-Δ 调制器是一种改进的增量调制器，与传统的 A/D 转换器的量化过程不同，其量化对象不是信号采样点的幅值，而是相邻两个采样点的幅值之差，并将该值编码为 1 位的数字信号输出。图 7-7 说明了这种量化编码的概念，图中 $x(t)$ 代表输入模拟信号，把时间轴按采样间隔 Δt 分成相等的小段，把纵轴分成许多相等的电压间隔，每个间隔为 Δ；用阶梯信号 $x_1(t)$ 来近似 $x(t)$，当 Δt 和 Δ 很小时，$x_1(t)$ 就可以用来代替 $x(t)$。观察 $x_1(t)$ 有两个特点：①在 Δt 间隔内 $x_1(t)$ 的幅值相等；②两个相邻间隔的幅值差为 Δ，此差值称为"增量"。由此可将 $x_1(t)$ 用 1 位编码来表示。当 $x_1(t)$ 上升一个 Δ 时编码为 1，下降 Δ 时编码为 0，如图 7-7（d）所示。为了能用 $x_1(t)$ 来近似 $x(t)$，前提条件是 Δt 非常小，也就是说，要求采样频率非常高。

图 7-8 是增量调制器的电路原理图，图中 $x_1(t)$ 信号经 1 位 D/A 转换而获得。Δ 的上升或下降由差值信号 $e(t)$ 大于或小于零来决定，$e(t)$ 则由 $x(t)$ 与 $x_1(t)$ 经比较器得出，然后由量化编码器在采样频率 f_{s1} 控制下进行量化编码。

图 7-8 中的 1 位 D/A 转换器通常可用积分器来完成，同时为了改进增量调制器的高频性能，先将输入信号 $x(t)$ 进行积分后再进行增量调制，从而得到如图 7-9 所示的 Σ-Δ 调制器。

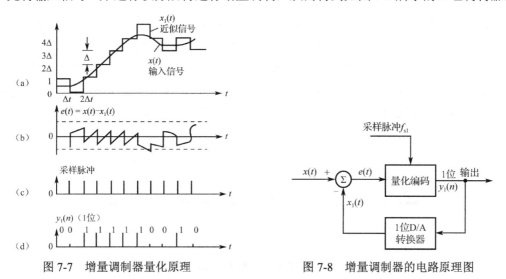

图 7-7　增量调制器量化原理　　　图 7-8　增量调制器的电路原理图

由图 7-9 可以求出，输出 1 位数字信号 $y_1(n)$ 与输入模拟信号的关系为

$$e(t) = \int x(t)\mathrm{d}t - x_1(t) = \int x(t)\mathrm{d}t - \int y_1(n)\mathrm{d}t = \int [x(t) - y_1(n)]\mathrm{d}t \qquad (7\text{-}3)$$

故有

$$y_1(n) = x(t) - \mathrm{d}e(t)/\mathrm{d}t \qquad (7\text{-}4)$$

上式表明，除 $\mathrm{d}e(t)/\mathrm{d}t$ 项外，$y_1(n)$ 代表原始模拟信号，$\mathrm{d}e(t)/\mathrm{d}t$ 实际上代表量化的噪声，因此将 $y_1(n)$ 经低通滤波器后即可恢复 $x(t)$。由式（7-3）还可看出图 7-9（a）中的两个积分器实际上可以合并为一个；由此可得到图 7-9（b）所示的简化电路。目前，大多数实际使用的 Σ-Δ 调制器均采用该电路。

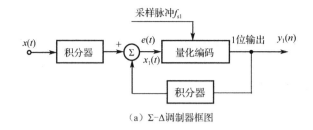

（a）Σ-Δ调制器框图

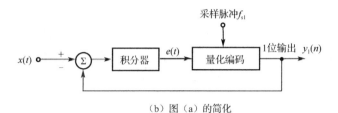

（b）图（a）的简化

图 7-9 Σ-Δ调制器电路原理图

2. 量化噪声

普通幅值 A/D 转换器的量化噪声是由 A/D 转换器的位数来决定的，其量化噪声功率谱密度 N_1 为白噪声

$$N_1 = q^2 / 12 f_{s1} \tag{7-5}$$

式中，$q = E/2^n$ 为量化电平，E 为满量程电平，f_{s1} 为采样频率，n 为编码位数。显然，当 n 较小时，可以通过增加 f_{s1} 来减小量化噪声的功率谱密度。Σ-Δ调制器为 1 位量化，$n=1$，但 f_{s1} 很大（常用值在奈奎斯特采样频率的 256 倍以上），因而其量化噪声功率谱密度同样很小。更重要的是，Σ-Δ调制器对于均匀分布的量化噪声功率谱密度具有成形滤波的作用，大大减小了低频带内的量化噪声。图 7-9（b）的电路图可以等效为图 7-10 所示的线性化频域模型。下面从频域观点详细分析。

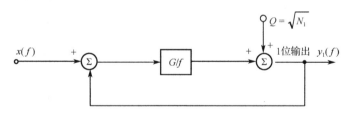

图 7-10 Σ-Δ调制器的线性化频域模型

为了分析方便，假设积分器为理想积分器，传递函数为 G/f，其中 G 为积分器的增益，并设 $x(f)$、$y_1(f)$ 分别为 $x(t)$、$y_1(n)$ 的频谱，则有

$$y_1(f) = [x(f) - y_1(f)]G/f + Q \tag{7-6}$$

$Q = \sqrt{N_1}$ 为量化噪声谱平均电平，由此可得

$$y_1(f) = x(f) \cdot G/(f+G) + Q \cdot f/(f+G) \tag{7-7}$$

式（7-7）右边的第一部分代表有用信号，第二部分代表量化噪声。显然，当 $f = 0$ 时，$y_1(f) = x(f)$，即为无噪声信号，随着频率增高，有用信号减小，噪声增大；当 $f \to \infty$ 时，有用信号趋于零，完全变为噪声。上述分析表明：Σ-Δ调制器对量化噪声进行了成形滤波，对

信号表现为低通滤波，对噪声表现为高通滤波，极大地减小了 A/D 转换器中低频带的量化噪声，而高频段的噪声则可通过随后的数字低通滤波器去除，从而提高量化信噪比，其示意图如图 7-11 所示。

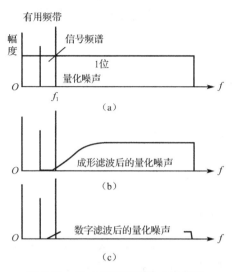

图 7-11　Σ-Δ调制器噪声成形滤波

3. 数字抽取滤波器

数字抽取滤波器具有数字抽取（重采样）和低通滤波的双重功能，它有以下三个作用。

（1）低通滤波经噪声成形滤波后的Σ-Δ调制器输出噪声减至最小，其作用在图 7-11 中已示意表明。

（2）滤除奈奎斯特频率以上的频率分量以防止数字抽取产生混叠失真。

（3）进行抽取和滤波运算，降低数据率，并将 1 位数字信号转换为高位数字信号。

由于Σ-Δ调制器的输出 $y_1(n)$ 的数据率非常高，为了降低数据率，必须进行二次采样，将一次采样的频率 f_{s1} 降低到奈奎斯特频率 f_s。降低 $M = f_{s1}/f_s$ 倍，即进行 $M:1$ 的整数倍抽取。根据采样定理，为了防止混叠失真，在抽取之前，必须先进行低通滤波，将 $f_s/2$ 以上的频率分量滤除。

混叠失真是关于 1/2 采样频率对称的。Σ-Δ型模-数转换具有两次采样，对于第一次采样，由于 $f_{s1} \gg f_b$，因此允许 $f_{s1} \sim f_b$ 之间的频率分量存在，不会因混叠失真影响 $0 \sim f_b$ 的有用频带，如图 7-12 所示。因此，几乎所有采用Σ-Δ型模-数转换器的前端都不需要采用抗混叠低通滤波器。但对于第二次采样，由于 $f_s/2$ 已接近（或等于）f_b，因此必须进行抗混叠低通滤波。

滤波器的第三个作用是降低数据率的抽取与提高分辨率的滤波，这两项工作是同时完成的。为了保证输入信号的波形不失真，要求滤波器具有很好的线性相位特性；同时为了保证A/D 转换器的精度要求，滤波器还必须具有极好的幅度特性。因此，Σ-Δ型模-数转换中的低通滤波器一般采用具有线性相位特性的有限脉冲响应（FIR）数字滤波器。设滤波器的单位脉冲响应为 $h(n)$，$n = 0, \cdots, (N-1)$，抽取滤波过程实际上是进行下述运算：

$$y(n) = \sum_{k=0}^{N-1} y_1(nM-k)h(n) \tag{7-8}$$

式中，N 为滤波器的节数，M 为抽取比（$M = f_{s1}/f_s$），由于 $y_1(n)$ 的取值实际仅为 0 或 1，因此，式（7-8）实际上为累加运算。由式（7-8）可见，经过滤波运算，A/D 输出 $y(n)$ 就变成了高位低抽样率的数字信号，从而实现了高分辨率的 A/D 转换，转换的位数实际上由数字滤波器系数的有限字长来保证。上述滤波过程可采用专用的数字集成芯片或数字信号处理器芯片（DSP）来完成。

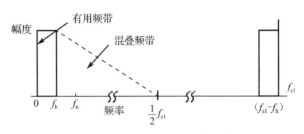

图 7-12　二次采样与混叠失真

4．Σ-Δ型 A/D 转换器的使用

图 7-13 表明了传统的 A/D 转换器与 Σ-Δ型 A/D 转换器在使用上的差别。图 7-13（a）为在采集系统中使用传统的 A/D 转换器，图 7-13（b）为使用 Σ-Δ型 A/D 转换器。二者最大的差别是，传统的 A/D 转换器可以多通道模拟信号输入公用一个转换器，而 Σ-Δ型 A/D 转换器是一个通道和一个转换器。其原因在于 Σ-Δ调制器是对同一信号相邻两采样点的幅值之差进行量化的，因此，不能采用时分复用技术。此外，传统的 A/D 转换器每一通道的前端都需要一个抗混叠滤波器，Σ-Δ型 A/D 转换器则不需要这种滤波器。

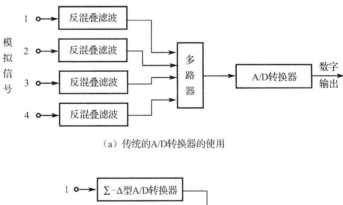

图 7-13　传统的 A/D 转换器与 Σ-Δ型 A/D 转换器的信号转换对比

7.2.7 ADC 的选用

综上所述，传统方式的 ADC（A/D 转换器）（如逐次逼近型、积分型、压频变换型）主要应用于中速或较低速、中等精度的数据采集和智能仪器中。在并行基础上发展起来的分级型和流水线型 ADC 主要应用于高速情况下的瞬态信号处理、快速波形存储与记录、高速数据采集术等领域。这些高速 ADC 的不足之处就是分辨率不高，无法实现大动态范围及微弱信号的检测。20 世纪 90 年代以来获得很大发展的 Σ-Δ型 ADC，利用高抽样率和数字信号处理技术，将抽样、量化、数字信号处理融为一体，从而获得了高精度的 ADC，目前可达 24 位以上，主要应用于高精度数据采集，特别是数字音响系统、地震勘探仪器、声呐等电子测量领域。Σ-Δ型 ADC 由于其极高的分辨率，在很多应用领域可以直接对传感器的输出信号进行转换处理而不需要任何信号调理（放大和滤波）电路；Σ-Δ型 ADC 不断提高的转换速度和相对低廉的价格，日益拓宽它的应用领域，对测控电路的设计将产生深刻的影响。目前，Σ-Δ型 ADC 的主要缺点是转换速度不高，很难实现高频信号的检测。

选择 A/D 转换器时主要考虑下列因素。

1）系统的采样速率

系统的采样速率表征了系统的实时性能。系统的采样速率取决于模拟信号的带宽、数据通道数和最高频率信号每个周期的采样数等。

根据奈奎斯特采样定理，在理想的采样系统中，为了使采样信号能无失真地复现原输入信号，必须使采样频率至少为输入信号最高频率的两倍，否则，将会出现频率混叠现象。

奈奎斯特采样定理是实现无信息损失而重现原信号的必要条件，要求原始数据的采样及数据重建都是理想状态。实际上，一个现实的信号和系统都不可能具有这样的理想情况。为了保证数据的采样精度，一般要求：

（1）在 A/D 转换前必须设置低通滤波消除信号中无用的高频分量；

（2）采样频率应为信号中可能的最高频率的 10 倍；

（3）对于要直接显示或记录的信号波形，采样频率应更高一些。

2）孔径误差

将模拟量转换成数字量要有一个过程，速度再快的 A/D 转换器完成转换也总是需要一定的时间，这个时间称为孔径时间。一个动态信号在孔径时间内会发生变化，从而引起输出的不确定误差，这个误差称为孔径误差。有关孔径误差的讨论可参考第 5 章的 5.6.1 节。为了减小孔径误差并充分发挥 A/D 转换器的性能，一般在 A/D 转换器前必须加上采样-保持电路。现在多数的 A/D 转换器芯片都集成了采样-保持电路。在选用 A/D 转换器时应注意选用。

3）系统的通过率

系统的通过率决定了系统的动态特性。系统的通过率是由模拟多路选择器、输入放大器的稳定时间、采样-保持电路的采集时间，以及 A/D 转换器的稳定性和转换时间等决定的。

4）A/D 转换精度

A/D 转换精度取决于电路各部分的精度。转换电路的误差主要包括模拟多路选择器的误差、输入放大器的误差、采样-保持电路的误差和 A/D 转换器的误差等。一般说来，前三项误差的总和应小于或等于 A/D 转换器的量化误差，否则高分辨率 A/D 转换器就失去了意义。

7.3　数–模转换器（DAC）

7.3.1　DAC 的原理

数字–模拟转换器（DAC）用于将数字量转变为模拟量。DAC 按照输入信号的形式可分为并行 DAC 和串行 DAC 两种。图 7-14 给出的并行 DAC 组成方框图可用来说明 DAC 的工作原理。二进制的数字信号 D 并行输入并控制模拟开关。模拟开关将电阻网络与基准电源 V_R 接通，电阻网络根据模拟开关的通断，将相应的数字量转换成模拟电压输出，相加器将电阻网络的各输出分量求和，得到模拟输出信号 A（电压 v_O），从而实现数字量（D）和模拟量（A）的转换。

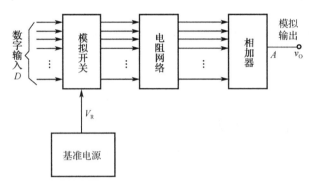

图 7-14　DAC 的组成方框图

DAC 的输入和输出关系可写成

$$v_O = V_R(a_1 \times 2^{-1} + a_2 \times 2^{-2} + a_3 \times 2^{-3} + \cdots + a_n \times 2^{-n}) = V_R \sum_{i=1}^{n} a_i \times 2^{-i} \qquad (7\text{-}9)$$

式中，V_R 为基准电压；a_i 为第 i 位状态的系数或称数字代码（a_i 为 0 或 1）；2^{-1}，2^{-2}，$\cdots$，2^{-n} 代表二进制中相应数码的位置，也代表该码位的加权值。式（7-9）表明，DAC 的输出电压 v_O 是二进制分量 $a_i \times 2^{-i} V_R$ 的总和。该式也可改写为

$$v_O = \frac{V_R}{2^n}(a_n \times 2^0 + a_{n-1} \times 2^1 + \cdots + a_1 \times 2^{n-1}) \qquad (7\text{-}10)$$

或写成另一种形式

$$v_O = \frac{V_R}{2^n}(a_n \times 2^0 + a_1 \times 2^1 + \cdots + a_{n-1} \times 2^{n-1}) = \frac{V_R}{2^n} \sum_{i=0}^{n-1} a_i \times 2^i \qquad (7\text{-}11)$$

式中，$\dfrac{V_R}{2^n}$ 称为 DAC 的量化单位。

由式（7-11）可知，当 $a_1 = a_2 = a_3 = \cdots = a_n = 1$，有

$$v_O = V_R(1 - 2^{-n})$$

当位数 $n \to \infty$ 时，$v_O = V_R$。当 n 为有限值时，有

$$v_O = V_R - \frac{V_R}{2^n} \qquad (7\text{-}12)$$

式中，$\dfrac{V_R}{2^n}$ 表示 n 为有限值时出现的误差，它取决于最低位的权值。位数 n 越小，误差越大。

DAC 的电阻网络有多种形式，常见的有权电阻网络、T 型电阻（R-2R）网络和它们的变形电阻网络。

图 7-15 所示为一个采用权电阻网络的 DAC 电路。在权电阻网络中，每一位的电阻值与其权值相对应，权值越大，对应的电阻越小，例如，最高位（MSB）的权值为 2^n，对应的电阻值最小为 2^0R。权是二进制数，所以电阻网络中的电阻值也是二进制数，这就是权电阻网络的由来。模拟开关 S 的个数决定数码信号的位数，数码信号的每一位输入信号控制一个开关，使开关将基准电压 V_R 与权电阻接通（当码元为 1 时），或将地与权电阻接通（当码元为 0 时）。当码元为 1 时，权电阻中产生电流，其电流决定权电阻值与基准电压；当码元为 0 时，权电阻中的电流为 0。各位所产生的电流在放大器中求和，即 $\sum I$，并通过电流–电压变换器（CVC）变换成模拟电压输出 v_O。

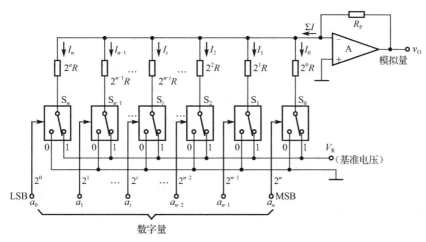

图 7-15　采用权电阻网络的 DAC（n+1 位）电路图

由图 7-15 可以看出，DAC 的输出电压为

$$v_O = -\sum I R_F$$

而

$$\sum I = I_0 + I_1 + I_2 + \cdots + I_i + \cdots + I_{n-1} + I_n + \cdots + \frac{a_0 V_R}{2^n R} = \frac{V_R}{2^n R}$$

$$= \frac{a_n V_R}{2^0 R} + \frac{a_{n-1} V_R}{2^1 R} + \frac{a_{n-2} V_R}{2^2 R} + \cdots + \frac{a_i V_R}{2^{n-i} R} + \cdots + \frac{a_0 V_R}{2^n R}$$

$$= \frac{V_R}{2^n R}(a_n \times 2^n + a_{n-1} \times 2^{n-1} + a_{n-2} \times 2^{n-2} + \cdots + a_i \times 2^i + \cdots + a_0 \times 2^0)$$

$$= \frac{V_R}{2^n R}\sum_{i=0}^{n} a_i \times 2^i \qquad (i = 0, 1, 2, 3, \cdots, n)$$

故 DAC 的输出电压可写为

$$v_O = -\frac{V_R R_F}{2^n R}\sum_{i=0}^{n} a_i \times 2^i \tag{7-13}$$

由此可知，权电阻网络 DAC 的模拟输出电压 v_O 与输入二进制码的数值 $\sum\limits_{i=0}^{n} a_i \times 2^i$ 成正比。

当输入二进制码的数值最大，即 $a_1 = a_2 = \cdots = a_n = 1$ 时，表示所有开关均接基准电压 V_R，这时流入 CVC 的电流值将是最大值，即

$$\sum I = I_{max} = \frac{V_R}{2^n R} \sum_{i=0}^{n} a_i \times 2^i = \frac{V_R}{2^n R}(2^{n+1}-1)$$

此时输出的幅值亦最大

$$v_O = v_{Omax} = -\sum IR_F = -I_{max}R_F = \frac{-V_R R_F}{2^n R}(2^{n+1}-1)$$

例 7-1　若基准电压 $V_R = 10V$，电阻 $R = 10k\Omega$，$R_F = 5k\Omega$，$n-9$（表示有 $n+1=10$ 位），则权电阻网络 DAC 的最大输出位为

$$v_{Omax} = \frac{10 \times 5}{2^9 \times 10} \times (2^{10}-1) = 9.990V$$

若位数 $n+1 = 4$，则

$$v_{Omax} = \frac{10 \times 5}{2^3 \times 10} \times (2^4-1) = 9.375V$$

由此可见，理论上只要位数足够多，权电阻网络 DAC 输出电压就会有较高的精度，但实际上，由于电阻值总有一定误差，而且受温度的影响，况且模拟开关 S 不可能是理想开关，也会造成误差，因此理论上的误差只是实际误差的很小一部分。

权电阻网络中的各个电阻值是不相同的，阻值分散性很大，当 $R = 10k\Omega$，$n = 11$ 时，最大的电阻值为 $2^{11}R \approx 20M\Omega$，故难以实现集成和保证精度。为了保证输出电压的精度，阻值的精度要求很高，这给制造带来较大的困难。为了克服权电阻网络 DAC 的上述缺点，通常采用 T 型（R-2R）电阻网络。

T 型（R-2R）电阻网络中的电阻只有 R 和 $2R$ 两种，整个网络由相同的电路环节组成。图 7-16 给出了 T 型电阻网络组成的 DAC 电路。T 型电阻网络的每一节有 2 个电阻和 1 个模拟开关，开关由该位的代码控制，由于电阻接成 T 型，故称 T 型电阻网络。

在图 7-16 中，当最高位（MSB）开关 S_{n-1} 接通 V_R，而其余各位接地（即 a_{n-1} 为 1，其余位为 0）时，其相应的等效电路如图 7-16（a）所示。节点①的电压为 $\frac{V_R R}{2R+R} = \frac{1}{3}V_R$，考虑到反相放大器的增益为 $A_f = \frac{-R_F}{2R} = \frac{-3R}{2R} = -\frac{3}{2}$，故最高位在输出端的电压为 $-\frac{1}{2}V_R$。当次高位开关 S_{n-2} 将 V_R 接入 T 型网络，而其余各位接地时，其等效电路如图 7-16（b）所示。节点②的电压为 $-\frac{1}{3}V_R$，经电阻分压衰减一次，节点①的电压为 $\left(\frac{1}{2}\right)\frac{V_R}{3} = \frac{V_R}{6}$，故次高位在输出端的电压为 $-\frac{V_R}{4} = \frac{-V_R}{2^2}$。依次类推，当最低位（LSB）的开关 S_0 接通 V_R，而其余各位接地时，节点 n 的电压为 $\frac{V_R}{3}$，经逐级分压衰减 $n-1$ 次，节点①的电压为 $\left(\frac{1}{2}\right)^{n-1}\frac{V_R}{3}$，运算放大器输出的电压为 $-\frac{V_R}{2^n}$。当任一开关 S_i 接 V_R，而其余各位均接地时，运算放大器的输出为

$$v_{Oi} = \frac{V_R}{3}\left(\frac{1}{2}\right)^{(n-1)-i} A_f$$

由于 $A_f = -\dfrac{3}{2}$，故有

$$v_{Oi} = 2^i\left(-\frac{V_R}{2^n}\right)$$

考虑到一般情况，即某些开关接 V_R，而某些开关接地，利用叠加原理，可得模拟输出电压 v_O 为

$$v_O = \sum_{i=0}^{n-1} a_i \times 2^i\left(-\frac{V_R}{2^n}\right) = -\frac{V_R}{2^n}\sum_{i=0}^{n-1} a_i \times 2^i \tag{7-14}$$

式（7-14）表明，T 型（R-2R）网络 DAC 的输出电压 v_O 与输入的二进制码的数值 $\sum\limits_{i=0}^{n-1} a_i \times 2^i$ 成正比。

当所有开关均接 V_R，即 $a_0 = a_1 = a_2 = \cdots = a_{n-1} = 1$ 时，输出电压 v_O 到达最大值，即

$$
\begin{aligned}
v_O = v_{O\max} &= -\frac{V_R}{2^n}\sum_{i=0}^{n-1} a_i \times 2^i \\
&= -\frac{V_R}{2^n}(2^0 + 2^1 + 2^2 + \cdots + 2^{n-1}) \\
&= -\frac{V_R}{2^n}(2^n - 1)
\end{aligned}
\tag{7-15}
$$

由上式可知，只要位数 n 值足够大，则 $v_O \approx V_R$。

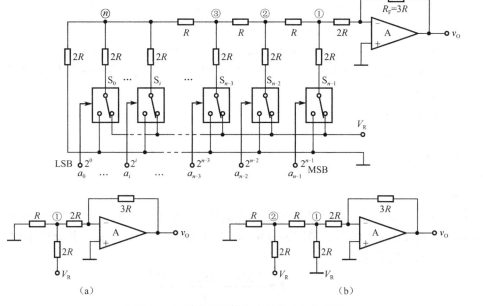

图 7-16　T 型电阻网络组成的 DAC 电路图

与权电阻网络相比，T 型电阻网络中采用 R-2R 的 T 型电阻结构，每一节的分压衰减均为 1/2，从而产生二进制的标准电压输出。T 型网络中的电阻类别少（仅 R 和 $2R$ 两种），制

作方便，而且各位的模拟开关均在同一工作电流下工作，电子开关容易设计。权电阻网络的电阻类别多，各位开关的电流有很大差别，在电阻上产生的功耗也相差悬殊。所以目前在集成 DAC 电路中广泛采用 T 型电阻网络结构。

对 T 型网络来说，模拟开关所带来的误差取决于 T 型网络中的电阻值。电阻值越大，开关误差越小，但电阻值选择得过大将使流入运算放大器的电流越小，放大器的偏移影响就越大，而且电阻值过大还将影响 DAC 的转换速度。

若将 T 型电阻网络与模拟开关的顺序倒过来，将模拟开关安置在电阻网络和运算放大器之间，如图 7-17 所示，则可构成反 T 型 DAC。显然，仅仅是电阻网络与模拟开关在顺序上的变更，不会改变 DAC 的工作状态。由图 7-17 可知，反 T 型 DAC 中，开关的切换在地和"虚地"之间进行，进入 T 型电阻网络的电流是恒定的，不随输入的数码变化而变化。

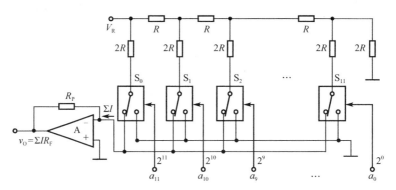

图 7-17　反 T 型 DAC

并行 DAC 只能用于转换并行输入的数码信号，在有些场合，如 PCM 调制信号是串行数码信号，要将串行数码信号转换成相应的模拟量输出，可采用加接串并缓冲器，将串行数码转换成并行数码，然后再送到并行 DAC 中进行 D/A 转换；也可直接采用串行 DAC 电路。

较新的 DAC 器件采用了新的原理——开关电容。利用开关电容实现的 DAC 器件集成度更高、体积更小、功耗更低。

7.3.2　DAC 的主要性能

1. 静态指标

1）分辨率

当输入的数字信号发生单位数码变化，即最低位（LSB）产生一次变化时，所对应的输出模拟量（电压或电流）的变化量即为分辨率。对于线性的 DAC 来说，其分辨率Δ与数字输入的位数 n 有如下的关系：

$$\Delta = \frac{\text{模拟输出的满量程值}}{2^n} \qquad (7\text{-}16)$$

在实际使用中，更常用的方法是采用输入数字量的位数来表示，如 8 位二进制 DAC，常简称其分辨率为 8 位。对于 BCD 码输入的 DAC，如 3 位半的 DAC，是指其最大输入码为 1999。

2）标称满量程与实际满量程

标称满量程是指对应数字量标称值的模拟输出量。对于二进制的 DAC，其实际数字量最大值为 2^{n-1}，比标称值小 1 个 LSB，因此，实际满量程要比标称满量程小相当于 1 个 LSB 的模拟量。

3）精度

如果不考虑 DAC 的误差，DAC 的转换精度即为其分辨率的大小。因此，要获得一定精度的 D/A 转换结果，首要条件是选择有足够分辨率的 DAC。当然，DAC 的精度不仅与 DAC 本身有关，也与外围电路及电源有关。影响转换精度的主要误差因素有失调误差、增益误差、非线性误差和微分非线性误差等。限于篇幅，这里不展开详细讨论。

2．动态指标

1）建立时间

建立时间是描述 D/A 转换速度的一个重要常数。它是指输入的数字量变化之后，输出的模拟量稳定到相应的数字范围内（±1/2LSB）所需要的时间。

2）尖峰

尖峰是指输入的数字量发生变化时产生的瞬时误差。通常尖峰的持续时间很短，但幅度很大，在许多应用场合是不允许有尖峰存在的，应采取措施予以避免。

3．其他指标

影响 D/A 转换误差的其他因素有环境温度、电源电压的变化等。环境温度对各项指标的影响分别用其温度系数来描述，如失调温度系数、增益温度系数等。电源变化对 DAC 的影响用电源变化抑制比（PSRR）来描述，它用电源电压变化 1V 时所产生的输出误差相对满量程的比值来表示，其单位为 $\times 10^{-6}/V$。

在选择 DAC 芯片时，不仅要考虑上述性能指标，也要考虑 DAC 芯片的结构特性和应用特性，这些特性主要包括以下几项。

（1）数字输入特性：包括接收数码制式、数据格式和逻辑电平等。

（2）模拟输出特性：电流输出或电压输出，满量程电压或电流，最大输出短路电流（或是否允许输出短路），以及输出电压允许的范围。

（3）锁存特性及转换特性：是否具有锁存缓冲器，是单缓冲还是双缓冲，如何启动转换等。

（4）基准电源：是否具有内部基准电压，或需要外部基准电源，基准电源的大小、极性等。

（5）电源：功耗的大小，是否具有降低功耗的模式，正常工作需要几组电源及其电压的高低。

7.3.3　专用集成 DAC 简介

DAC 还有许多衍生器件，如调整 DAC、音频 DAC、视频 RAM DAC 和数字电位器等。这些 DAC 具有某种特殊的结构或性能，特别适合于某些特殊的场合，在这些场合应该尽可能地选用特殊的 DAC，使电路得到更好的性能，并能简化电路的设计。

（1）调整 DAC

调整 DAC 又称为 Trim DAC，例如 DAC-8800 是为了取代电路中手工调整的电位器而设计的。它将简单的数字接口和输出结构组合起来，从而使其具有可变电阻器的功能。这种 DAC 既可用于静态（直流）调整，也可用于动态（交流）调整信号的幅度和相位等。

（2）数字电位器

数字电位器类似于 Trim DAC，如 ADI 公司的 AD8402/AD8403 数字电位器，也称为 RDAC。它具有 2 个或 4 个通道 8 位分辨率数控电位器和分压器功能，现有 $10k\Omega$、$50k\Omega$ 和 $100k\Omega$ 共 3 种规格。

（3）音频 DAC

这种经过优化的电位器是为了把数字化的音频信号（例如来自激光唱盘）转换成常规的模拟信号。它包含一个串行口、输出放大器及辅助电路。音频 DAC 常有 16 位、18 位、20 位和 24 位等几种规格。

（4）视频 RAM DAC

某些工业视频显示 DAC（如 ADV7xx 系列）含有大容量的内部随机存储器（RAM）。这些 RAM 用作调色板来存储要求显示的颜色数据，当显示图像数据被需要时再取出来。此类集成电路通常含有三通道的 DAC 和相应的 RAM 调色板，以支持含有红、绿、蓝输出的全色显示。当要求正常线性输出时，这种 DAC 也可以含有校正电路，用于精细地修正 CRT 荧光粉发光强度及非线性输出产生的输出失真。

思考题与习题

1．请查阅数据手册或上网搜索，找到一种 DAC 和 ADC 器件的数据手册，说明其工作原理、主要参数及其应用接口。

2．请对比几种不同工作原理的模-数转换器的特点。

3．将模拟信号变换成数字信号传输有什么优点？模-数转换器（ADC）是否可由数-模转换器（DAC）来构成？试采用逐次逼近式 ADC 来加以说明。

4．双积分型 ADC 的两个节拍（采样期与比较期）各起什么作用？

5．$\Sigma-\Delta$ 型模-数转换器有何特点？为什么说 $\Sigma-\Delta$ 型模-数转换器将对测控电路的设计产生深远的影响？

6．已知某信号中最高信号频率为 15kHz，需要 1% 的测量精度，应选用什么样的模-数转换器？

7．PN 结热敏传感器的输出为 $-2mV/℃$，如果在环境温度为 $-40\sim60℃$ 的范围内要求测量分辨率为 $0.5℃$，应如何选择模-数转换器的分辨率？选择何种工作原理的模-数转换器？如果要求测量精度为 $0.5℃$，又应如何选择？

8．如果采用电压-频率变换方式实现模-数转换器，如果评价它的主要性能？这种方式的模-数转换器有什么特点？

9．为了实现电阻的数字化测量，请给出 3 种以上的测量方案。在每种方案中选用什么样的模-数转换器，为什么？

10．考察一下实验室里的仪器，了解这些仪器所采用的模-数转换器和数-模转换器，与同学一起讨论。对于早年的仪器，能否为它选用新型号的模-数转换器和数-模转换器？替换的可行性如何？由此将带来哪些改进？

11．某公司需开发一种低频数字存储示波系统，信号的最高频率为 32Hz，要求分辨率为 1‰，定标信号为 1Hz 正弦波。请选择模-数转换器和数-模转换器。

12．如果要求一个 D/A 转换器能分辨 5mV 的电压，设其满量程电压为 10V，试问其输入端数字量需要多少数字位？

13．一个 6bit 的 D/A 转换器具有单向电流输出，当 D_{in}=110100 时，$I_O = 5mA$，试求：D_{in}=110011 时的 I_O 值。

14．一个 6bit 逐次逼近型 A/D 转换器，分辨率为 0.05V，若模拟输入电压 $U_i = 2.2V$，试求其数字输出量的数值。

15．一个 12bit 逐次逼近型 A/D 转换器，参考电压为 4.096V，若模拟输入电压 $U_i = 2.2V$，试求其数字输出量的数值。

16．用频率-电压变换方式和 PWM 方式实现数-模转换各有何优点和缺点？

17．请查找一种 Σ-Δ 型数-模转换器并说明其工作原理与特点。

18．图 P7-1 所示为一个采用场效应管作模拟开关的 DAC，试绘出 $a_1 \sim a_4$ 端的数字量 D 自 0000 逐次增加至 1111 时，该电路的数-模转换特性曲线 $v_O = f(D)$。

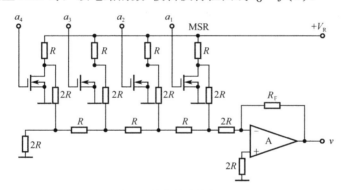

图 P7-1　采用场效应管作模拟开关的 DAC

19．图 P7-2 所示为加权电阻网络 D/A 转换器，若取 $n = 8$，$U_R = 10V$，$R = 2R$，试求 $D_{in} = 110011$ 时的值。

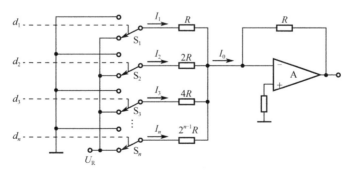

图 P7-2　加权电阻网络 D/A 转换器

20．图 P7-3 所示为一个单片 DAC，它由 R-2R 电阻网络及模拟开关组成，试将该电路接基准电源和相加器，构成一个完整的数-模转换器。

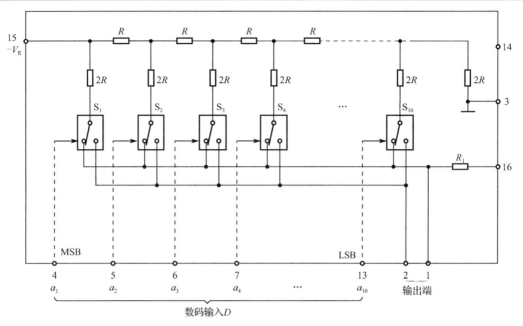

图 P7-3 单片 DAC

第8章 生物医学信号检测

学习要点

8.1 生物医学信号的特点及其检测要求。

8.2 生物电测量电极的种类、电性能、特点及其应用。

8.3 采用微电极测量细胞电位信号的特点。

8.4 心电信号的幅值、频率、波形；测量心电信号时存在的主要干扰信号及其特点。

8.5 共模驱动技术的作用、适用范围。

8.6 右腿驱动技术的作用、适用范围。

8.7 生物电放大器的设计。

8.1 引言

与普通的工业测控系统相比，医学仪器直接测量的生理参数的特点是幅值和频率范围均较低。为了使读者有具体数量上的概念和在设计医学仪器时有一定的依据，表 8-1 列举了一些常规生理信号的范围和特性。

表 8-1 常规生理信号范围和特性

生理信号	一次信号范围和特性
心血管系统	
血压（直接法）	频率范围：DC 至 200Hz；通常 DC 至 60Hz
	压力范围（动脉）：40～300mmHg（5.33～40kPa）
	静脉：0～15 mmHg（0～2kPa）
血压（间接法）	听诊法（柯氏音）：通常 30～150Hz
	收缩和舒张的间歇触诊法：0.1～60Hz
脉搏波（间接法）	频率范围：通常 0.1～60Hz
体积描记法（容积测量法）	频率范围：DC 至 30Hz
心率	平均心率（成人）：45～200 次/min
	实验动物：50～600 次/min
血氧定量法	频率范围：0～60Hz；通常 0～5Hz
每搏输出量	频率范围：0～60Hz；通常 0～5Hz
心电图	频率范围：0.05～100Hz
	信号范围：10μV（胎儿）至 5mV（成人）
呼吸检测系统	
流速（呼吸检测流速描记图）	最大频率：40Hz
	正常流量范围：250～500mL/s，最大流量 8L/s

续表

生理信号	一次信号范围和特性
由记录算出的呼吸检测率（近似的相对呼吸检测量） 潮气量（测量每次呼吸检测或累计以得每分容量） 在呼出的空气中 CO_2、N_2O 或氟氯溴乙浣浓度	平均速度（成人）：12～40 次/min 实验动物：8～60 次/min 典型容量（成人）：600mL/次；6～8L/min 正常流量：CO_2：0～10%（呼气末的 CO_2），4%～6%（成人）； N_2O：0～10%；氟氯溴乙浣：0～3%
溶解的气体和 pH 溶解 O_2 的分压，在体或离体 pH 离体 溶解的 CO_2 分压，离体	溶解的气体和 pH 频率范围：通常 DC 至 1Hz 正常 Po_2 测量范围：0～800mmHg（0～106.7kPa） 高压的 Po_2 测量范围：800～3000mmHg（106.7～400kPa） 信号范围：0～±700mV（包括了 pH 的范围） 正常信号范围：1～1000mmHg （133.3Pa～133.3kPa）
生物电位 脑电图（EEG） 肌电图 视网膜电图 心电图 眼球震颤电图	频率范围：DC 至 100Hz；诊断的主要成分在 0.5～60Hz 范围 正常信号范围：15～100μV 频率范围：10～2000Hz 脉冲持续时间：0.6～20ms 频率范围：DC 到 20Hz 正常信号强度：0.5～1μV 参见心血管系统一项 频率范围：0～20Hz 典型信号强度：100μV/10°眼运动
物理量 体温	20～45℃

生物医学信号检测系统与普通的测量系统有很大的不同。由于测量对象——人的特殊性和人体生理系统的复杂性，在测量时将会受到各种因素的限制，这些限制可归纳如下。

1）被测生理量的难接近性

在活体系统测量中，受技术条件的限制，没有适当的传感器及传感器-被测对象的界面，对许多重要生理参数难以进行测量。例如，目前还没有合适的传感器可测量脑内神经的动态化学活动。所以，当受传感器的尺寸、被测量的特殊性等限制不能在欲测部位放置传感器时，就不能进行直接的测量。在这种情况下，只能采用间接测量的方法。使用间接测量法应注意尽量使被测量与间接被测量之间保持一一对应关系，并对所测得的数据加以必要的修正。例如，心输出量是难以直接测量的生理量，目前只能用染料稀释法、热稀释法或阻抗法间接测出染料的浓度、热或阻抗的变化，以此推断心输断量的大小。

2）生理数据的时间变异性和个体差异性

即使在许多可控因素不变的条件下，对某个特定的人体测出的生理量仍有可能随时间而变化，这是因为该生理量还与许多其他不确定的变量有关。即使性别、年龄相同，甚至体重、身高相同的人测量某项生理量，它们之间也存在显著的差异。所以生理量不能认为是严格的定值，而应该用统计或概率分布的形式来说明。换句话说，在相同的条件下，不同时刻、不同的人，测量的结果不会完全相同。

3）生理系统间存在相互的作用

在人体的主要生理系统中存在大量的反馈环节。刺激某系统某一部分的结果，一般会以某种方式（经常是不能预计的）影响该系统的其余部分，同时还将影响其他系统。因此，常常会使起因和效应关系变得模糊不清，难以确定。甚至当断开反馈环路时，却出现了旁系环路，致使反馈的形式依然存在。当某一器官或组织无效时，会有另一器官或组织接替这一功能（在生理上称之为代偿作用）。

4）缺乏对系统间相互关系的足够了解

如果已完全了解体内各生理系统间的相互关系，那么被测量的可变性就能很好地解释。然而，目前对这些知识还远未了解充分，因而也就难以控制这些变量。因此，医生对很大公差的生理参数测量都能接受。

5）传感器对被测生理量的影响

测量人体参数时，传感器几乎对任何形式的测量都会产生不同程度的影响，在活体系统内测量影响更大。传感器的存在常常显著地改变了被测生理量的读数。例如，放在血流中的传感器将会局部堵塞血管，并改变系统的压力流量特性。同样，如要测量细胞内的电化学电位，就需要用针形电极刺入细胞，穿刺不好很易引起细胞的损伤和致死，这样的细胞就不再具有正常功能。此外，在某一系统中测量用的传感器可以影响其他系统的反应。例如，在评估血液循环时，冷却局部皮肤所引起的反馈会改变血液的循环模式。测量的生理学效应也会影响所得到的结果。对活体的测量还存在心理因素的影响，这是生物医学测量中最具特殊性的。有不少的人，只要到医院就会引起心率、血压的改变。更有甚者，当采用有创方法测量血压时，个别人可能会昏厥从而导致测量的失败。

6）伪迹

在医学和生物学中，被测信号以外的任何成分称为伪迹。测量仪器内所产生的噪声、电气干扰（包括 50Hz 工频）、串音和其他信号不需要的变量都是伪迹。活体测量中的伪迹部分是来自人体的移动。很多传感器对移动很敏感，往往导致输出信号发生变化。这些变化有时甚至很难被测量区分开来，这样就使有用信息和干扰互相混淆。如果采用麻醉来减小移动，则可能导致在系统中出现无用的变化。

7）能量限制

很多生理量的测量需要将一些能量加到活体系统中。例如，用阻抗法测量时，需要使高频电流流过组织和正在被测的血液，电流通过组织时会产生热量，在多数情况下，这部分能量很小，不会产生显著的影响；但是在处理活体细胞时，必须注意能量集中的可能性，否则它会破坏细胞或影响测量。所以，电流流经人体组织产生的热量是一个必须加以限制的因素。同样，X 线的剂量、超声波功率的剂量等也是必须加以限制的因素。

8）安全问题

在人体进行生理量测量时，首先必须不破坏人体的正常功能或危及生命；必须强调医生的安全，这就要求设计或研制任何医学仪器系统时，应特别注意病人及操作者的安全。同时，进行测量时，不应当引起病人的疼痛、损伤或不舒服感，除非为了拯救病人生命时必须忍受这些条件。

生物医学信号可以分为两大类：生物电信号与非生物电信号。对于非生物电信号的测量是通过不同的传感器来进行的。除了上述生物医学信号测量的特点与要求，与其他测控系统设计时的方法和考虑类似，本章就不再赘述。对于生物电信号可以直接采用放大器进行检测，电路与被测量部位的接口是生物电测量电极。作为重点，本章将详细讨论生物电测量电极、若干重要生物电信号的测量及其特殊要求，以及生物电放大器的设计等。

8.2 生物电测量电极

在检测心电图、脑电图、肌电图、眼电图及细胞电等体内、体表生物电时，需要采用所谓生物电测量电极，又称为引导电极。引导电极通常由经过处理的某种金属板、金属细针或金属网制成。引导电极性能优良与否，将直接影响各种体内生物电检测的效果。

8.2.1 引导电极的种类

引导电极的种类很多。以安放的位置不同，可分为体表电极、皮下电极与植入电极等；按电极的形状，可分为板状电极、针状电极、螺旋电极、环状电极及球状电极等；按电极的大小，可分为宏电极与微电极等。体表电极若按电极与皮肤之间是否采用导电膏，又可分为湿电极与干电极，前者采用导电膏，后者不采用导电膏，而仅在金属板上制作一层绝缘薄膜，因而也称为绝缘电极。绝缘电极与一般的传导型电极不同，它是利用绝缘薄膜构成的电容作为交流静电耦合来拾取人体电位的变化分量，因此又称为静电耦合型电极。图 8-1 给出了几种常见的宏电极结构示意图。电极的结构与形状取决于被测对象及安放的位置。

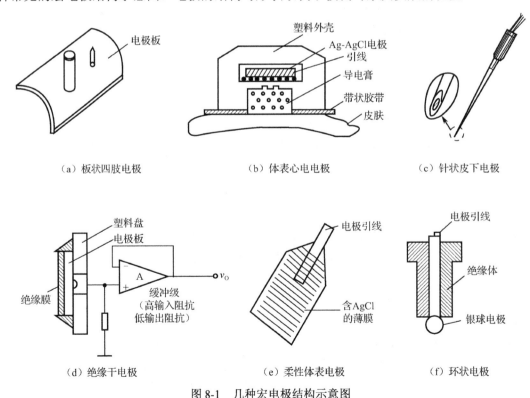

（a）板状四肢电极　　　　（b）体表心电电极　　　　（c）针状皮下电极

（d）绝缘干电极　　　　（e）柔性体表电极　　　　（f）环状电极

图 8-1　几种宏电极结构示意图

8.2.2 生物电极基本知识

由于人体的活组织是含有多种金属元素的电介质，电极与人体相接触来拾取生物电位是一个相当复杂的过程。本节仅介绍一些基本而必要的知识。

1. 电极的换能作用

生物体内的电流是靠离子传导的，而电极与导线中的电流则依赖电子传导，因此可以认为电极在离子导电系统与电子导电系统之间形成一个界面，在电极-电介质间发生了离子导电向电子导电的能量转换过程，从这个意义上来说，生物电测量电极起着换能器的作用。

2. 半电池电位

当某种金属电极浸入含有金属离子的电解质溶液时，金属的原子将失去一些电子进入溶液，溶液中的金属离子也将在金属电极上沉积，当这两个过程相平衡时，在金属和电解质溶液的接触面附近形成电荷分布——双电层，并建立起一个平衡的电位差，对某种金属与电解质溶液来说，这种电位差是一个完全确定的量。这种金属与电解质的组合宛如半个电解质电池，故将这种组合称为半电池电极。表 8-2 给出了常用电极材料在 25℃时的半电池电位。

表 8-2 常用电极材料在 25℃时的半电池电位

金属与反应	半电池电位/V
$Al \rightleftharpoons Al^{3+}+3e^-$	−1.660
$Zn \rightleftharpoons Zn^{2+}+2e^-$	−0.763
$Ni \rightleftharpoons Ni^{2+}+2e^-$	−0.250
$Pb \rightleftharpoons Pb^{2+}+2e^-$	−0.126
$H_2 \rightarrow 2H^++2e^-$	0.000（规定值）
$Ag+Cl^- \rightarrow AgCl+e^-$	+0.223
$Cu \rightleftharpoons Cu^{2+}+2e^-$	+0.337
$Ag \rightarrow Ag^++e^-$	+0.799
$Au \rightarrow Au^++e^-$	+1.680

3. 电极的极化与电极电位

当有电流流经电极和电解质溶液之间时，电极会产生极化现象，并产生极化电位，使电极与电解质溶液间的电位发生变化。半电池电位与极化电位的总和电位差称为电极电位。电极电位往往比所要测量的生物电信号强，而且电极电位是一个变化量，因此为了有效地检测生物电信号，应尽量使电极电位趋于恒定，并尽量降低其数值。Ag-AgCl 电极对于生物体组织具有非常小而稳定的半电池电位，而且是一种不可极化电极，因此常用来作为生物电测量用的引导电极。此外，在电路上也可采取适当措施，例如，在电路上将电极电位与生物电信号分离；两个电极采用完全对称的结构，以便在放大器输入端进行有效补偿；对电极所接触的组织表面进行处理，电极与组织之间用饱和 NaCl 溶液浸湿加一层导电膏，提高放大器的输入阻抗以降低输入电流等措施，都有利于生物电信号的检测。

8.2.3　电极的电性能与等效电路

　　实验研究证明，电极-电解质溶液界面的伏安特性呈非线性，也就是说，电极的性能类似一个非线性元件。电极的性能与流过它的电流密度有关；此外，电极的性能与流过它的电流频率有关。电极的电性能可用其阻抗特性来表示。对于一个正弦信号，电极可由一个电阻和电容串联的电路来模拟。电极-电解质溶液界面上存在电荷分布——双电层，如图 8-2 所示，双电层特性可以用一个电容来等效。但实际上，串联等效电阻和等效电容是随频率变化的，不能规定为一个确定的值，频率越低，串联电阻越大，电容的容抗也越大。故若用串联电阻及电容来模拟电极性能，势必会出现以下情况：当频率趋于零（直流）时，电极的阻抗趋于无穷大，直流电将不能通过；而事实上，直流电是可以通过的，而且当频率趋于零时，电极的阻抗值相对保持恒定，在不同的电流密度下都是一个有限值。所以，电容与电阻串联的电路模型必须加以修改。一种方法在该电路的基础上再并联一个电阻 R_t，如图 8-2（a）所示，可用来说明频率为零时的电阻特性。在电极-电解质溶液的串联等效电路中，串联电阻 R_t 和电容 C 的数值取决于金属的类型、面积、表面情况、测量电流的频率和电流密度，以及电解质的类型及其有效浓度。另一种方法是将串联 RC 电路变成并联 RC 电路，如图 8-2（b）所示，图中 C_H 表示双电层的电容，电阻 R_t 表示其泄漏电阻，电容 C_H 及电阻 R_t 与频率有关。该电路在很低频率及直流条件下，只呈现电阻特性。

　　上述等效电路模型未考虑流出双电层的离子在电解质溶液中的扩散过程，若考虑到扩散过程，电路中还必须引入表征扩散作用的扩散阻抗，扩散阻抗也可用串联或并联的 RC 电路来表示，如图 8-2（c）所示。图中 C_d、R_d 用来反映扩散过程的等效电容与电阻，它们都与频率有关。

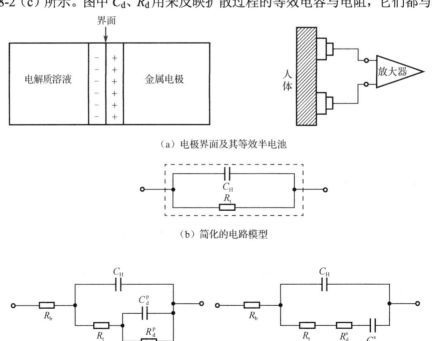

（a）电极界面及其等效半电池

（b）简化的电路模型

（c）考虑扩散时的完整电路模型

图 8-2　小信号电极-电解质溶液的电路模型

用 R_d、C_d 串联来等效扩散阻抗时，其值写成

$$\left. \begin{aligned} R_d^s &= \frac{RT}{Z^2F^2}\frac{1}{\sqrt{2\omega}}\frac{1}{C_0\sqrt{D}} \\ C_d^s &= \frac{Z^2F^2}{RT}\sqrt{\frac{2}{\omega}}C_0\sqrt{D} \end{aligned} \right\} \tag{8-1}$$

式中，D 为扩散系数，ω 为角频率，C_0 为平衡情况下电解质溶液的浓度，R 为气体常数，F 为法拉第常数，T 为热力学温度，Z 为金属的价数。由式（8-1）可得

$$R_d^s C_d^s = \frac{1}{\omega} \tag{8-2}$$

用 R_d、C_d 并联来等效扩散阻抗时，其值可写成

$$\left. \begin{aligned} R_d^p &= \frac{RT}{Z^2F^2}\sqrt{\frac{2}{\omega}}\frac{1}{C_0\sqrt{D}} \\ C_d^p &= \frac{Z^2F^2}{RT}\frac{1}{\sqrt{2\omega}}C_0\sqrt{D} \end{aligned} \right\} \tag{8-3}$$

且有

$$R_d^p C_d^p = \frac{1}{\omega} \tag{8-4}$$

考虑到电解质的容积电阻 R_b，等效电路中尚需接入一个串联电阻 R_b，如图 8-2（c）所示。这样就构成了一个完整的小信号电极-电解质溶液的电路模型。

在体表采用体表宏电极检测生物电位时，常采用两个电极安放在人体的表面，在电极与体表间加有导电膏时，将有两个界面存在，如图 8-3（a）所示。一个是电极与导电膏间的界面，另一个是导电膏与体表间的界面。电极与导电膏的界面存在半电池电位 E，表皮的外层（角质层）可看作对于离子的半透膜，膜的两边若有离子浓度差，则存在电位差 E'。表皮的阻抗以 R_c 和 C_e 表示，表皮下面的真皮和皮下层则呈现纯电阻特性，因此图 8-3（b）所示电路就反映了用一对电极检测生物电的实际电路模型。了解这个模型，有助于对电极电参数的认识，以及指导合理设计与正确使用性能优良的检测电极系统。

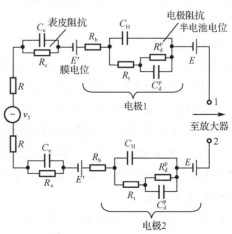

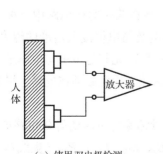

（a）使用双电极检测　　　　　　　　（b）双电极检测的等效电路模型

图 8-3　双电极检测及其等效电路模型

8.2.4 微电极及其等效电路

在测量单细胞或神经元内的电位时，必须采用比细胞的尺寸还要小的电极，这种电极的尖端直径仅为0.5～5μm，因此这类电极通常称为微电极。微电极一般有两种类型：一类是金属微电极；一类是充填电解质的玻璃微电极，其示意图如图 8-4 所示。金属微电极的尖端采用高硬度和具有一定刚度的微细金属丝或金属针，以便于插入细胞内部，尖端（测量尖端）裸露在绝缘覆盖保护层外，测量尖端的精工制作是金属微电极成功的关键。绝缘覆盖保护层的材料应根据不同的金属电极材料与其黏合力的大小来选取。金属微电极材料一般采用不锈钢、碳化钨、铂铱合金等。绝缘覆盖保护层可采用清漆或玻璃。

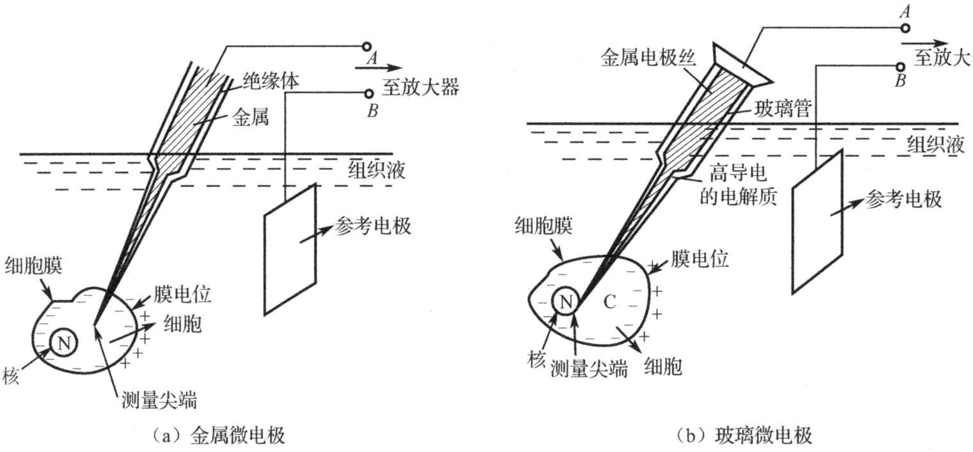

图 8-4　两种类型的微电极

金属微电极经组织液刺入细胞中时的小信号等效电路如图 8-5 所示。图中，R_a为金属微电极引线的电阻，R_b为参考电极引线的电阻，金属微电极尖端与细胞内电解质的界面及参考电极与组织液中电解质的界面间的电位、界面阻抗分别由E_a、R_{fa}、C_{wa}、R_{wa}及E_b、R_{fb}、C_{wb}、R_{wb}表示，$E(t)$表示细胞膜电位，R_{inc}与R_{exc}分别表示细胞内和细胞外（组织液）电解质的电阻，R_s为电极丝本身的电阻，进入组织液中带绝缘层的一段电极丝与组织液电解质之间还存在着分布电容C_d。因此，可得出一个完整的金属电极通过组织液测量细胞电位时的等效电路。考虑到E_a和E_b是已知常数（直流），而细胞膜电位$E(t)$是待测变量，因此可将图 8-5（a）简化为图 8-5（b）的等效电路形式。由于R_a、R_s、R_b及参考电极与组织液中电解质间的界面阻抗值都比金属微电极尖端与细胞内电解质间的界面阻抗小，故在简化等效电路中已被略去。等效分布（旁路）电容C'_d的大小与绝缘材料的介电常数和厚度及与电极浸入溶液的深度有关。由于C'_d的存在，将对被测信号的高频分量起到较大的旁路作用，尤其是电极与电解质界面阻抗较大时更为明显。这是导致测量细胞动作电位失真的决定因素，为此必须在电路上采取措施来改善电极的高频响应。

图 8-4（b）所示的玻璃微电极，经组织液刺入单细胞测量细胞电位时的等效电路如图 8-6 所示。图中R_a、R_b分别表示微电极与参考电极引线电阻；E_a、R_{fa}、C_{wa}、R_{wa}（虚线框①内）表示微电极的电阻丝与玻璃管内电解质之间的电位及界面阻抗；E_b、R_{fb}、C_{wb}、R_{wb}（虚线框

②内）表示参考电极与组织液中的电解质之间的电位及界面阻抗；E_t 表示微电极尖端与细胞液之间的电位，$E(t)$ 为细胞膜电位，R_t 为充填在玻璃管尖端的电解质电阻，R_{inc} 与 R_{exe} 分别为细胞内、外液体的电阻；玻璃管中的液体与组织液之间的分布电容为 C_d。上述这些量中，R_t 是个很大的数值，若用 3mol KCl 溶液作为玻璃管内充填溶液，则 R_t 可高达 $100\sim200\text{M}\Omega$。另外，分布电容 C_d 的作用也不可忽视，若忽略其他阻抗，则等效电路可以简化为图 8-6（b），图中 E_0 为尖端电位 E_t 与电位 E_a、E_b 的代数和。玻璃微电极与金属微电极相比，玻璃微电极具有更高的电极阻抗，等效电路具有低通滤波特性，不适宜用于高频、快速的生物电测量；由于金属微电极的等效电路呈现高通滤波特性，因此可用于检测高频生物电，但其低频特性较差。所以，金属微电极与玻璃电极都有各自的适用范围。

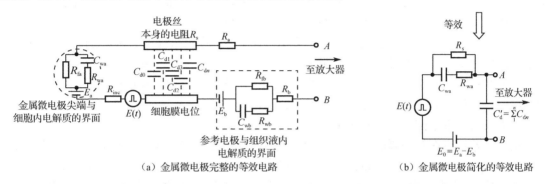

（a）金属微电极完整的等效电路   （b）金属微电极简化的等效电路

图 8-5　金属微电极通过组织液测量细胞电位时的等效电路

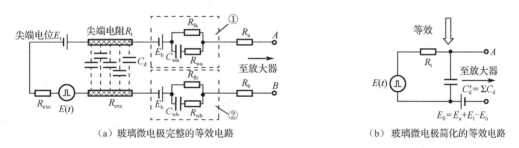

（a）玻璃微电极完整的等效电路   （b）玻璃微电极简化的等效电路

图 8-6　玻璃微电极通过组织液测量细胞电位时的等效电路

8.3　心电信号检测与心电图机

8.3.1　心脏电传导系统和心电图

心脏具有特殊的电传导系统，它位于心壁内，由特殊分化的心肌细胞构成，其功能是产生和传导兴奋，维持和协调心脏正常节律。心脏电传导系统由窦房结、结间束、房室交界、希氏束、束支和浦肯野氏纤维等组成。

窦房结：位于上腔静脉和右心房交界处的心肌与心外膜之间，为一棱形的细胞束，其大小约为 15mm×5mm×1.5mm。窦房结是心脏的正常起搏点，它能自动地、有节律地产生触发电信号，并向外传播到结间束和心房肌。

结间束：连接窦房结和房室交界之间的由特殊心肌纤维构成的细束，共有三条：前结间束、中结间束和后结间束。其作用是将窦房结产生的兴奋较快地传到心房肌和房室交界。前结间束分出一支连至左心房，称为房间束。结间束和房间束的传导速度比心房肌的传导速度要快，心房传导束（结间束及房间束）的传导速度约为1.7m/s。心房肌的传导速度为30～45cm/s（平均约为40cm/s）。

房室交界：心房和心室之间的特殊传导组织，它是心房与心室之间兴奋的通道。主要由结区（房室结）、房结区、结希区三部分组成。在心房收缩结束之前，必须要求心室不能响应动作电位而进行收缩，因此需要一个延迟时间。当窦房结发出一个脉冲后，到达房室交界的时间为30～50ms，而通过房室交界传出脉冲之前的时间为110ms（即脉冲在房室交界内的传导时间）。因此，房室交界像一个延迟线，以延缓动作电位沿着心内传导系统向心室推进。房室交界的功能包括：①房、室之间的传导作用；②延迟作用，保证心房收缩后才发生心室收缩；③房结区和结希区具有自律性，而房室结无自律性。

希氏束（房室束）：由房室交界往下延续即为希氏束，穿过右纤维三角，走行于室间隔内，止于室间隔肌部上缘。希氏束为一根粗束，长约10～20mm，宽3mm，其电位极小，在心内记录约为0.1～0.5mV，若在体表记录仅为1～10μV。因此，用普通心电图机不可能记录下来。例如，仅增加仪器的增益，信号仍要被噪声掩盖，可以通过提高信噪比把它们在体表检测出来——体表希氏束电图。它在临床上有较大的实用价值。

束支：希氏束在室间隔肌部上缘分为左、右两支；走行在室间隔两侧下方。右束支细而长，沿途分支少，分布于右心室；左束支呈带状，沿途分支多，分布于左心室。

浦肯野氏纤维：为左、右束支的最后分支，分支细小而多，形成网状，并垂直穿入心室肌约1/3厚度，并终止在普通心室肌细胞上；心室肌外层的1/3～1/2由心室肌传导。浦肯野氏纤维的传导速度非常快，约为200～400cm/s；心室肌的传导速度较慢，约为100cm/s。

关于心脏内的兴奋传导时间，窦房结与房室结之间动作电位传导时间约为40ms；房室交界延迟时间为110ms；希氏束和束支及其分支传导速度快，兴奋进入希氏束只需30ms即达到最远的浦肯野氏纤维；心室肌外层的1/3～1/2由普通心室肌传导，右心室约需10ms，左心室约需30ms，所以从窦房结到心室外表面的总心内传导时间约为0.22s。

心肌由无数的心肌细胞组成。窦房结发出的兴奋，按一定途径和时程，依次向心房和心室扩布，引起整个心脏的循序兴奋。心脏各部分兴奋过程中出现的电位变化的方向、途径、次序和时间等均有一定规律。由于人体为一个容积导体，这种电变化亦必须扩散到身体表面。鉴于心脏在同一时间内产生大量电信号，因此，可以通过安放在身体表面的胸电极或四肢电极，将心脏产生的电位变化以时间为函数记录下来，这种记录曲线称为心电图（electrocardiogram，ECG）。图8-7所示为典型心电图。心电图反映心脏兴奋的产生、传导和恢复过程中的生物电变化。心肌细胞的生物电变化是心电图的来源，但是心电图曲线与单个心肌细胞的膜电位曲线有明显的区别。

ECG波形是由不同的英文字母统一命名的。正常心电图由一个P波、一个QRS波群和一个T波等组成。P波起因于心房收缩之前的心房除极时的电位变化；QRS波群起因于心室收缩之前的心室除极时的电位变化；T波为心室复极时的电位变化，其幅度不应低于同一导联R波的1/10，T波异常表示心肌缺血或损伤。ECG的持续时间有：P-R间期（或P-Q间期）为P波开始至QRS波群开始的持续时间，也就是心房除极开始至心室除极开始的间隔时间，正常值为0.12～0.20s，若P-R间期延长，则表示房室传导阻滞；Q-T间期为QRS波群开始至 T 波末尾的持续时间，即为心室除极和心室复极的持续时间，正常值为 0.32～0.44s；S-T 段为从 QRS 波群终末到 T 波开始之间的线段，此时心室全部处于除极状态，无电位差存在，所以正常时与基线平齐，称为等电位线，若 S-T 段偏离等电位线一定范围，则提示心肌损伤或缺血等病变；QRS 波群持续时间正常值约为 0.06～0.11s。

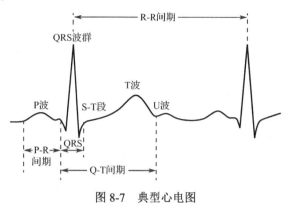

图 8-7　典型心电图

8.3.2　心电图机的结构和功能

记录体表各点随时间而变化的心电波形的仪器称为心电图机。医生根据所记录的心电波形的形态、波幅大小以及各波之间的相对时间关系判断心脏疾病。

由于心电信号较微弱，仅为 mV 级，因此心电图机极易受使用环境（特别是 50Hz 工频干扰）的影响。为了能获得清晰而良好的心电波形记录，对心电图机的抗干扰能力提出较高的要求。此外，为了识别心电图的形态，《中华人民共和国医药行业标准 YY1139-2000》对心电图机提出各种技术要求，主要包括以下几项。

（1）输入阻抗

单端输入阻抗不小于 2.5MΩ。

（2）输入回路电流

各输入回路电流不大于 0.1μA。

（3）定标电压

有 1mV±5% 的标准电压，用于对心电图机增益进行校准。

（4）灵敏度线性

灵敏度控制：至少有三个固定增益，即 5mm/mV、10mm/mV 和 20mm/mV。转换误差范围为±5%。

耐极化电压：加±300mV 直流极化电压，灵敏度的变化范围为±5%。

最小检测信号：能检测 10Hz、20μV（峰-峰值）的信号。

（5）噪声水平

所有折算到输入端的噪声应小于 35μV。

（6）频率特性

幅度频率特性：以 10Hz 为基准，$1\sim 75\text{Hz}^{+0.4\text{dB}}_{-3.0\text{dB}}$。

低频特性：若以时间常数 τ 表示，则 $\tau \geqslant 3.2\text{s}$。

（7）抗干扰能力

共模抑制比：$K_{CMR}>60dB$。

（8）50Hz 干扰抑制滤波器的衰减≥20dB

（9）记录速度

记录速度有 25mm/s、50mm/s±5%两挡。

（10）其他

医学仪器除了应与其他仪器一样能满足环境实验的要求，还有严格的安全性要求，这些由国标 GB10793-2000 专门规定。

图 8-8 为现代心电图机的结构框图。

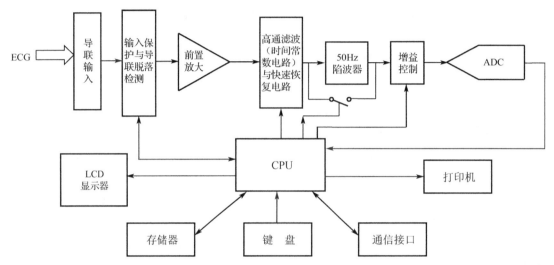

图 8-8　现代心电图机的结构框图

8.3.3　标准导联系统

心脏电兴奋传导系统所产生的电压是幅值及空间方向随时间变化的向量。放在体表的电极所测出的 ECG 信号将因不同位置而异。心动周期中某段 ECG 描迹在某一电极位置上不明显，而在另一位置上却很清楚。为了完整地描述心脏的活动状况，常用在水平和垂直方向的12 种不同导联做记录，以看清各重要细节。心电信号通过导线和电极加到心电图机放大器的输入端，一般把导线和电极合在一起称为导联，如加到病人右腿的电极称为 RL 导联。在临床心电图中，必须有更多的导联才能完整地描述心脏的电兴奋活动，所以就需选择两个电极或一个电极与互接电极组接到放大器的输入端。这种特殊的电极连接方法也可看成导联，但是这样就会使命名产生混乱。为了避免这一问题，把特殊电极组和其连接到放大器的方法称为导联，把单根电极导线称为电极。

1931 年 William Einthoven 发明原始的 ECG 导联系统。他假定在心动周期任一瞬间，心脏额面净的电兴奋是一个二维向量。代表向量箭头的长度与瞬间净的除极和复极电压或电位差成比例，其方向与心脏除极和复极的净方向一致。并进而假定向量的起点位于等边三角形的中心，三角形的顶点是两肩和腹股沟区。由于人体的间质液中的离子是良好的导电体，可把两肩的三角形顶点扩展到两臂，腿是腹股沟区的延伸；这样三角形的顶点可有效地用三个肢体来代表。图 8-9（a）为爱氏三角形图，将电极放在左臂（LA）和右臂（RA）上来测量该两点间的电位差，这种接法称为 I 导联；II 导联测量左腿（LL）和右臂（RA）间的电位差；III 导联测量左腿（LL）和左臂（LA）间的电位差。心电放大器的接地端与右腿接在一起。这种测量两点间电位差的导联称为双极导联。已知起始于爱氏三角形中心的心向量在三个边上的投影即为 I、II 和 III 导联心电标量的大小。相反，如果已知三个标准导联中的两个或全部，就可决定额面的心向量。假定三角形在电性能上是均匀的并以 V_R、V_L 和 V_F 来表示右臂和左腿的电位，则

$$I \text{ 导联} = I = V_L - V_R \tag{8-5}$$

$$II \text{ 导联} = II = V_F - V_R \tag{8-6}$$

$$III \text{ 导联} = III = V_F - V_L \tag{8-7}$$

由上式可得

$$I + III = V_F - V_R = II \tag{8-8}$$

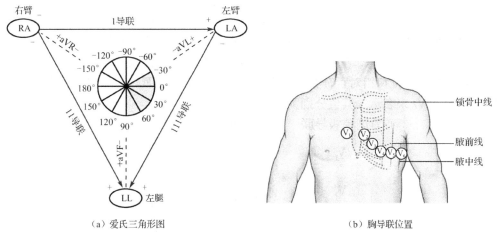

（a）爱氏三角形图   （b）胸导联位置

图 8-9　爱氏三角形图和胸导联位置示意图

1934 年威尔逊（Wilson）提出把肢体电极 RA、LA 和 LL 经三个相等的且大于 5kΩ 的电阻接在一起，组成一平均电位的中心端，称为威尔逊中心端。其作用是在心动周期内获得一个较稳定的电压，作为体表上的基准值。

$$\frac{V_R - V_{WT}}{R} + \frac{V_L - V_{WT}}{R} + \frac{V_F - V_{WT}}{R} = 0$$

故有

$$V_{WT} = \frac{1}{3}(V_R + V_L + V_F) \tag{8-9}$$

式中，V_{WT} 为威尔逊中心端电位，可以它为基准点来测量人体表面某点的电位变化。这种反映单点电位变化的连接方法称为单极导联。如果用 $\bar{V}_R$ 表示 RA 和中心端之间的电位，用 $\bar{V}_L$ 表示 LA 和中心端之间的电位差，用 $\bar{V}_F$ 表示 LL 和中心端之间的电位差，那么

$$\bar{V}_R = V_R - \frac{1}{3}(V_R + V_L + V_F) \tag{8-10}$$

$$\bar{V}_L = V_L - \frac{1}{3}(V_R + V_L + V_F) \tag{8-11}$$

$$\bar{V}_F = V_F - \frac{1}{3}(V_R + V_L + V_F) \tag{8-12}$$

$$\bar{V}_R + \bar{V}_L + \bar{V}_F = 0 \qquad (8\text{-}13)$$

由于每个肢体导联都由一个电阻 R 使肢体电极和中心端分流，这就势必减小了被测信号的幅值。若去除肢体电极与中心端之间的电阻，分流作用就不再存在，因此导联的电位就会加大，把这种接法的导联常称为加压导联，用 aVR、aVL 和 aVF 来表示。加压导联并不影响导联向量的方向，但它能使信号幅值增加 50%，所以临床上常用加压导联来代替单极肢体导联。可以证明：

$$aVR = \frac{3}{2}\bar{V}_R \qquad (8\text{-}14)$$

$$aVL = \frac{3}{2}\bar{V}_L \qquad (8\text{-}15)$$

$$aVF = \frac{3}{2}\bar{V}_F \qquad (8\text{-}16)$$

除双极导联和加压导联外，还有单极胸导联。它把单个胸电极放在胸部预先指定的 6 个位置上，如图 8-9（b）所示。这 6 个位置确定了心脏在不同部位的立体角。它把心脏分为几个部分（如左心房、右心房、左心室、右心室及心隔膜）。这样便以几何方法确定在每一导联位置上心脏偶极子电位和相对百分数。由于电极放置在心脏前面，因此该导联称为心前区单极导联，以 $V_1 \sim V_6$ 来表示。其值分别为

$$
\begin{array}{cc}
\text{心前区单极导联} & \text{所记录电位差} \\
V_1 & V_1 - \dfrac{1}{3}(V_R + V_L + V_F) \\
V_2 & V_2 - \dfrac{1}{3}(V_R + V_L + V_F) \\
V_3 & V_3 - \dfrac{1}{3}(V_R + V_L + V_F) \\
V_4 & V_4 - \dfrac{1}{3}(V_R + V_L + V_F) \\
V_5 & V_5 - \dfrac{1}{3}(V_R + V_L + V_F) \\
V_6 & V_6 - \dfrac{1}{3}(V_R + V_L + V_F)
\end{array} \right\} \qquad (8\text{-}17)
$$

8.3.4　心电检测中的干扰及对策

进行心电测量时，人体不可避免地要与所处的环境发生联系。有些环境不仅给心电波形带来干扰，影响医生的论断，严重情况下还会造成心电图机损坏，威胁病人和操作者的安全。被测参数以外的信号统称为干扰。任何生理参数的测量对排除干扰这一点的要求都是一致的，本节讨论心电检测中的干扰来源、减少或消除干扰的方法。

生物电测量中，通常有如下几种干扰形式。

1）电极噪声

无论是板状金属电极还是针形电极，由于与电解质或体液接触，在金属界面上总会产生极化电压。其大小与电极材料、界面状况及所加的电极糊剂时间有关，它叠加在信号上形成干扰。一般为数十毫伏，有的达数百毫伏甚至伏级。该电压是一定值，但会随环境条件而改

变，如电极糊剂干燥引起极化电压的缓慢变化。另外还与使用的频率有关。

这些变化的原因是基于电化学的变化，实际使用中，电极与人体接触状况的影响极大。

2）无线电波及高频设备的干扰

人体大体上可作为导体来考虑。接上电极导线就会起到接收天线的作用，它接收无线电波及高频设备发出的电磁波。由于电极-人体界面和放大器特性的非线性，它可将高频检波并构成对心电信号的干扰。另外，在使用高频手术电刀时，电极-人体界面为一整流器，它检出高频载波中的低频包络成分，该成分进入心电图机，形成干扰。

3）被测生理量以外的人体电现象所引起的噪声

在人体上有多种电现象混杂在一起。当测量某一生理量（如心电）时，其他的电现象就成为干扰。所以某一生理量有时候是信号，而在另一场合却成为噪声。例如，做心电图时，肌肉紧张所引起的肌电就构成了对心电图的干扰；做脑电图时，头皮的移动（肌电）、眼球的转动（ENG）都会影响测量；测量胎儿心电时，母体的心电就是一干扰源。

4）其他医疗仪器的噪声

许多治疗仪器与测量、监护仪器一起工作时，将构成干扰影响测量。例如，心脏起搏器的起搏脉冲将影响心电和心率的测量；诱发电位的电刺激也是一个干扰源。

用以治疗房颤和室颤的除颤器，它所产生的宽为 2～5ms、高达数千伏的电脉冲，对心电图机构成很大的干扰，可使无高压保护的心电图机损坏。

5）电子器件噪声

在某些生理量测量中，被测信号往往非常微弱，如体表希氏束电图和体表后电位的幅值为 0～5μV，电子器件的噪声也成为测量的大障碍，如电阻器件的热噪声、有源电子器件中的散粒噪声、晶体管器件的低频噪声（$1/f$ 噪声）及两种不同材料接触时所产生的接触噪声等。这些噪声大都与放大器工作的带宽有关。由于噪声是一随机信号，除采用平均技术减小其影响外，重要的还是要选择好低噪声器件，合理设计前置放大器电路。

6）仪器内部布局、布线因素所造成的干扰

仪器装置内部的 50Hz 工频干扰及电源整流电路的纹波基本上是叠加的，这将导致各通道间和各不同功能板上的交叉干扰。此外，电路的布线不当，如大电流通过第一级放大器，有两个以上的接地点，输出通过电感、分布电容或低绝缘强度的基板不适当地耦合到放大器的输入级，以及变压器的漏磁、电容的漏电等都将会导致测量电路工作的不稳定性。

7）静电噪声

许多人造毛、尼龙、腈纶等织物在干燥的季节由于摩擦产生静电，其值甚至可高达数百伏。绝缘的塑料制品在干摩擦下也产生同样的情况。这将给测量带来极大的干扰，严重的情况会使仪器无法工作甚至损坏。

8）50Hz 交流干扰

50Hz 交流干扰是由室内的照明及动力设备所引起的。它是量大面广的干扰源。因其频率也处于绝大多数生理量的频带范围内，所以提高对 50Hz 交流电的抗干扰能力是医学测量和医学仪器设计中面临的一个基本且关键的难题。

（1）交流磁场的干扰

照明设备、沿天花板和墙壁及地面走的动力线、无线电广播、医院手术室中的高频电刀、X 光机、理疗电气设备、可控硅设备及其动力设备等，凡是能发射高频和工频电磁波的导线和设备都会干扰心电图机。其原因是当干扰磁场穿过一定面积的输入回路时，感生出感应电动势并与心电信号相加。大的地回路面积也引起可观的干扰。图 8-10 所示为引起和消除交流磁场干扰的原理图。

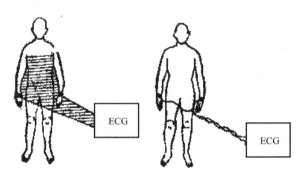

图 8-10 引起和消除交流磁场干扰的原理图

在输入阴影回路面积内，感应电动势为

$$E = -\frac{\mathrm{d}\Phi}{\mathrm{d}t} = -S\frac{\mathrm{d}B}{\mathrm{d}t} \tag{8-18}$$

式中，Φ 为磁通量（Wb）；$B = B_\mathrm{m}\cos\varphi\cos\theta\cos\omega t$（Wb/m²）；$\cos\varphi\cos\theta$ 为输入回路线圈平面法线与 B 的夹角；S 为输入回路面积。代入式（8-18），得

$$E = \omega S B_\mathrm{m}\cos\varphi\cos\theta\sin\omega t$$

由此可知，此干扰电动势与人体坐卧的方向有关。为了降低此项干扰，除改变人体的方向位置外，还应力求减小环路面积。使两臂紧靠身体，并将导线互相缠绕在一起。消除地环路面积的方法是采用一个接地点。最彻底的方法是消除干扰源或截断干扰磁场的传导途径。例如，在可控硅设备内加 RC 吸收电路，减少可控硅转换时所产生的高频磁场干扰；用高磁导率的材料对 50Hz 的电源变压器进行磁屏蔽，防止漏磁场进入输入回路；对高频磁场则可采用铜、铝导体屏蔽，用感应的涡流截断高频磁场通路。

（2）泄漏电流干扰

电力线的覆盖层、墙壁及床等因湿度增加而使其绝缘强度下降。手术室中蒸汽凝结的水沾湿墙壁和床面，也降低了表面的绝缘强度，使泄漏电流增加。心电图机内的电源变压器绝缘电阻的下降同样导致泄漏电流的增大。泄漏电流通过天花板、墙壁和地面再经床至人体，然后经心电图机到地，流经人体及电极导联在人体-电极接触电阻上形成 50Hz 的干扰信号。

解决的方法是将高绝缘强度的合成树脂板放在床脚下，以截断泄漏电流进入人体的通路。也可在床和地面间置一铜板或在床下放金属网板并接地，这时泄漏电流不再流经高阻床，而是通过低阻的金属网板将泄漏电流短路，这样就排除了因泄漏电流所引起的 50Hz 的干扰信号。

（3）静电干扰

心电图机周围环境中的电力线，不论有无电流通过，它与导联线间总存在静电耦合电容。由耦合电容所引起的位移电流将通过皮肤-电极接触阻抗到地，如图 8-11 所示。假定人体的电阻与皮肤-电极间接触电阻相比可略而不计，图中 Z_1、Z_2 为皮肤与电极间的接触阻抗，Z_G 为接地电极与皮肤间的接地阻抗。由此可算出心电图机输入端 A、B 间因位移电流所产生的电位差：

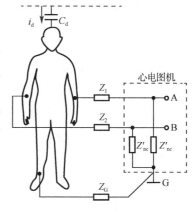

图 8-11　由分布电容产生的
50Hz 电场干扰

$$\dot{V}_A = \dot{I}_{d1}Z_1 + (\dot{I}_{d1} + \dot{I}_{d2})Z_G \qquad (8-19)$$

$$\dot{V}_B = \dot{I}_{d2}Z_2 + (\dot{I}_{d1} + \dot{I}_{d2})Z_G \qquad (8-20)$$

$$\dot{V}_A - \dot{V}_B = \dot{I}_{d1}Z_1 - \dot{I}_{d2}Z_2 \qquad (8-21)$$

如果 $\dot{I}_{d1} = \dot{I}_{d2} = \dot{I}_d$，则 $\dot{V}_A - \dot{V}_B = \dot{I}_d(Z_1 - Z_2)$，这表示电极-皮肤接触阻抗不平衡时所引起的干扰。一般情况下，长为 1～3m 的导线，$|\dot{I}_d|$ 的典型值为 6×10^{-9}A。当 Z_1、Z_2 间不平衡阻抗为 5kΩ 时，其干扰电压为

$$|\dot{V}_A - \dot{V}_B| = |\dot{I}_d(Z_1 - Z_2)| = 6 \times 10^{-9}\text{A} \times 5\text{k}\Omega = 30\mu\text{V}$$

由上述分析可知，要使干扰小，就应使电极-皮肤间的不平衡接触阻抗小。因此力求使 Z_1、Z_2 的值小而对称。通常用细砂纸擦去皮肤表面角质层，并在皮肤和电极之间放入导电膏来降低皮肤-电极间接触阻抗及两阻抗间的不平衡程度。

通常人臂电阻约为 400Ω，躯干电阻约为 20Ω。所以位移电流大部分经躯干到地。这些位移电流流经 Z_G 时建立了共模电压 $\dot{V}_{cm}$，其值为

$$\dot{V}_{cm} = (\dot{I}_{d1} + \dot{I}_{d2})Z_G = 2\dot{I}_d Z_G \qquad (8-22)$$

位移电流也可直接通过人体，然后再经 Z_G 到地，如图 8-12 所示。根据人体等效电路，可以求出位移电流在体内电阻 Z_L 上所建立的电压

$$\dot{V}_{ac} = \dot{I}_d K Z_L \qquad (8-23)$$

当 $K = 1$，$|\dot{I}_d| = 0.1\mu\text{A}$，$|Z_L| = 100\Omega$ 时，$|\dot{V}_{ac}| = 10\mu\text{V}$。

在较差的环境下，如果 $|\dot{I}_d| = 0.5\mu\text{A}$，接地阻抗值为 100kΩ，可以求得共模电压为

$$|\dot{V}_{cm}| = 2 \times 0.5 \times 10^{-6}\text{A} \times 100 \times 10^3\Omega = 0.1\text{V}$$

这是较坏的情况。一般 $|\dot{V}_{cm}|$ 在 1～10mV 之间。以上分析是假定心电图机输入阻抗远大于皮肤-电极接触阻抗得出的。当以上条件不满足时，皮肤-电极间的不平衡阻抗分压效应将导致可观的干扰。忽略在人体内电阻上所建立的电压 V_{ac}，由图 8-12（a）可以得出

$$\dot{V}_A = \dot{V}_{cm}\left(\frac{Z'_{in}}{Z'_{in} + Z_1}\right) \qquad (8-24)$$

$$\dot{V}_B = \dot{V}_{cm}\left(\frac{Z''_{in}}{Z''_{in} + Z_2}\right) \qquad (8-25)$$

当 $Z'_{in} = Z''_{in} = Z_{in}$ 时，$\dot{V}_A - \dot{V}_B$ 为

$$\dot{V}_A - \dot{V}_B = \dot{V}_{cm}\frac{(Z_2 - Z_1)Z_{in}}{Z_1 Z_2 + Z_{in}(Z_1 + Z_2) + Z_{in}^2} \qquad (8-26)$$

因 $Z_{in} \gg (Z_1, Z_2)$，上式可简化为

$$\dot{V}_A - \dot{V}_B = \frac{Z_2 - Z_1}{Z_{in}}\dot{V}_{cm} \qquad (8-27)$$

假定 $|\dot{V}_{cm}| = 10\text{mV}$，$|Z_2 - Z_1| = 5\text{k}\Omega$。若使 $|\dot{V}_A - \dot{V}_B| < 10\mu\text{V}$，则 Z_{in} 应为

$$|Z_{in}| = \left|\dot{V}_{cm}\frac{Z_2 - Z_1}{\dot{V}_A - \dot{V}_B}\right| = 10 \times 10^{-3}\text{V} \times \frac{5\text{k}\Omega}{10 \times 10^{-6}\text{V}} = 5\text{M}\Omega$$

由此可见，若使输入阻抗 Z_{in} 提高到 $50\text{M}\Omega$，在上述相同的条件下，共模电压可允许大至 100mV。

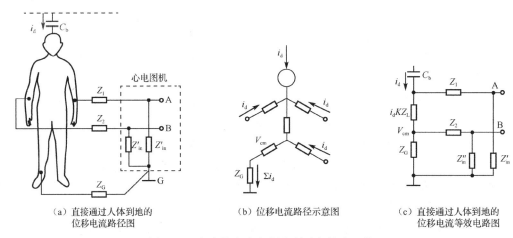

（a）直接通过人体到地的　　　　　（b）位移电流路径示意图　　　　　（c）直接通过人体到地的
　　　位移电流路径图　　　　　　　　　　　　　　　　　　　　　　　位移电流等效电路图

图 8-12　电力线由电容耦合所引起静电干扰

以上结果是在输入阻抗相等的条件下得出的，但这是不实际的。为了把干扰限制到 0.1%，即 $|\dot{V}_A - \dot{V}_B|/\dot{V}_{cm}$ 必须小于 0.001，这时即使 $|Z_1| = |Z_2| = 10\text{k}\Omega$，$Z_{in}$ 的不同也会引起干扰。假定 $|Z'_{in}| = 5\text{M}\Omega$，$Z''_{in} \rightarrow \infty$，由式（8-26）、式（8-27）可得

$$|\dot{V}_A - \dot{V}_B| = \left|\dot{V}_{cm}\left(\frac{5}{5.01} - 1\right)\right| = 0.0002|\dot{V}_{cm}|$$

由上述分析可知，Z_1、Z_2 的绝对值越大，$|\dot{V}_A - \dot{V}_B|$ 也越大。解决这一问题的办法，除了尽量减小皮肤-电极接触阻抗，尽可能提高共模输入阻抗也是一种有效方法。图 8-13 所示为采用共模反馈提高共模输入阻抗的原理电路。50Hz 的共模电压经 A_4 接至导联屏蔽线和滤波电容的结点上。这样使输入信号线和屏蔽层处于相同的共模电位，从而消除了导联电缆线的分布电容和滤波电容的影响；同时，也提高了放大器的输入阻抗。

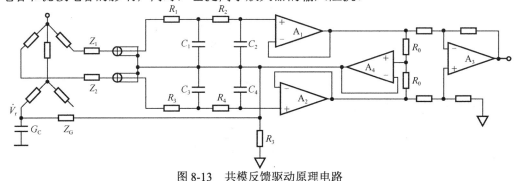

图 8-13　共模反馈驱动原理电路

减小位移电流的干扰也可采用右腿驱动电路，如图 8-14 所示。从图中可以看到，右腿不直接接地，而是接到辅助放大器 A_3 的输出。从两只 R_a 电阻结点检出共模电压，它经辅助的反相放大器后，再通过 R_0 电阻反馈到右腿。人体的位移电流这时不再流入地，而是流向 R_0 和辅助放大器的输出。R_0 在这里起安全保护作用，当病人和地之间出现很高电压时，辅助放大器 A_3 饱和，右腿驱动电路不起作用，A_3 等效于接地，因此，R_0 电阻就起限流保护作用，其值一般取 5MΩ。

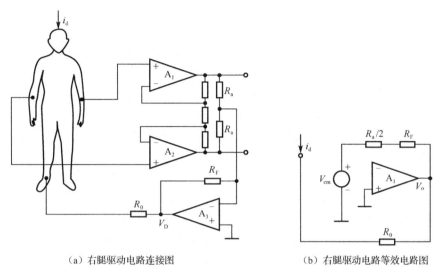

（a）右腿驱动电路连接图　　　　　　　　　　（b）右腿驱动电路等效电路图

图 8-14　右腿驱动电路

由图 8-14（b）所示的等效电路可以求出辅助放大器不饱和时的共模电压。高阻输入级的共模增益为 1，故辅助放大器 A_3 的反相端输入为

$$\frac{2\dot{V}_{cm}}{R_a} + \frac{\dot{V}_o}{R_F} = 0 \tag{8-28}$$

由此得

$$\dot{V}_o = -\frac{2R_F}{R_a}\dot{V}_{cm} \tag{8-29}$$

因为 $\dot{V}_{cm} = \dot{I}_d R_0 + \dot{V}_o$，将上式代入，得

$$\dot{V}_{cm} = \frac{R_0 \dot{I}_d}{1 + \dfrac{2R_F}{R_a}} \tag{8-30}$$

由此可见，若要使 $|\dot{V}_{cm}|$ 尽可能小，即 $\dot{I}_d$ 在等效电阻 $R_0/(1+2R_F/R_a)$ 上的压降小，可以增大 $2R_F/R_a$ 的值。由于 R_0 在 V_{cm} 较大时必须起保护作用，所以其值较大。这样就要求辅助放大器必须具有在微电流下工作的能力，R_F 可选较大值。如果选 $R_F = R_0 = 5$MΩ，R_a 典型值为 25kΩ，则等效电阻为 12.5kΩ。若位移电流 $|\dot{I}_d| = 0.2$μA，则共模电压为

$$|\dot{V}_{cm}| = 0.2 \times 10^{-6}\text{A} \times 12.5\text{kΩ} = 2.5\text{mV}$$

如果将 ECG 的测量系统放在接地的密封铜网的屏蔽室内，这样由电力产生的位移电流便直接通过铜屏蔽网到地，而不再流经人体和心电图机，因此从根本上消除了位移电流对 ECG 的干扰，但付出的代价是必须有价格贵的屏蔽室。

采用隔离放大器降低位移电流也可减小对 ECG 的干扰。隔离放大器主要有光电耦合和磁耦合两种形式。今后主要应用集成光电耦合隔离放大器和磁隔离放大器。光隔离放大器请参考第 3 章的有关内容。

8.4　神经系统电信号检测与脑电图机

8.4.1　神经系统概述

神经系统是机体重要的也是最复杂的系统，人们对神经系统的认识还十分有限。神经系统是人体的主要调节系统，它整合并调节身体各器官的功能活动；同时使人体的内环境随时适应外界环境的变化。人体生活在千变万化的外界环境中，当环境条件发生变化时，体内的功能也进行相应的调整，以适应变化的环境。体内环境的相对稳定性是通过神经（电化学）和体液（生物化学）的负反馈网络来实现的。例如，血液中 CO_2 过多，则脑使呼吸检测肌运动，致使呼吸检测速率和通气增加，并经肺部排出 CO_2。

神经系统在形态和功能上是统一的整体。按照所在位置和功能的不同可分为以下两部分。

（1）中枢神经系统：包括位于颅腔内的脑和位于椎管内的脊髓，两者是相连的。

（2）周围神经系统：包括与脑相连的脑神经（12 对）和与脊髓相连的脊髓神经（31 对）。它们两侧对称地向周围分布到组织器官中，其功能是由周围向中枢或由中枢向周围传递信息（神经冲动）。按照所支配的对象不同，周围神经系统又分为：

① 躯体神经——支配皮和骨骼肌的感觉和运动；

② 内脏神经——支配内脏的平滑肌、心肌和腺体的感觉和运动。内脏神经的运动（传出）神经又称自主神经或植物神经，可以根据功能的不同分为交感神经和副交感神经。

图 8-15 所示为人体神经系统结构图。

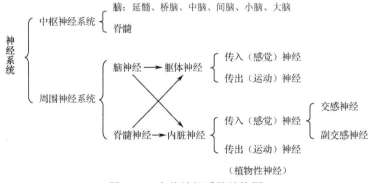

图 8-15　人体神经系统结构图

8.4.2　神经系统的电活动

神经元像身体的其他细胞一样具有生物电活动，神经元在安静时处于电的极化状态，其膜内电位与膜外电位相比，前者约为 -70mV。这种静息电位的形成是由于 K^+ 外流所致，当神经元接受一个超过阈值的刺激（电的、化学的、机械的或热的）时，由于膜对 Na^+ 的通透性突然增加，产生膜的除极化，继而发生复极化，致使膜电位产生一系列的变化，形成一个神经冲动（即动作电位）。

在神经元中产生膜电位，"全或无式定律"适用于神经纤维（轴突）。因此，如果达到一定的刺激阈，便能产生一次冲动，并以一定速度传遍整个纤维，其传导速度取决于纤维的直径。

神经元的胞体通过突触与其他神经元连接，突触产生两种不同的电位：兴奋性突触后电位（EPSP）使胞体兴奋；抑制性突触后电位（IPSP）使胞体抑制。突触电位的振幅随着刺激点的距离增大而减小。每条神经纤维都能产生一个很小的 EPSP，但不足以使神经元兴奋。然而，许多神经纤维电位的综合便可产生一次冲动。

中枢神经的电活动：大脑皮层由亿万个神经元组成，它较接近表面，所以电活动较易观察。大脑皮层经常具有持续的节律性变化，称为自发脑电活动。无刺激时，在不同部位，自发的脑电活动的频率和振幅有所不同。如果把引导电极（双极或单极）放在头皮表面，通过脑电图仪所记得的电位波形称为脑电图（EEG）；直接从皮层表面记得的电位波形称为皮层脑电图，它可以作为意识水平的真实反映指标。脑电图和皮层脑电图都反映大脑皮层的自发脑电活动。

脑电图的波形近似于正弦波。它主要由上皮层神经元的突触后电位变化所形成。这些电位起源于单个神经元，但单个神经元的突触后电位变化不足以引起头皮表面电位的改变，必须有大量的神经元同时发生突触后电位变化。所以，脑电图是同步化放电叠起来形成的电场。这种同步化现象受皮层下中枢的控制，也可能来自脑干（丘脑），其机制目前还不完全了解。从头皮上测得的脑电波的幅值，正常情况下约为 $100\mu V$ 以下；而在暴露的大脑皮层表面测得的电位则比此值大 10～20 倍，约为 1mV。其频率范围从小于 1Hz 到 50Hz。在大脑的不同叶上，波形性质不同，并依赖于觉醒和睡眠的水平。另外，还存在很大的个体差异。由于目前对同步化机制了解甚少，因此对 EEG 图形只能依靠经验从临床角度加以解释。

8.4.3　脑电图术

脑电图（EEG）反映大脑的电活动，它用放在头皮表面的电极检测并放大与大脑神经活动有关的生物电位。脑电图术包括以下几方面。

（1）生物电位检测：用头皮或大脑表面的传感器电极检测。

（2）EEG 信号处理：将传感器的输出放大并滤波（0.1～100Hz）。

（3）EEG 信号记录：信号显示在图形记录仪或 CRT 上。

（4）EEG 信号分析：观看或用计算机解释 EEG 的结果。

所得到的 EEG 记录，临床上可用于诊断颅内病变，探讨脑疾病的演变过程，以及观察药物疗效。它是了解脑功能的主要途径，所以在临床及生理学研究上获得了广泛的应用。EEG 的重要特征是输出为信号的频率而不是信号的波形。EEG 是非周期性信号，无论在幅值方面，还是在相位和频率方面都是连续变化的。EEG 在临床上广泛用于以下领域。

（1）神经学

神经学家依靠 EEG 研究大脑功能，在临床上常与人体其他生理参数的检查相结合，以诊断病人脑部病变。

（2）神经外科

神经外科医生常用 EEG 来定位病灶，指导神经外科手术。

（3）麻醉学

麻醉医师利用 EEG 判断受麻醉病人的麻醉情况，这对施行心脏手术或对难以用其他参数监护的病人特别可靠。

（4）精神病学

为了能更确切地诊断精神失调，可用 EEG 来确定器质性脑部病变的有无。

（5）儿科学

EEG 和其他方法检查（如诱发电位）一起，用于诊断新生儿的听觉和视觉问题等。

（6）老年病学

通过 EEG 检查阿尔茨海默病等老年病患。

通常脑电活动用三类电极来记录，即头皮电极、皮层电极和深部电极。如果用特殊设计的细绝缘针电极推进到脑的神经组织，这时所记录到的脑电图称为深部脑电图。对各种神经膜电位可用微电极检测。

1）脑电幅值和频带

如前所述，头皮表面的 EEG 信号范围为 $1\sim100\mu V$（峰-峰值），频率范围为 $0.5\sim100Hz$，皮层电位约为 $1mV$。而在头皮表面测得的脑干信号的峰-峰值却不大于 $0.25\mu V$，频率为 $100\sim3000Hz$。显然，脑电图的特征与大脑皮层的活动程度有很大的关系，如脑电在觉醒和睡眠状态下有明显的不同；通常脑电图是不规则的，但在异常场合却表现出特殊的形式，如癫痫脑电图表现出特异的棘波。图 8-16 所示为在静息状态下的典型脑电图。

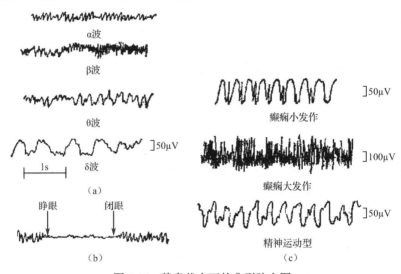

图 8-16　静息状态下的典型脑电图

脑电波按所包含的频率成分可分成下述 5 类：

- δ波：$0.5\sim4Hz$；
- θ波：$4\sim8Hz$；
- α波：$8\sim13Hz$；
- β波：$13\sim22Hz$；
- γ波：$22\sim30Hz$ 及更高频率。

这些频率的生理意义还不完全清楚。α波可在清醒的、大脑处于静息状态的所有正常人的脑电中找到，在后脑枕区中信号最强，其值为 $5\sim200\mu V$。当进入睡眠时，α波完全消失。清醒时睁开眼睛或注意力集中时其幅值降低，并由较高频率的 β波所代替。

β波的峰-峰值小于 20μV，它遍及整个大脑，通常可在顶区和额区记录到。β 波又分成两种形式：β_I 和 β_{II}。β_I 波频率约为 α 波的 2 倍，它与 α 波一样受心理活动的影响。β_{II} 波在中枢神经系统强烈活动或紧张时出现。因此，一种 β 波的活动可由心理活动来诱发，而另一种 β 波的活动则受心理活动抑制。

γ波的峰-峰值小于 2μV，它是由注意或感觉刺激所引起的低幅高频波。

θ波和 δ 波的峰-峰值均小于 100μV。θ波主要发生在儿童的顶部和颞部；但一些成年人在感情压抑期间，特别在失望和遇到挫折时，也能出现近 20s 的 θ 波。δ波有时每 2s 或 3s 出现一次。它们出现在熟睡的成人、婴儿或严重器质性脑病患者的脑中。也可以在做了皮层下横切手术的实验动物的脑中记录到 δ 波。这是由于手术使大脑皮层和网状激活系统产生功能性分离。所发 δ 波只能在皮层内发生，而不受脑的较低级部位神经的控制。

2）临床脑电图

进行临床 EEG 检查时，必须考虑两个非常重要的参数：病人的年龄和意识状态，两者都会影响 EEG 的模式。EEG 的频率随年龄增长而增加，幅值则随年龄增长而减小，小孩的脑电波是高幅度的慢波，而成人的脑电波则为低幅值且频率较快。意识状态尤为重要，睡眠时，成人的 EEG 是高压的慢波，这在清醒状态是看不到的。对脑病患者的 EEG，其波形独具特征并有明显的变化。癫痫大发作与发狂和不受控制的肌肉收缩（惊厥）有联系，带有昏迷（在无意识状态中，病人不可能用外部刺激来唤醒）的 EEG 模式，其变化很突出，通常反映出大幅值、随机性，特别在接近大脑运动区由低到高的频率摆动；而癫痫小发作与小肌肉运动有关，偶尔表现为短暂的意识丧失。有些小孩或病人因其发作时间短，所以很难注意到这一症状。为此，可用外界刺激来诱发这些症状。例如，可用视觉、听觉及外周感觉的刺激方法，诱发出脑干的诱发电位，用以诊断脑的机能失调。

头皮上电极的放置方法大多采用国际联合会的 10-20 导联系统。它应用确定的解剖学标志作为脑电图电极的标准部位。为了便于区分电极与两大脑半球的关系，通常规定右侧用偶数，左侧用奇数。以从鼻根至枕骨粗隆边一正中矢状线为准，在此线左、右等距离的相应部位定出左、右前额点（F_{p1}、F_{p2}）、额点（F_3、F_4）、中央点（C_3、C_4）、顶点（P_3、P_4）和枕点（O_1、O_2）。前额点位置在鼻根上相当于鼻根至枕骨粗隆的 10%处。额点在前额点之后，相当于鼻根至前额点距离的 2 倍，即鼻枕正中线距离 20%处。向后中央、顶、枕各点的间隔为 20%。10-20 导联系统的命名即源于此。表 8-3 列出了 10-20 EEG 导联系统。

表 8-3　10-20 EEG 导联系统

通　道	导　联	通　道	导　联
1	F_{p2}—F_8	9	F_{p2}—F_4
2	F_8—T_4	10	F_4—C_4
3	T_4—T_6	11	C_4—P_4
4	T_6—O_2	12	P_4—O_2
5	F_{p1}—F_7	13	F_{p1}—F_2
6	F_7—T_3	14	F_3—C_3
7	T_3—T_5	15	C_3—P_3
8	T_5—O_1	16	P_3—O_1

图 8-17 所示为 10-20 导联系统在一个平面上示出的所有电极和外侧裂、中央沟的位置。外圈表示枕骨粗隆和鼻根的高度，内圈代表电极的颞线。

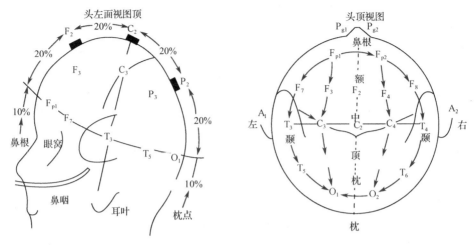

图 8-17　10-20 导联系统的电极位置

常用的电极连接形式有 3 种：①双极导联，即一对电极之间；②单极导联，即一个电极和远处参考电极之间的连接；③平均导联，即一个作用电极和全部作用电极通过相等的高电阻接到一公共参考点之间的连接。双极导联系统采用逐对电极间的电位掩蔽测量。这种方法由于电极间距离小，易于抵消远处公共电场的影响，对 ECG 干扰具有较高的抑制能力，能准确地确定反应的位置。由于所记录的脑电图与电极距离成比例，因此应力求使左、右半球对应部位的电极和各电极与鼻根中线保持等距离，以便于左、右半球间的比较。图 8-18 中的箭头所指的电极都接脑电图机的同相端。例如，1 通道（F_{p2}—F_8），F_{p2} 接脑电图机反相端，F_8 接同相端。

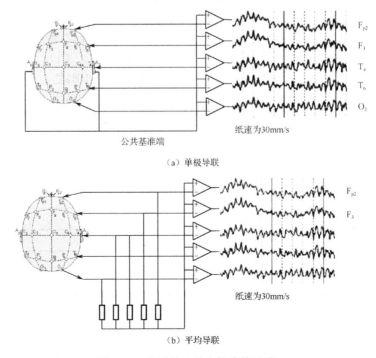

图 8-18　常用的 3 种电极连接形式

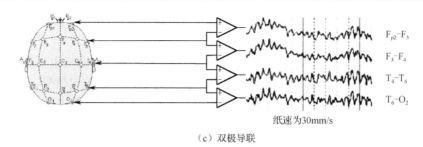

（c）双极导联

图 8-18 常用的 3 种电极连接形式（续）

图 8-19 所示为我国 8 道脑电图机的 6 种常用导联。必要时可根据病理的需要由医生自行安排各种导联的连接方法。

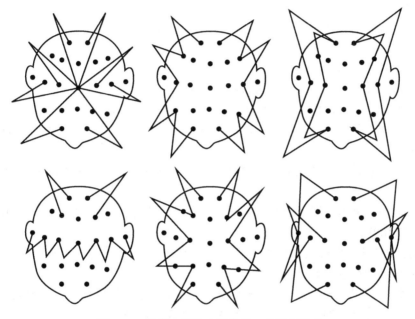

图 8-19 我国 8 道脑电图机的 6 种常用导联

在常规临床脑电图描记中，电极放置是个重要问题。脑电图电极面积小，对头发的破坏程度小，对电极的要求是易于固定，能长时间保持在原位置上，且不引起受试者的不适感。常用酒精使描记部位脱脂，再涂上导电膏，或用火棉胶把非极化的银-氯化银电极粘贴在头皮上，或用橡皮膏固定好。

通常受试者处于清醒状态，闭眼静卧在床上或坐在舒适的椅子上记录 EEG。受试者应尽可能放松，以减小电极导联移动所引起的伪迹。在受试者进入安静状态之后，记录的脑电图表明在顶-枕区 α 波占优势；在前额区，除 α 波外，还有低幅、频率较高的 β 波。对正常人，左、右半球记录基本是对称的。

一般说来，大脑活动的程度与 EEG 节律的平均频率有一定的关系。其频率随大脑活动程度提高而增大。例如，δ 波常见于昏迷、外科麻醉和睡眠状态；θ 波常见于婴儿；α 波常见于松弛状态；β 波常见于紧张的心理活动期间。但是在心理活动时，波形常变为异步。因此，尽管皮层活动增加，但其头皮表面的总电位所描记的幅值却减小了。

8.4.4 脑电图机系统

测量记录大脑内电活动的装置称为脑电图机。临床上典型的脑电图机由8道或16道组成。它用以同时记录从几微伏到200μV、频率从零点几赫兹到100Hz的脑电信号。通常除根据脑电的频率成分、波幅高低、波形的位相、波形的数量（即在某特定时间内所出现的数量）及其分布部位和波形变化等特点外，还广泛应用体内及外界环境变化所诱发出脑电波形变化的技术来分析和诊断脑部疾病，如急性中枢神经系统感染、头内肿瘤占位性病变、脑血管疾病及脑损伤、癫痫、体内生化变化（血糖、血钙含量变化、代谢功能变化）、麻醉状态、精神活动和意识状态等。外界诱发因素如过度换气（降低了CO_2水平，使大脑血管收缩，降低了可利用氧的含量，从而形成大的慢波），睁闭眼试验，压迫颈动脉试验，用节律性声、光刺激，睡眠及药物诱发等。

脑电图还可与心电、血压、呼吸检测及流电皮肤反应等生理参数同时记录，对所取得的数据进行综合分析。

脑电图机应具有下列的功能控制。

（1）增益：即灵敏度量程开关，通常选择灵敏度范围为×1、×4、×20、×250和×500。

（2）增益控制：即灵敏度的电位器调节。它用以调整整机增益，使在不削除EEG峰值的情况下有足够的动态范围。大多数脑电图机设有总增益和各通道分增益控制，有些脑电图机增益用μV/cm表示。

（3）低频滤波衰减器：即高通滤波器开关。用以选择低频截止频率：0.16Hz、0.53Hz、1Hz和5.3Hz。

（4）高频滤波衰减器：即低通滤波器开关。通常用它选择高频截止频率：15Hz、35Hz、50Hz、70Hz和100Hz。

（5）50Hz切迹滤波器开关：用以连接或断开50Hz滤波（典型对50±0.5Hz降低-60dB，不应引起某些信号的相位失真）。

（6）定标按钮：提供5~1000μV（峰-峰值）方波信号，用以标定记录脑电图。

（7）基线（即位置）调节：用以放置所显示EEG波形的位置。

（8）单独电极选择开关：用以选择或安排特定的电极导联连接。

（9）事件标识按钮：用以指示图形显示标记，以识别所要求的事件。

（10）走纸速度开关：用以选择走纸的速度，如10mm/s、15mm/s、30mm/s和60mm/s。

光刺激器的频率一般为0~100Hz。脉冲周期为0~300ms，从信号触发到刺激的延迟为0~300ms。可调光能量为0.1~0.6J，光脉冲持续时间为0.2ms。用白色光作光源，光色可由红、橙、黄、绿和蓝色滤光片得到。

声刺激器发出的声音脉冲强度为50~90dB，持续时间为10ms，重复频率0~50Hz可调的咔嗒声及250Hz、500Hz、1000Hz、2000Hz四挡纯音。

图8-20为16道脑电图机的结构图。除可记录常规脑电图外，系统中还有声、光刺激器，可产生周期性的声、光信号，可以从受刺激病人的头皮表面测量诱发电位。由于诱发电位幅值极小，必须采用平均技术，将有用的诱发信号算术叠加平均，对随机或不与刺激信号同步的50Hz干扰也进行有效的抑制。

图8-20中，安放在头皮上的电极由电极电缆接到导联选择开关。导联选择开关的作用是选择电极导联的接法及交换左、右半球的电极。用交流信号检查每一电极与头皮的接触状况，

也可单独选择电极的程序（即电极导联的连接方式）。由一独立电路产生方波作为整机的定标信号，并加到前置放大器的输入端。它除用作标定外，还可用以检查系统的工作情况。加入定标信号后，如果输出读数不正确，即不在指标范围内，则应调整放大器的增益。该方波信号也可用于大致检查脑电图机的频率响应。

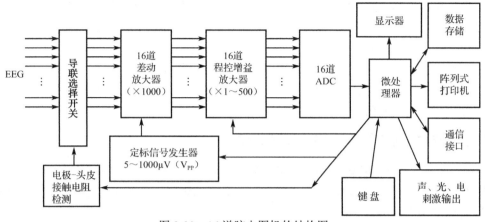

图 8-20　16 道脑电图机的结构图

脑电信号幅值较小，诱发电位信号更低，一般为 $0\sim5\mu V$，极易受外部 50Hz 和内部噪声干扰的影响。所以在脑电图机系统中，对低压电源的设计和制造要求较高，对此应引起足够的重视。

EEG 系统的分析可通过微处理器来实现。EEG 信号经 ADC 量化，然后通过计算机进行分析，再将结果存入存储器或磁盘内。

（1）前置放大器

由于 EEG 信号非常微弱，一般为 μV 数量级，因此对前置放大器的要求比对心电放大器的高。前置放大器是 EEG 机中的重要环节。输入级应具有如下特性：低输入噪声（小于等于 $3\mu V_{PP}$），高增益（$0.5\times10^{3}\sim1\times10^{5}$），高共模抑制比（$K_{CMR}\geqslant80dB$），低漂移和高输入阻抗（大于等于 $10M\Omega$），以及低频交流耦合工作（1Hz 或更低）等。要达到上述要求，除采用低噪声差动电路外，对元器件必须进行严格的挑选，同时也应十分注意工艺。

（2）电极-头皮接触电阻的检测

电极与头皮接触的好坏，直接影响电极-头皮接触电阻的大小。接触不良必然引入较大的交流干扰，尤其在松动时，电极与头皮的接触面将随病人的呼吸或身体、脸部的动作而改变，这将导致伪迹的产生。电极-头皮接触电阻值越小，得到波形的质量就越高、越稳定。所以，电极-头皮接触电阻的测量是非常重要的，在所有脑电图机中都包含该单元。

8.5　生物电检测前置放大器的设计

8.5.1　生物电检测前置放大器的要求

设计任何一个信号检测系统都必须至少考虑两个方面：一是信号，二是噪声。信号主要考虑其幅值和频带，根据信号的幅值来设计放大器的增益，根据信号的频带来设计系统中的滤波器；而噪声要考虑的因素更多，如噪声的幅值和频率、来源和性质。当噪声与信号的频带有重叠时（在生物医学信号检测中是极其普遍的情况），除非迫不得已，往往不能采用普通的模拟滤波器来抑制干扰，而应该根据噪声的来源采取相应的技术措施来抑制干扰。

　　不仅放大信号与抑制噪声会出现矛盾（如噪声与信号的频带有重叠），在抑制不同的噪声时也会出现矛盾。例如，在前置放大器输入端配置无源滤波器，必将有利于抑制高频噪声和直流极化电压，但无源滤波器会降低差动放大器的共模抑制比和输入电阻的平衡，不利于对50Hz工频干扰的抑制；又如提高放大器输入阻抗有利于提高电路抑制不平衡电阻（阻抗）带来的工频干扰，但高输入阻抗的放大器的热噪声也大；再如提高差动放大器的增益有利于提高共模抑制比，但提高增益受放大器的动态范围的限制等。

　　系统设计还存在其他一些矛盾，如性能与工艺性、成本之间的矛盾。所以，在设计中要充分运用先进的电子技术新成果和新技术，保证主要技术指标，综合平衡和巧妙化解各种矛盾，达到综合技术、经济指标最佳。

8.5.2　生物电检测前置放大器的设计举例

　　本节以常规心电信号检测为例，说明生物电检测前置放大器的设计。

　　例 13-1　试设计心电前置放大器，放大器采用±3V供电，假定要求信号的输出幅值为±2.5V，频率范围为0.05～75Hz。

　　设计思路：

　　由于心电信号的幅值为0.5～5mV。因此放大器的总增益为500～5000。前置放大器的增益大一些对抑制放大器器件本身噪声有利，但最大不应超过放大器的总增益最小值1000。对每级放大器的最大增益还应考虑器件本身的带宽，以及存在噪声时和电源条件下器件所能达到的动态范围（输出信号摆幅）和一定的裕量。这里取前置放大器的增益为100。

　　设计放大器，特别是前置放大器，更重要的是考虑噪声及其抑制问题。图8-21形象地说明了在设计放大器时所应考虑的噪声及其抑制方法及它们之间的关系。在图8-21中，检测心电信号时难以避免的噪声显示在图中心，而抑制噪声的各种电路方法如同百万雄师紧紧地把这些噪声"围歼"在中央，每种噪声都有多个"克星"，或者说每种方法都有它最擅长抑制的噪声。这些方法多数有相互支持的作用，但少数方法之间也会产生矛盾（图中没有显示出），还有两种方法，即悬浮电源和共模驱动电路作为"后勤部队"，起到加强前方力量的作用。

　　按照图8-21所示的噪声及其抑制方法及它们之间的关系，前置放大器的设计关键在于以下几点：

　　（1）全面考虑抑制各种噪声的方法，不能网开一面，让噪声进入后级电路；

　　（2）巧妙配置各种方法，使其最大效率地发挥作用；

　　（3）注意扬长避短，尽可能地化解各种方法之间的矛盾。

　　下面讨论心电信号前置放大器的具体设计，在心电信号前置放大器中将采用下列措施抑制干扰。

　　（1）选用低噪声的集成仪器放大器MAX4194作为放大器的核心元件以抑制放大器本身的噪声。同时最大限度地提高心电信号前置放大器的增益，不仅可以有效地抑制电子器件的噪声，还能提高电路的共模抑制比。MAX4194本身具有一系列优良的性能：1000MΩ的输入阻抗有利于抑制电极噪声；100dB以上的共模抑制比有利于抑制50Hz电场干扰；其轨-轨（输出幅度可接近电源电压）特性在低电压电源工作时可实现较高的增益值；工作电流只有93μA以及最低2.7V的工作电源电压，很容易实现隔离放大，有利于抑制50Hz泄漏电流干扰和电场干扰。

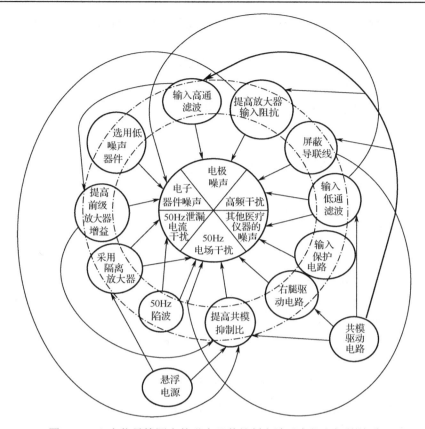

图 8-21　心电信号检测中的噪声及其抑制方法及它们之间的关系

（2）输入采用无源低通滤波器和输入保护电路，以保护放大器并抑制其他医疗仪器的噪声与外界的高频干扰。

（3）在无源低通滤波器和输入保护电路之后接无源高通滤波器。采用无源高通滤波器以抑制电极噪声（极化电压），同时还可以保证最大限度地提高心电信号前置放大器的增益。

（4）采用共模驱动电路以避免无源滤波器和保护电路的元件参数不匹配所带来的共模干扰变差模干扰的问题，同时可以提高共模输入阻抗。

（5）在共模驱动电路的基础上很容易实现右腿驱动电路。右腿驱动电路可以大幅度提高抑制共模干扰的能力。

（6）导联线采用屏蔽电缆，以抑制高频干扰和 50Hz 电场干扰。

（7）采用隔离放大器的形式，即前级放大器与后级电路分开供电，以及采用光电耦合器传输信号。

若图 8-21 所示的技术手段全部被采用，即对心电信号检测中可能存在的干扰均有相应的抑制手段。依据上述设计思想所设计的放大器如图 8-22 所示。

下面设计电路元件参数。

（1）选用低噪声的集成仪器放大器 MAX4194 作为放大器的核心元件。最低 2.7V 的工作电源电压满足电源要求。

（2）MAX4194 具有轨-轨（输出幅度可接近电源电压）的特性，放大器输入端设计有高通滤波器可以抑制极化电压，MAX4194 的失调电压不到 $100\mu V$，因此取其电压增益 500

（MAX4194 的最大增益为 1000，设计要求的增益范围为 500～5000）。根据 MAX4194 的增益计算公式

$$A_G = 1 + \frac{50k\Omega}{R_G}$$

可得 R_G = 100.2Ω，取 R_G = 100Ω，增益误差为 0.2%。

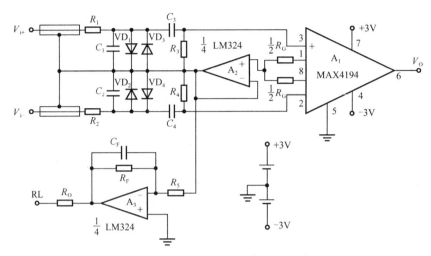

图 8-22　心电信号检测前置放大器设计举例

MAX4194 在增益为 1000 时的 3dB 带宽为 147Hz，大于设计要求。查 MAX4194 的其他指标也满足心电信号检测的要求。

（3）保护电路要求在输入出现 5000V 高压时不损毁电路，二极管 VD1～VD4 选用低漏电的微型二极管 1N4148，其最大允许通过的瞬时电流为 100mA，因此，限流保护电阻（也是低通滤波器的组成部分）R_1 和 R_2 为 50kΩ。

（4）按设计要求，无源低通滤波器的截止频率为 75Hz，由此可计算得到 $C_1 = C_2$ = 42463pF，考虑到存在电极与人体接触阻抗等信号源内阻和电容取系列值等因素，实际可取 $C_1=C_2$=0.022μF。

（5）无源高通滤波器的截止频率为 0.05Hz，取 $R_3=R_4$=10MΩ，使得 R_1 和 R_2 以及电极与人体接触阻抗等信号源内阻带来的信号衰减小于 1%。同时可计算得到 $C_3 = C_4$ = 0.64μF，考虑到电容系列值，实际可取 $C_3=C_4$= 0.68μF。

（6）LM324 可以工作在 2.5V 的单电源或±1.25V 的双电源下，可选用于共模驱动电路和右腿驱动电路。

（7）取 R_5 = 10kΩ，R_F = 10MΩ，C_F = 4700pF（C_F 的作用是使右腿驱动电路稳定）。R_O = 100kΩ。

光电耦合电路与后级电路等其他电路就不在此讨论。

8.6　集成生物电检测芯片——AFE

AFE 是 Analog Front End 的首字母缩写，即模拟前端的意思。AFE 是最近发展起来的 SoC（System on Chip，单片系统或片上系统），集成了某种生物电信号检测所需的几乎所有功能电

路：模拟信号放大、滤波、偏置等电路以及模-数转换器、数字接口电路等。用于心电检测的
AFE 通常包括高共模抑制比的仪器放大器、右腿驱动放大器、屏蔽驱动放大器、共模信号采
样放大器、模-数转换器、导联脱落检测、起搏器检测、滤波器和数字逻辑接口；还包括一些
辅助电路，如基准电源、偏置电压、振荡器与时钟等。这些器件通过数字接口可用单片机、
DSP 或嵌入式系统进行功能和各种参数的设置。了解这些器件的基本性能有助于我们紧跟科
技的发展，设计出高性价比的系统。

8.6.1　ADAS1000 系列心电 AFE

ADAS1000 系列心电 AFE 是由美国 ADI 公司生产的，目前该系列有如下几个品种。
- ADAS1000：全功能的 5 通道 ECG，集成了呼吸检测和脉搏检测功能；
- ADAS1000-1：在 ADAS1000 的基础上去掉了呼吸检测和起搏器检测功能；
- ADAS1000-2：仅可作为从片并提供 5 路心电采集通道（无呼吸检测、起搏及右腿驱
  动等功能）；
- ADAS1000-3：低功耗、3 电极心电图（ECG）模拟前端；
- ADAS1000-4：低功耗、3 电极心电图（ECG）模拟前端，提供呼吸检测和起搏信号检测。

ADAS1000 系列心电 AFE 旨在简化并确保采集高质量 ECG 信号的任务，针对生物电信
号应用提供了一种低功耗、小型数据采集系统。它还具有一些有助于提高 ECG 信号采集质量
的辅助特性，包括灵活的导联配置模式（如经典的威尔逊导联体系、单端导联模式等），可选
的参考驱动，快速过载恢复，能提供幅度和相位信息输出的灵活呼吸检测电路，3 通道起搏
检测及算法，以及交流或直流导联脱落检测选项。

多个数字输出选项确保监控和分析信号的灵活性。ADAS1000 能够提供丰富的、高精度
的数据输出给后端的心电算法平台，如 DSP、FPGA 及各种 MCU。

为了满足各种 ECG 应用，ADAS1000/ADAS1000-1/ADAS1000-2 采用一种灵活的架构。
提供两种模式供用户选择，即高性能模式和低功耗模式。高性能模式满足用户对性能的需求，
但其功耗要比低功耗模式高。

为了简化制造测试、开发，以及提供整体上电测试，ADAS1000/ADAS1000-1/ADAS1000-2
具备许多特性，如通过校准 DAC 提供直流和交流测试激励、CRC 冗余测试，以及对所有相
关寄存器地址空间的回读功能。

输入结构为差分放大器输入，允许用户选择不同配置方案来实现最佳应用。

ADAS1000/ADAS1000-1/ADAS1000-2 提供两种封装选项：56 引脚 LFCSP 和 64 引脚
LQFP；额定温度范围为-40～85℃。

ADAS1000 系列心电 AFE 具有如下特性。
- 生物电信号输入，数字信号输出 5 个采集（ECG）通道和 1 个受驱导联 IC；
- 并行可用于 10 多个电极的测量，主器件 ADAS1000 或 ADAS1000-1 与从器件
  ADAS1000-2 一起使用；
- 交流和直流导联脱落检测；
- 3 个导联内置起搏信号检测算法，支持使用者的起搏信号的检测；
- 胸阻抗测量（内部/外部路径）；
- 可选参考导联；
- 可调噪声与功耗控制，关断模式；

- 低功耗：11mW（1 导联），15mW（3 导联），21mW（所有电极）；
- 提供导联或电极数据；
- 支持以下标准：AAMI EC11:1991/(R)2001/(R)2007、AAMI EC38R2007、EC13:2002/(R)2007、IEC60601-1 ed. 3.0 b:2005、IEC60601-2-25 ed. 2.0:2011、IEC60601-2-27 ed. 2.0 b:2005、IEC60601-2-51 ed. 1.0 b:2005；
- 快速过载恢复；
- 低速或高速数据输出速率；
- 串行接口：兼容 SPI/QSPI/DSP；
- 56 引脚 LFCSP 封装（9mm×9mm）；
- 64 引脚 LQFP 封装（主体尺寸为 10mm×10mm）。

下面以 ADAS1000 为例简要介绍该系列 AFE 的工作原理与应用。图 8-23 给出了 ADAS1000 的内部功能结构图。

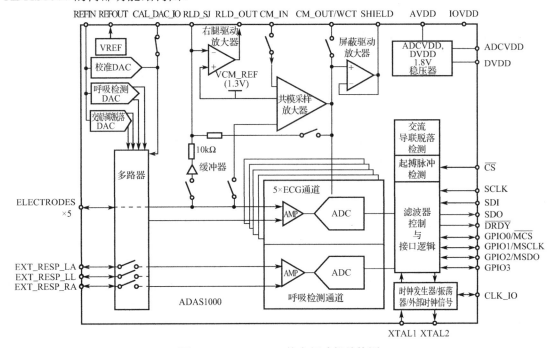

图 8-23　ADAS1000 的内部功能结构图

下面分别介绍 ADAS1000 片内集成的主要功能。

1）ECG 通道

每个 ECG 通道由以下部分组成（见图 8-24）：可编程增益、低噪声、差分前置放大器，固定增益抗混叠滤波器，差动缓冲放大器，ADC。每个电极输入路由至其 PGA（可编程放大器）同相输入。内部开关允许 PGA 的反相输入连接到其他电极和/或威尔逊中心电端，以提供差分模拟处理（模拟导联模式），计算某些或全部电极的平均值，或内部 1.3V 共模基准电压（VCM_REF）。后两种模式支持数字导联模式（导联在片内计算）和电极模式（导联在片外计算）。无论何种情况，内部基准电平都会从最终导联数据中扣除。

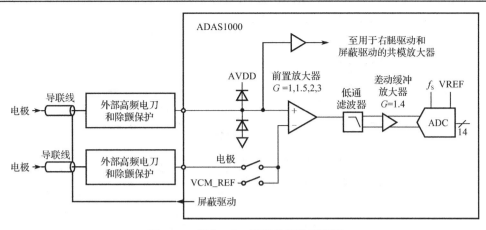

图 8-24　每个 ECG 通道的简化示意图

ADAS1000/ADAS1000-1/ADAS1000-2 采用直流耦合方法，要求前端偏置，以便在相对较低电源电压施加的动态范围限制以内工作。右腿驱动环路通过迫使所有选定电极的电气平均值达到内部 1.3V 电平（VCM_REF）来执行此功能，从而使各通道的可用信号范围最大化。

所有 ECG 通道放大器均利用斩波来最小化 ECG 频段中的 1/f 噪声贡献。斩波频率约为 250kHz，远大于任何目标信号的带宽。双极点抗混叠滤波器具有约 65kHz 的带宽，支持数字起搏信号检测，同时仍能在 ADC 采样速率提供 80dB 以上的衰减。ADC 本身是一个 14 位、2MHz SAR 转换器，1024 倍过采样有助于实现所需的系统性能。ADC 的满量程输入范围为 2×VREF 或 3.6V，不过 ECG 通道的模拟部分会将有用信号摆幅限制在约 2.8V。

2）电极/导联信息和输入级配置

ADAS1000/ADAS1000-1/ADAS1000-2 的输入级有多种不同配置方式。输入放大器是差分放大器，可配置为在模拟域产生导联，位于 ADC 之前。此外，在用户的控制下，数字数据可以配置为提供电极或导联格式，这使得输入级具有极大的灵活性，适合各种不同的应用。

3）模拟导联配置和计算

当 CHCONFIG=1 时，导联在模拟输入级中配置，如图 8-25 至图 8-27 所示。它使用传统的仪表放大器结构，采用模拟方式计算导联信息，利用共模放大器得到 WCT（威尔逊中心电端）。虽然这会导致模拟域中的导联 Ⅱ 反转，但可以进行数字校正，使输出数据具有正确的极性。

4）除颤器保护

ADAS1000/ADAS1000-1/ADAS1000-2 片内无除颤保护功能。应用若需要除颤保护，必须使用外部器件。图 8-28 和图 8-29 给出了外部除颤保护的例子，每个 ECG 输入端均需要，包括 RLD 和 CM_IN（若使用 CE 输入模式）。注意，两种情况下，ECG 输入通道总电阻均假定为 5kΩ（图中的 4kΩ+人体与电极的接触电阻等）。图中连接到 RLD 的 22MΩ 电阻是可选电阻，用于为开路 ECG 电极提供安全终端电压，其值可以更大。注意，如果使用这些电阻，直流导联脱落功能在最高电流设置下性能最佳。

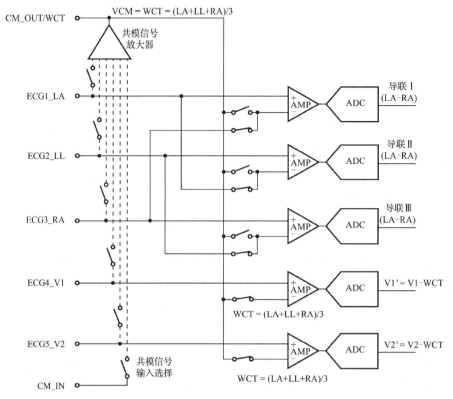

图 8-25　灵活的前端配置——相当于威尔逊中心电端（WCT）的模拟导联模式配置

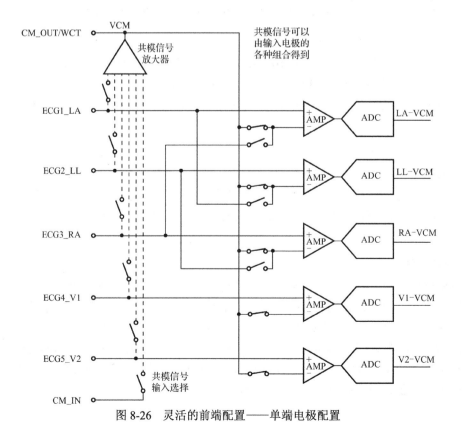

图 8-26　灵活的前端配置——单端电极配置

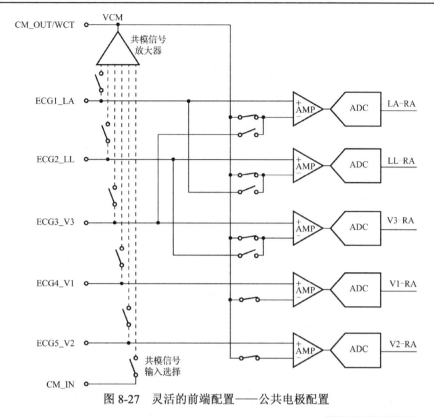

图 8-27 灵活的前端配置——公共电极配置

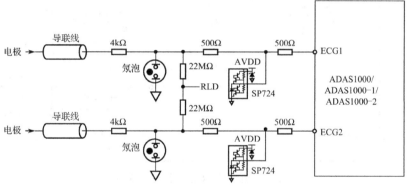

图 8-28 ECG 输入通道上除颤保护示例——使用氖泡保护
（图中已加上二极管 SP724 的效果更好）

5）ESIS（高频电刀干扰）滤波

ADAS1000/ADAS1000-1/ADAS1000-2 片内无高频电刀干扰抑制（ESIS）功能。应用若需要 ESIS 保护，必须使用外部器件。

6）ECG 路径输入复用

如图 8-30 所示，各 ECG 通道都提供了许多功能的信号路径（呼吸检测除外，它仅连接到 ECG1_LA、ECG2_LL 和 ECG3_RA 引脚）。

注意，通道使能开关位于右腿驱动（RLD）放大器连接之后，从而允许连接 RLD（重定向至任意一条 ECG 路径）。CM_IN 路径的处理方式与 ECG 信号相同。

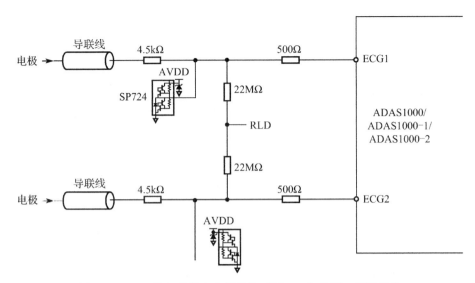

图 8-29   ECG 输入通道上除颤保护示例——仅使用二极管保护

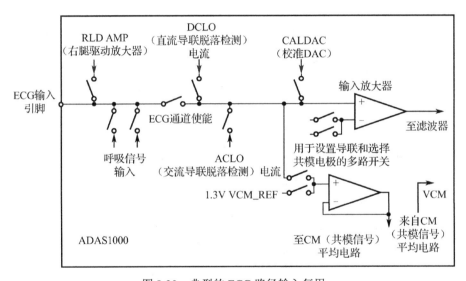

图 8-30   典型的 ECG 路径输入复用

7）共模选择和平均值

共模信号可以从一个或多个电极通道输入的任意组合、内部固定共模电压基准 VCM_REF 或连接到 CM_IN 引脚的外部源获得。后一配置可用于组合模式中，主器件为从器件创建威尔逊中心电端。测量校准 DAC 测试音信号或将电极与病人相连时，固定基准电压选项很有用，可用信号可以仅从两个电极获得。

灵活的共模产生方式使得用户能够完全控制相关通道。它与产生右腿驱动信号的电路相似，但与后者无关。

图 8-31 显示了共模信号产生模块的简化示意图。各电极的物理连接可以采用缓冲，但为简明起见，图中未显示这些缓冲器。

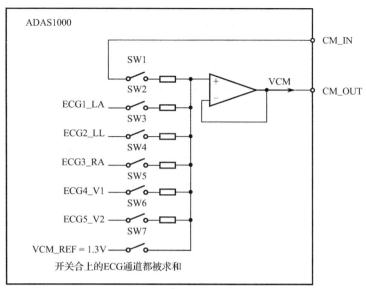

图 8-31　共模信号产生（平均）模块的简化示意图

开关的使用存在以下限制：

- 若 SW1 闭合，SW7 必须断开；
- 若 SW1 断开，至少必须有一个电极开关（SW2～SW7）闭合。
- SW7 只能在 SW2～SW6 断开时关闭，因此 1.3V VCM_REF 只能在所有 ECG 通道均断开时求和。

CM_OUT 输出非设计用于供应电流或驱动阻性负载，如果用于驱动从器件（ADAS1000家族的所有器件均可以作为从器件使用，ADAS1000-2 只能作为从器件使用）以外的任何器件，其精度会下降。如果 CM_OUT 引脚上有任何负载，则需要使用外部缓冲器。

8）威尔逊中心电端（WCT）

共模选择均值功能非常灵活，允许用户从 ECG1_LA、ECG2_LL、ECG3_RA 电极实现威尔逊中心点。

9）右腿驱动/参考放大器

右腿驱动（RLD）放大器或参考放大器是反馈环路的一部分，用于使病人的共模电压接近输入信号的共模。ADAS1000/ADAS1000-1/ADAS1000-2 的内部配置 1.3V 基准电平（VCM_REF）。

这使得所有电极输入的中心位于输入范围的中心，从而提供最大输入动态范围。它还有助于抑制来自荧光灯或其他与病人相连仪器等外部来源的噪声和干扰，并吸收注入 ECG 电极的直流或交流检测导联脱落电流。

RLD 放大器的使用方式有多种，如图 8-32 所示。其输入可以利用一个外部电阻从 CM_OUT 信号获得；也可以利用内部开关将某些或全部电极信号合并。

RLD 放大器的直流增益由外部反馈电阻（R_{FB}）与有效输入电阻之比设置，该比值可以通过外部电阻设置，或通过 CMREFCTL 寄存器配置的选定电极数量的函数设置。通常情况下，R_{IN} 使用内部电阻，所有活动电极用于产生右腿驱动，导致有效输入电阻为 2kΩ。因此，实现 40dB 的典型直流增益需要 200kΩ反馈电阻。

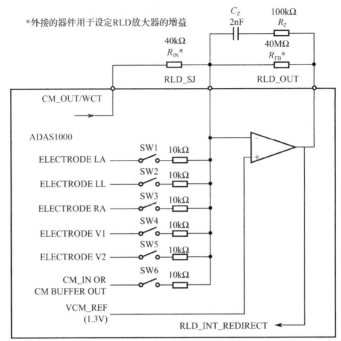

图 8-32 RLD 的外接器件

RLD 环路的动态特性和稳定性取决于所选的直流增益及病人电缆的电阻和电容。一般需要使用外部元件来提供环路补偿；对于具体仪器设计和电缆组件，必须根据实验确定如何补偿。

有些情况下，增加导联补偿是有必要的，但在另一些情况下，腿补偿可能更恰当。RLD 放大器的求和结引出到一个封装引脚（RLD_SJ）以方便补偿。

为了防止 RLD 输出电流超出法规要求，实际应用时需要串联一个限流电阻。

在 RLD 模块内有一个导联脱落比较器电路，它监控 RLD 放大器输出以确定病人反馈环路是否闭合。开环状态通常由右腿电极（RLD_OUT）脱落引起，往往会将放大器的输出驱动到低电平。此类故障通过表头字反映，系统软件可以采取措施，通知用户以及/或者通过 ADAS1000/ADAS1000-1/ADAS1000-2 的内部开关将参考驱动重定向到另一个电极。检测电路在 RLD 放大器本地，在重定向参考驱动下仍能工作。

如果需要使用参考电极重定向功能，各通路必须串联足够大的限流电阻；ADAS1000/ADAS1000-1/ADAS1000-2 外部需要提供连续的病人保护。ECG 路径中的任何附加电阻必定会干扰呼吸检测的测量，还可能导致噪声增大和 CMRR 降低。

基于增益配置（见图 8-32）并假设病人保护电阻为 330kΩ，RLD 放大器可以稳定地驱动最大 5nF 的电容。

10）校准 DAC

ADAS1000/ADAS1000-1 内部有多项校准特性。10 位校准 DAC 可用来校正通道增益误差（确保通道匹配）或提供多个测试音，具体选项如下：

● 直流电压输出（范围为 0.3～2.7V）。直流电压输出的 DAC 传递函数为

$$0.3V + \left(2.4V \times \frac{code}{(2^{10} - 1)} \right)$$

式中，code 为数字信号；
- 10Hz 或 150Hz 的 $1mV_{p\text{-}p}$ 正弦波；
- 1mV、1Hz 方波。

通过内部切换，可将校准 DAC 信号路由至各 ECG 通道的输入（见图 8-30）。另外，也可以将其从 CAL_DAC_IO 引脚输出，从而测量和校正整个 ECG 信号链中的外部误差源，以及/或者用作 ADAS1000-2 辅助芯片校准的输入。

为确保校准 DAC 成功更新，写入新校准 DAC 寄存器字后，主控制器必须再发出 4 个 SCLK 周期。

11）增益校准

各 ECG 通道的增益可以调整，以便校正通道间的增益不匹配。GAIN 0、GAIN 1 和 GAIN 2 的工厂调整增益校准系数存储在片内非易失性存储器中，GAIN 3 无工厂校准。用户增益校准系数存储在易失性存储器中，可以通过寻址适当的增益控制寄存器来覆盖默认增益值。增益校准适用于标准接口提供的 ECG 数据及所有数据速率。

12）导联脱落检测

ECG 系统必须能够检测电极是否不再与病人相连。ADAS1000/ADAS1000-1/ADAS1000-2 支持两种导联脱落检测方法：交流或直流导联脱落检测。两种方法彼此独立，可以在串行接口的控制下单独使用或联合使用。

交流和直流导联脱落检测的阈值电压上限和下限均可编程。注意，这些编程阈值电压随 ECG 通道增益而变化，但不受所设置的电流水平影响。

直流导联脱落检测采用与增益无关的固定上限和下限阈值电压。交流导联脱落检测提供用户可编程的阈值；由于检测以数字方式执行，可能需要根据所选的 ECG 通道增益调整阈值。无论何种情况，所有活动通道均使用同样的检测阈值。

导联脱落事件会在帧表头字中设置一个标志。哪一个电极脱落可以通过数据帧或对导联脱落状态寄存器（寄存器 LOFF）进行寄存器读取确定。对于交流导联脱落，导联脱落信号幅度的信息可以通过串行接口读回。

13）直流导联脱落检测

这种方法会将一个可编程的小直流电流注入各输入电极。电极妥善连接时，电流流入右腿（RLD_OUT），产生一个极小的电压偏移。如果电极脱落，电流则对该引脚的电容充电，导致该引脚处的电压正偏，产生一个较大的电压变化，从而被各通道中的比较器检测到。

直流导联脱落检测电流可以通过串行接口编程。典型电流范围为 10～70nA，步进为 10nA。

检测直流导联脱落事件的传播延迟取决于电缆电容和编程电流。近似计算如下：

$$延迟 = 电压 \times （电缆电容/编程电流）$$

例如，

$$延迟 = 1.2V \times (200pF/70nA) = 3.43ms$$

14）交流导联脱落检测

检测电极是否连接到病人的另一种方法是将交流电流注入各通道，测量由此产生的电压的幅度。系统使用略高于 2kHz 的固定载波频率，它高到足以被 ADAS1000/ADAS1000-1/ADAS1000-2 片内数字滤波器滤除，而不会在 ECG 信号中引入相位或幅度伪差。

交流导联脱落信号的极性可以针对各电极进行配置。所有电极可以同相驱动，或者某些电极可以反相驱动以使总注入交流电流最小。驱动幅度也是可编程的。检测交流导联脱落事件的传播延迟小于 10ms。

注意： 当校准 DAC 使能时，交流导联脱落检测功能禁用。

15）屏蔽驱动器

屏蔽驱动放大器是一个单位增益放大器，其作用是驱动 ECG 电缆的屏蔽层。为节省功耗，不用时可以将其禁用。

注意： SHIELD 引脚与呼吸检测引脚功能公用，二者可以复用一个外部电容连接。如果该引脚用作呼吸检测功能，屏蔽功能即不可用。这种情况下，如果应用需要屏蔽驱动，可以使用一个连接到 CM_OUT 引脚的外部放大器。

16）呼吸检测方法

呼吸检测方法是将一个高频（可编程范围为 46.5～64kHz）差分电流驱动到两个电极，由此产生的阻抗变化导致差分电压以呼吸检测速率变化。该信号交流耦合到病人。采集的信号为 AM，载波为驱动频率，浅调制包络为呼吸检测频率。用户提供的 RFI 和 ESIS 保护滤波器的电阻，加上连接皮肤接口的电缆和电极的阻抗，大大降低了调制深度。目标是在有大串联电阻的环境下，以低于 1Ω 的分辨率测量小阻抗变化。电路本身包括一个呼吸检测 DAC，它以可编程频率将交流耦合电流驱动到选定的电极对。由此产生的电压变化经过放大、滤波后，在数字域中同步解调，结果是一个代表总胸阻抗或呼吸检测阻抗（包括电缆和电极贡献）的数字信号。虽然它在片内经过深度低通滤波，但用户需要进一步处理以提取包络，并执行峰值检测以确定呼吸检测情况（或是否无呼吸检测）。

呼吸检测测量可在一个导联（导联 I、导联 II 或导联III）或外部路径上执行，通过一对专用引脚（EXT_RESP_LA、EXT_RESP_RA 或 EXT_RESP_LL）提供结果。

一次只能测量一个导联。呼吸检测测量路径不适合用于其他 ECG 测量，因为其内部配置和解调与 ECG 测量不一致。然而，EXT_RESP_LA、EXT_RESP_RA 或 EXT_RESP_LL 路径可根据需要复用到一个 ECG ADC 路径，如下文的"扩展开关导通呼吸检测路径"部分所述。

（1）内部呼吸检测电容

内部呼吸检测功能使用一个内部 RC 网络（5kΩ/100pF），此电路的分辨率为 200 mΩ（路径和电缆总阻抗高达 5kΩ）。电流交流耦合到读回测量结果的引脚。图 8-33 显示了导联 I 上的测量，但类似的测量配置可用来测量导联 II 或导联III。通过 RESPCTRL 寄存器配置为最大幅度设置时，内部电容模式无需外部电容，并产生幅度约 64μA$_{p-p}$ 的电流。

（2）外部呼吸检测路径

EXT_RESP_xx 引脚既可配合 ECG 电极电缆使用，也可配合独立于 ECG 电极路径的专用外部传感器使用。此外，利用 EXT_RESP_xx 引脚，用户可以在 RFI/ESIS 保护滤波器的病人一侧测量呼吸检测信号。这种情况下，用户必须采取措施保护 EXT_RESP_xx 引脚，使其免受任何超过工作电压范围的信号影响。

（3）外部呼吸检测电容

如果需要，ADAS1000 允许用户将外部电容连接到呼吸检测电路，以便实现更高的分辨率（<200mΩ）。这种程度的分辨率要求电缆阻抗小于 1kΩ。图 8-34 显示了扩展呼吸检测功能

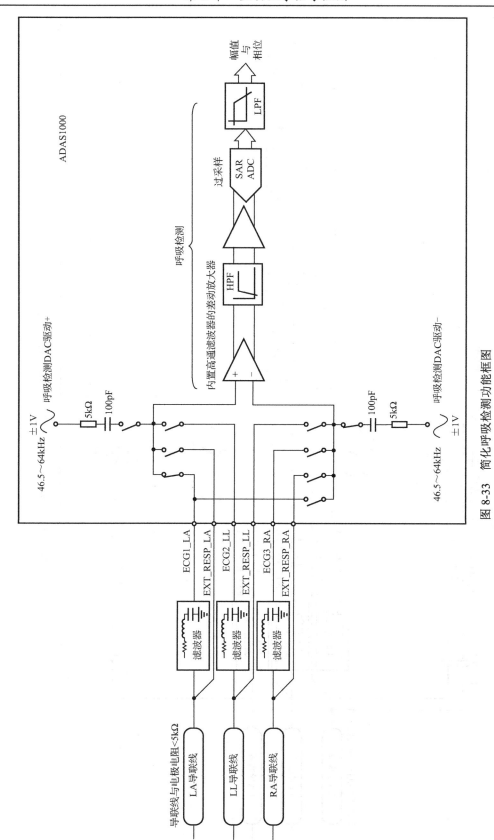

图 8-33　简化呼吸检测功能框图

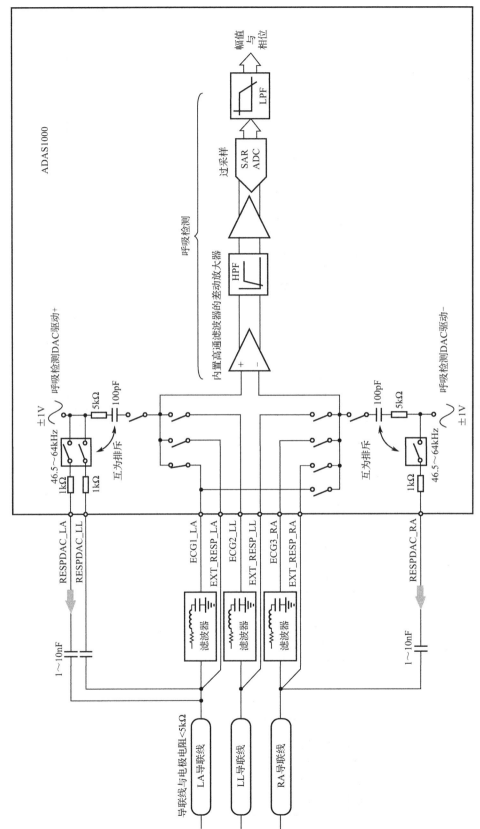

图 8-34　扩展（使用外接电容）呼吸检测功能框图

配置下 RESPDAC_xx 路径的连接。同样，EXT_RESP_xx 路径可以在任意滤波电路的病人一侧连接，但用户必须为这些引脚提供保护。虽然外部电容模式需要外部元件，但它能提供更高的信噪比。再次注意，一次只能在一个导联上进行呼吸检测，因此，可能只需要一对外部呼吸检测路径（和外部电容）。

如果需要，在 ADAS1000 外部使用仪表放大器和运算放大器可以进一步提高其呼吸检测性能。为了达到目标性能水平，仪表放大器必须具有足够低的噪声性能。这种模式使用外部电容模式配置，如图 8-35 所示。使用外部仪表放大器时，RESPCTL 寄存器的位 14 允许用户旁路片内放大器。

（4）呼吸检测载波

在利用外部信号发生器产生呼吸检测载波信号的应用中，当呼吸检测控制寄存器的位 7 RESPEXTSEL 使能时，可以利用 GPIO3 提供的信号使外部信号源与内部载波同步。

（5）评估呼吸检测性能

利用 ECG 仿真器可以方便地研究 ADAS1000 的性能。虽然许多仿真器提供可变电阻呼吸检测功能，但使用此功能时必须小心。

某些仿真器利用可编程电阻（常称为数字电位计）来产生随时间变化的电阻，以便由呼吸检测功能测量。数字电位计端子处的电容通常不相等且与代码相关，对于相同的编程电阻变化，这些不平衡电容可能会在不同导联上产生意外偏大或偏小的结果。利用特制配件精心平衡各 ECG 电极的电容，可以获得最佳结果。

（6）扩展开关导通呼吸检测路径

外部呼吸检测输入具有额外的复用功能，可以用作现有 5 个 ECG ADC 通道的附加电极输入。这一方法允许用户配置 8 路电极输入，但它不是真正的 8 通道/12 导联解决方案。除滤波器延迟外，利用串行接口重新配置多路复用器也需要时间。

用户对 SW1/SW2/SW3 配置具有完全的控制权。

17）起搏伪像检测功能（仅限 ADAS1000）

起搏脉冲验证功能对可能的起搏脉冲进行鉴定，并测量有效脉搏的宽度和幅度。这些参数存储在起搏数据寄存器（地址 0x1A、地址 0x3A 至地址 0x3C 中），可读取这些寄存器以了解有关参数。此功能与 ECG 通道并行运行。数字检测利用一个状态机执行，该状态机采用来自 ECG 抽取链的 128kHz 16 位数据工作。主 ECG 信号经过进一步抽取后出现在 2kHz 输出流中，因此检测到的起搏信号并不与经过充分滤波的 ECG 数据完全同步，此时间差是确定的且可以补偿。

起搏脉冲验证功能可以检测并测量宽度从 $100\mu s$ 到 2ms、幅度从 $400\mu V$ 以下到 1000mV 以上的起搏脉冲，其滤波器可以抑制心跳、噪声和分钟通气脉搏。起搏脉冲检测算法的流程图如图 8-36 所示。

ADAS1000 起搏脉冲检测算法可以在交流导联脱落和呼吸检测阻抗测量电路使能的情况下工作。一旦在指定导联中检测到有效起搏，由 ECG 字组成的包的起始表头字中就会出现检测到起搏标志。这些位表示起搏有效。关于起搏高度和宽度的信息可通过读取地址 0x1A（寄存器 PACEDATA）的内容来获得。通过配置帧控制寄存器，可以将此字包括在 ECG 数据包/帧中。PACEDATA 寄存器提供的数据总长为 7 位，包括宽度和高度信息。因此，如果起搏高度和宽度需要更高分辨率，可通过读取 PACExDATA 寄存器（地址 0x3A 至地址 0x3C）实现。

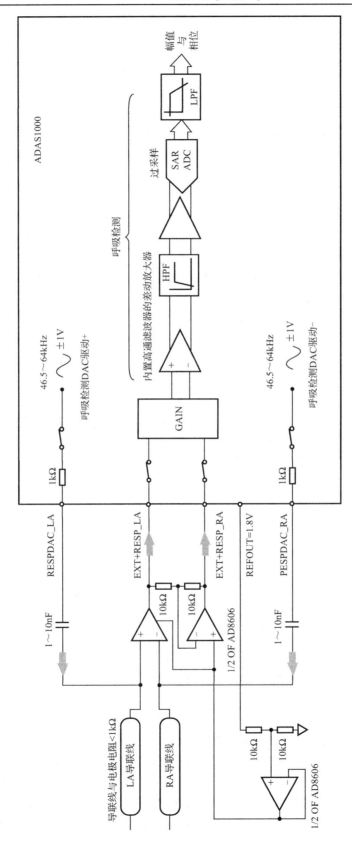

图 8-35　使用外接电容和外部放大器的呼吸检测功能框图

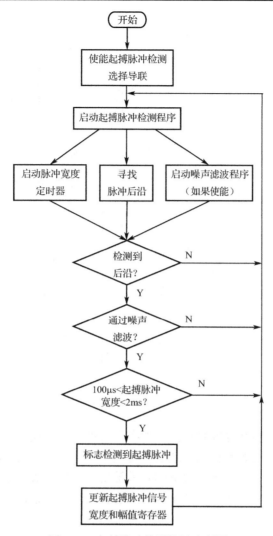

图 8-36　起搏脉冲检测算法流程图

　　某些用户可能不希望使用 3 个起搏导联进行检测。这种情况下，导联Ⅱ是首选矢量，因为此导联最有可能显示最佳起搏脉冲。其他两个起搏导联在不用时可以禁用。

　　片内滤波会给起搏信号带来一定的延迟（详见下文"起搏延迟"部分）。

　　（1）导联选择

　　有 3 个相同的状态机可用，可以在 4 个可能导联（导联Ⅰ、导联Ⅱ、导联Ⅲ和 aVF）中的 3 个上运行以检测起搏脉冲。所有必要的导联计算都在内部执行，与 EGG 通道的输出数据速率、低通滤波器截止频率和模式（电极、模拟导联、公共电极）等设置无关。这些计算会考虑可用的前端配置。

　　起搏脉冲检测算法通过分析 128kHz ECG 数据流中的样本来寻找起搏脉冲（见图 8-37）。该算法根据 PACEEDGETH、PACEAMPTH 和 PACELVLTH 寄存器中规定的值，以及固定宽度限定条件，寻找边沿、峰值和下降沿。复位后寄存器默认值可以通过 SPI 总线予以覆盖，3 个起搏检测状态机可以使用不同的值。

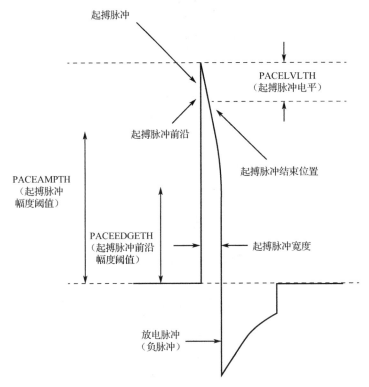

图 8-37 典型起搏脉冲信号

起搏脉冲检测的第一步是寻找数据流中的有效边沿。一旦找到候选边沿，算法就会寻找另一个极性相反且满足脉搏宽度标准并通过（可选）噪声滤波器的边沿。只有那些满足所有标准的脉搏才会被标记为有效脉搏。检测到有效脉搏后，帧表头寄存器中的标志就会置位，幅度和宽度信息存储在 PACEDATA 寄存器中（地址 0x1A）。起搏脉冲检测算法寻找负脉搏或正脉搏。

（2）起搏幅度阈值

起搏幅度阈值寄存器（地址 0x07）可用来设置最小有效起搏脉冲幅度：

$$\text{PACEAMPTH设置} = \frac{N \times \text{VREF}}{\text{GAIN} \times 2^{16}} \quad (\text{对应 } 20\mu V \sim 5mV, \text{ 1.4 倍增益设置 (GAIN0)})$$

式中，$N = 0 \sim 255$（8 位），寄存器默认值 $N = 0x24$（1.4 倍增益设置中 PACEAMPTH=706μV）；GAIN=1.4、2.1、2.8 或 4.2（可编程）；VREF = 1.8V。

此值通常被设置为预期最小起搏幅度。

对于双心室和单极性起搏，为了在大多数工作条件下获得最佳结果，建议将起搏幅度阈值设为 700μV～1mV。

为了避免来自病人的环境噪声影响，该阈值应不低于 250μV。当有其他医疗设备与病人相连时，该幅度可以调整为远高于 1mV 的值。

（3）起搏边沿阈值

起搏边沿阈值寄存器（地址 0x0E）用于寻找表示起搏脉冲开始的前沿：

$$\text{PACEEDGETH设置} = \frac{N \times \text{VREF}}{\text{GAIN} \times 2^{16}} \quad (\text{对应 } 20\mu V \sim 5mV, \text{ 1.4 倍增益设置})$$

式中，如果 $N = 0$，PACEEDGETH=PACEAMPTH/2，则 $N = 0 \sim 255$（8 位）；GAIN=1.4、2.1、2.8 或 4.2（可编程）；VREF = 1.8V。

（4）起搏电平阈值

起搏电平阈值寄存器（地址 0x0F）用于寻找前沿峰值：

$$\text{PACELVLTH设置} = \frac{N \times \text{VREF}}{\text{GAIN} \times 2^{16}}，\text{有符号（FF= -1，01= +1）}$$

式中，$N = 0$ 至 255（8 位）；GAIN=1.4、2.1、2.8 或 4.2（可编程）；VREF=1.8V。

（5）起搏验证滤波器 1

起搏验证滤波器 1 用于抑制低于阈值的脉冲，如分钟通气（MV）脉冲和电感耦合植入式遥测系统等。它通常使能，通过 PACECTL 寄存器的位 9 控制。该滤波器适用于所有使能且用于起搏检测的导联。

（6）起搏验证滤波器 2

起搏验证滤波器 2 同样用于抑制低于阈值的脉冲，如 MV 脉冲和电感植入式遥测系统等。它一般使能，通过 PACECTL 寄存器的位 10 控制。该滤波器适用于所有使能且用于起搏检测的导联。

（7）起搏宽度滤波器

使能时，起搏宽度滤波器寻找与前沿极性相反且幅度至少为原始触发脉冲一半的边沿。第二沿必须与原边沿相距 100μs～2ms。

检测到有效起搏宽度后，就会存储该宽度。禁用时，仅 100μs 的最短脉冲宽度禁用。该滤波器由 PACECTL 寄存器的位 11 控制。

（8）双心室起搏器

如上文所述，起搏脉冲检测算法要求起搏脉冲宽度小于 2ms。在起搏双心室的起搏器中，双心室可以同步起搏。当起搏宽度和高度在算法的编程限值以内时，就会标记有效起搏，但可能只有一个起搏脉冲可见。起搏宽度滤波器使能时，起搏脉冲检测算法寻找宽度在 100μs～2ms 窗口以内的起搏脉冲。假设此滤波器使能，如果双心室起搏器脉冲在略有不同的时间发出，导致脉冲在导联中显示为一个较大、较宽的脉冲，那么只要总宽度不超过 2ms，就会标记为有效起搏。

（9）起搏检测测量

ADAS1000 数字起搏脉冲检测算法的设计验证包括检测一系列仿真起搏信号，使用 ADAS1000 和评估板将一个起搏器连接到各种仿真负载（约 200Ω至 2kΩ），并且涵盖以下 4 个波形拐角：

● 最短脉冲宽度（100μs），最小高度（小于 300μV）；
● 最短脉冲宽度（100μs），最大高度（最大 1.0V）；
● 最长脉冲宽度（2ms），最小高度（小于 300μV）；
● 最长脉冲宽度（2ms），最大高度（最大 1.0V）。

这些情形下的测试均获得了合理的结果。使用交流导联脱落功能对记录的起搏高度、宽度或起搏脉冲检测算法识别起搏脉冲的能力无明显影响。起搏脉冲检测算法也在呼吸检测载波使能的情况下进行评估，载波中同样没有观察到阈值或起搏器检测的差异。

这些实验虽然验证了起搏脉冲检测算法在有限的环境和条件下的有效性，但不能代替起搏脉冲检测算法的最终系统验证。这只能在最终系统中执行，使用系统制造商指定的电缆和验证数据集。

（10）评估起搏脉冲检测性能

ECG 仿真器可以方便地研究 ADAS1000 捕捉各种法定标准规定的宽度和高度范围内的起搏脉冲信号的性能和能力。

ADAS1000 的起搏脉冲检测算法按照医疗仪器标准进行设计，某些仿真器的输出信号比标准要求的要宽（或窄），ADAS1000 的算法会将其视为无效信号而予以抑制。

ADAS1000 的起搏宽度接收窗口是最严格的，以 2ms 为限。如果有问题，可以通过降低主时钟频率来获得一些裕量。例如，用 8.000MHz 晶振代替建议的 8.192MHz 晶振，可以将起搏接收窗口的上限从 2.000ms 提高到 2.048ms。下限也会提高，但这不会影响算法检测 100μs 起搏脉冲的能力。

更改时钟频率会影响 ADAS1000 的所有其他频率相关功能。沿用 8.000MHz 的例子，ECG 的 −3dB 频率以 8000/8192 的系数缩小，40Hz 变为 39.06Hz，150Hz 变为 146.5Hz，二者仍然在法定标准以内。呼吸检测和交流导联脱落频率，以及输出数据速率，同样以 8000/8192 的系数缩小。

（11）起搏延迟

无论选择何种帧速率和 ECG 滤波器设置，起搏脉冲检测算法都会检验 128kHz、16 位 ECG 数据。检测到有效后沿时，起搏脉冲即被认定为有效，并在下一可用帧表头中予以标记。在 128kHz 帧速率下，起搏脉冲标志和 ECG 数据在时间上始终正确对齐，但对于较慢的帧速率，其固有的额外滤波会使帧的 ECG 数据落后于起搏脉冲标志。表 8-4 总结了这些延迟，根据 ECG 数据正确定位起搏事件时必须考虑此延迟。

表 8-4　ECG 波形与起搏指示的关系 [1,2,3]

数据速率	条　件	ECG 数据相对于起搏事件的视在延迟 [4]
2kHz	450Hz ECG 带宽	0.984ms
	250Hz ECG 带宽	1.915ms
	150Hz ECG 带宽	2.695ms
	40Hz ECG 带宽	7.641ms
16kHz		109μs
128kHz		0

注：1. ECG 波形延迟是指阶跃输入后达到最终值 50% 所需的时间。

　　2. 通过设计保证，但未经生产测试。

　　3. 确定起搏脉冲后沿时，存在无法避免的 8μs 残余不确定性。

　　4. 增加 38μs 以获得任何设置的绝对延迟。

起搏后沿的确切位置存在一个帧周期的固有不确定性。通过第二串行接口进行起搏脉冲检测（仅限 ADAS1000 和 ADAS1000-1）。用户若想采用自己的起搏脉冲检测方案，可使用 ADAS1000/ADAS1000-1 提供的第二个串行接口。此接口配置为主器件接口，仅以 128kHz 数据速率提供 ECG 数据。其作用是让用户能以足够高的速率访问 ECG 数据，以便运行自己的起搏脉冲检测算法，同时让 ADAS1000/ADAS1000-1 在标准串行接口（2kHz 和 16kHz 数据速率）上提供的所有 ECG 数据滤波和抽取功能保持不变。即使第二串行接口使能，此专用起搏接口也只使用 4 个 GPIO 引脚中的 3 个，留下 1 个 GPIO 引脚以供他用。

注意，确保通道增益匹配的片内数字校准不适用于此接口提供的数据。

18）滤波

图 8-38 显示了 ECG 通道滤波器的信号流。ADC 采样速率是可编程的，在高性能模式下，它是 2.048MHz；在低功耗模式下，采样速率降至 1.024MHz。用户可以用三种数据速率（128kHz、16kHz 和 2kHz）中的一种传输帧数据。注意，虽然 2kHz 和 16kHz 数据速率的数据字宽度为 24 位，但可用位数分别为 19 位和 18 位。

抽取量取决于所选数据速率，数据速率越低，则抽取量越大。有 4 个可选低通滤波器拐角，其数据速率为 2kHz。

滤波器通过复位清零。不同数据速率下的滤波器延迟如表 8-4 所示。

19）基准电压源

ADAS1000/ADAS1000-1/ADAS1000-2 具有一个高性能、低噪声、片内 1.8V 基准电压源，用于 ADC 和 DAC 电路。一个器件的 REFOUT 设计用于驱动同一器件的 REFIN。内部基准电压源不能用于驱动较大外部电流；为了在多器件组合工作时实现最佳性能，各器件应使用自己的内部基准电压源。

可以利用一个外部 1.8V 基准电压源来提供所需的 VREF。这种情况下，片内有一个内部缓冲器配合外部基准电压源使用。

REFIN 引脚是一个动态负载，每个使能通道的平均输入电流约为 100μA，包括呼吸检测。使用内部基准电压源时，REFOUT 引脚需要通过一个低 ESR（最大 0.2Ω）的 10μF 电容与 0.01μF 电容的并联组合去耦合至 REFGND，这些电容应尽量靠近器件引脚放置，并且与器件位于 PCB 的同一侧。

20）组合工作模式

虽然一个 ADAS1000 或 ADAS1000-1 提供的 ECG 通道能够支持一个 5 电极和单 RLD 电极（或最多 8 导联）系统，也可以将多个器件并联，从而轻松扩展为更大的系统。这种工作模式下，一个 ADAS1000 或 ADAS1000-1 主器件可以轻松地与一个或多个 ADAS1000-2 从器件一起工作。在这种配置中，一个器件（ADAS1000 或 ADAS1000-1）是主器件，其他器件是从器件。多个器件必须能很好地协同工作，因此，主器件和从器件之间应通过合适的输入/输出接口。

注意：①使用多个器件时，用户必须直接从各器件收集 ECG 数据。如果使用传统的 12 导联配置，任一导联相对于 WCT 进行测量，则用户应将 ADAS1000 或 ADAS1000-1 主器件配置为导联模式，并将 ADAS1000-2 从器件配置为电极模式。②电极和导联数据的 LSB 大小不同（见表 8-5）。③在组合模式中，所有器件必须以相同的功耗模式（高性能或低功耗）和相同的数据速率工作。

最后给出 ADAS1000 的推荐外围电路，如图 8-39 所示。

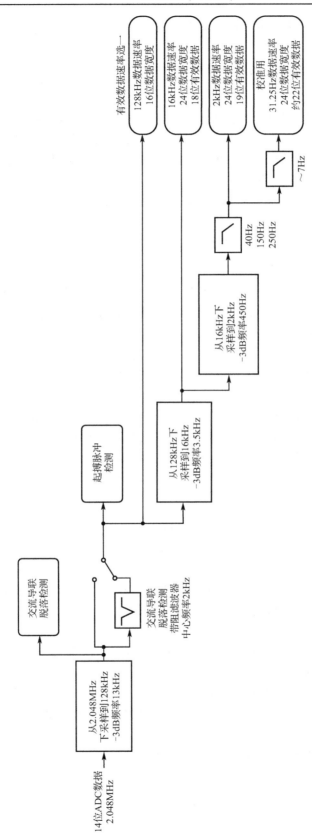

图 8-38　ECG 通道滤波器的信号流

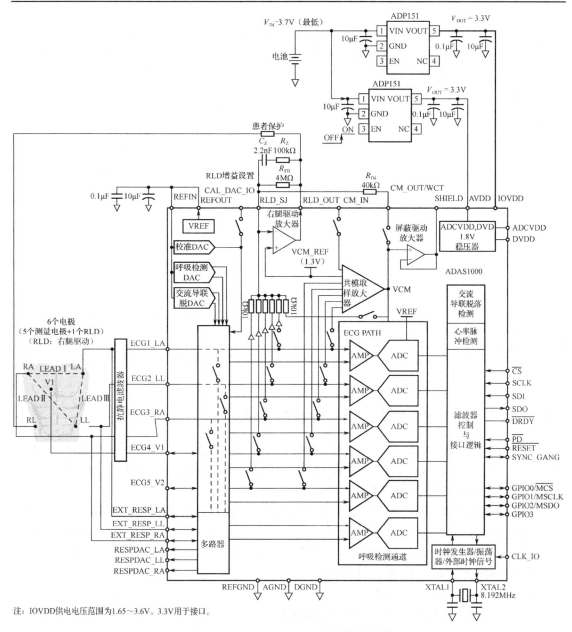

图 8-39　ADAS1000 的推荐外围电路

表 8-5　读取电极/导联数据寄存器（电极/导联）地址 0x11～0x15，复位值= 0x000000

R/W	默 认 值	位	名　称	功　能
[31:24]	地址 [7:0]	0x11：LA 或导联 Ⅰ 0x12：LL 或导联 Ⅱ 0x13：RA 或导联Ⅲ 0x14：V1 或 V1′ 0x15：V2 或 V2′		

注：IOVDD供电电压围为1.65～3.6V。3.3V用于接口。

续表

R/W	默 认 值	位	名 称	功 能
读	0	[23:0]	ECG 数据	通道数据值。数据左对齐（MSB），无论数据速率为何值。 电极格式中，该值是一个无符号整数。 矢量格式中，该值是一个有符号二进制补码整数。 与电极格式相比，导联/矢量格式有 2 倍的范围，因为其摆幅为+VREF～−VREF。因此，LSB 大小加倍。 电极格式和模拟导联格式： 最小值（000…）= 0V 最大值（1111…）= VREF/GAIN 数字导联格式： 最小值（1000…）= −（VREF/GAIN） 最大值（0111…）= +VREF/GAIN 其中，数据位数：128kHz 数据速率为 16 位，2kHz/16kHz 数据速率为 24 位

注：如果在帧模式下使用 128kHz 数据速率，只会发送 16 个高位；如果在常规读写模式下使用 128kHz 数据速率，所有 32 位都会发送。

8.6.2　用于脉搏血氧仪的集成模拟前端 AFE4490

AFE4490 是美国 TI 公司生产的一款非常适合用于脉搏血氧仪的全集成模拟前端（AFE）。它包含一个具有 22 位模-数转换器（ADC）的低噪声接收器通道、一个 LED 传输部件，以及针对传感器及 LED 故障检测的诊断功能。

AFE4490 可配置定时控制器。这一灵活性使得用户能够控制器件定时特性。为了降低对时钟的要求并为 AFE4490 提供一个低抖动时钟，片内还集成了一个由外部晶振供频的振荡器。AFE4490 使用一个串行外设接口（SPI 接口）与外部微控制器或主机处理器通信。

下面简要介绍 AFE 的主要特性与工作原理。

AFE4490 具有以下主要特性。

- 针对脉搏血氧仪应用的完全集成模拟前端：
  - 灵活的脉冲排序和定时控制。
- LED 驱动：
  - 集成发光二极管（LED）驱动器（H 桥或推挽）；
  - 整个范围内 110dB 动态范围（在低 LED 电流时保持低噪声）；
  - LED 电流：50mA、75mA、100mA、150mA 和 200mA 的可编程范围，每个驱动电路均具有 8 位电流分辨率；
  - 低功耗：100μA+LED 平均电流；
  - LED 接通时间可编程性，从 50μs（+稳定时间）到 4ms。
- 具有高动态范围的接收通道：
  - 等效输入噪声：50pA rms（5μA PD 电流时）；

– 13.5 无噪声位（5μA PD 电流时测得）；

– 具有 1～10μA 可选环境电流的模拟环境消除机制；

– 低功耗：在使用 3.0V 电源供电时小于 2.3mA；

– Rx 采样时间：50～250μs；

– 具有 7 个单独 LED2 和 LED1 可编程反馈 R 和 C 设置的 I/V 放大器；

– 集成数字环境光测量和扣除。

● 集成式故障自诊断：

– 光电二极管和 LED 开路与短路检测；

– 电缆开/关检测。

● 电源：

– Rx=2.0～3.6V；

– Tx=3.0～5.25。

● 封装：紧凑型四方扁平无引线（QFN）-40 脚封装（6mm×6mm）。

● 额定温度范围：-40～85℃。

图 8-40 给出 AFE4490 的内部功能框图。下面简要介绍 AFE4490 的工作原理。

1）接收通道

这里主要介绍 AFE4490 的光电信号接收、放大与处理通道。

信号接收前端（见图 8-41）包含一个差动电流-电压（I/V）转换放大器（又称跨阻放大器），它将输入的光电电流转换成合适的电压信号。为适应大动态范围的信号放大，跨阻放大器的反馈电阻（R_F）是可编程的，其取值为 1MΩ、500kΩ、250kΩ、100kΩ、50kΩ、25kΩ 和 10kΩ。与 R_F 并联的反馈电容 C_F 一起构成低通滤波器。必须保证低通滤波器的带宽足够大，因为输入的光电电流信号是脉冲，包含极为丰富的高频谐波。因此，C_F 也是可编程的，其容值可为 5pF、10pF、25pF、50pF、100pF 和 250pF。这些电容也可以组合起来使用。

R_F 与 C_F 的选择依据下式确定：

$$R_F×C_F≤光电脉冲信号时段/10 \qquad (8\text{-}31)$$

除光电脉冲信号外，跨阻放大器的输出中还存在干扰环境光电流（包括光电二极管的暗电流、运算放大器的失调电压和电流等）成分。所以，跨阻放大器的后级是包含一个电流 DAC 和一个放大器的消除环境光电流干扰的电路，前者用于抵消环境光电流，后者用于放大剩下来的光电脉冲信号。该级放大器的增益有 5 挡可编程：1、1.414、2、2.828 和 4 倍。后面是一个 500Hz 的低通滤波器和一个缓冲放大器。最后是 22 位的 ADC。

消除环境光电流干扰的 DAC 最大输出电流为 10μA，电流大小可编程为 10 级：1μA、2μA、…、10μA。

消除环境光电流干扰的电路分时输出到 LED1 和 LED2 两个通道共 4 个采样-保持电路（图 8-41 中的滤波器）：当 LED2 亮时，消除环境光电流干扰电路输出被采样到滤波器 LED2 的采样电容 C_{LED2} 中；同样，当 LED1 亮时，消除环境光电流干扰电路输出被采样到滤波器 LED1 的采样电容 C_{LED1} 中；而在 LED2 与 LED1 亮的两个时段之间消除环境光电流干扰电路输出被分别采样到采样电容 C_{LED2_amb} 和 C_{LED1_amb} 中。

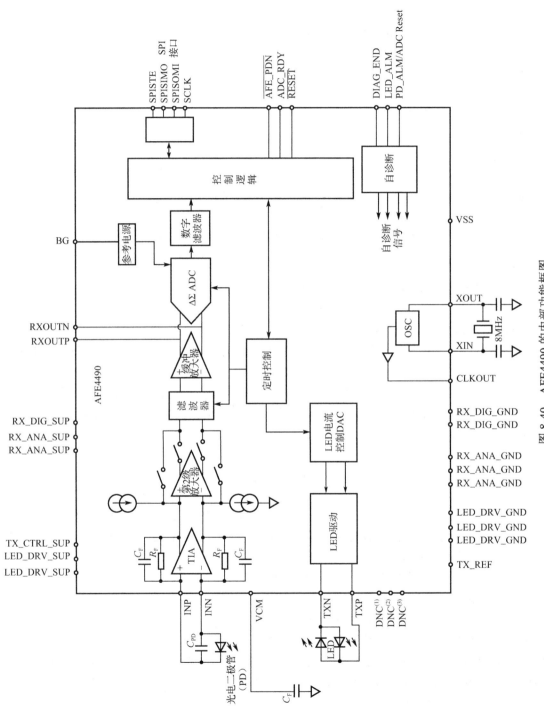

图 8-40　AFE4490 的内部功能框图

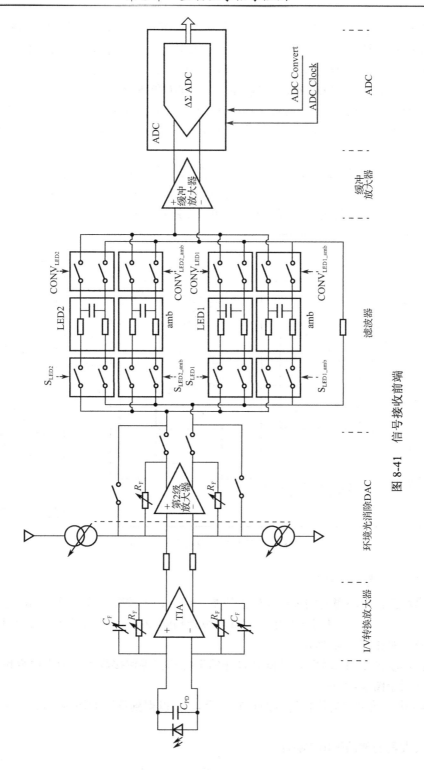

图 8-41 信号接收前端

对每个信号的采样持续时间（即 Rx 采样时间）都可以各自独立地编程，采样可以在 I/V 转换放大器的输出稳定之后开始，而 I/V 转换放大器的输出稳定时间取决于 LED 和传感器电缆线的建立时间。Rx 采样时间可用于信号动态范围的计算，最短的时间可达 50μs。

片内有一个 22 位的 ADC 循序转换 LED2、LED1 和环境光信号。每个信号最多占用驱动 LED 脉冲循环周期（Pulse Repetition Period，PRP）的 25%。对 LED2 信号的转换发生在 LED2 采样时段的结束时，同样，其他信号的转换也是如此。这样，每个信号的采样和转换都不可能超过 PRP 的 25%。

注意：ADC 转换 LED2、LED1、LED2 时段的环境光和 LED1 时段的环境光的数据流的波特率在每个 PRP 是相同的，ADC 之后的数字控制电路将增加两个数据流（见图 8-42）：（LED2 时段的）LED2-环境光、（LED1 时段的）LED1-环境光。

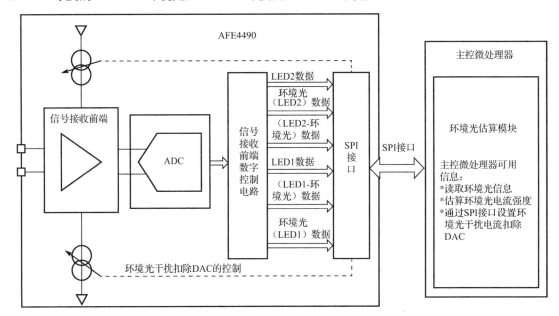

图 8-42   信号接收前端中的控制信号

2）环境光干扰扣除方法

接收模块提供对环境光的采样及转换为数字信号，主控微处理器可以利用这些信息确定环境光干扰的大小，然后通过 SPI 串口设置环境光扣除 DAC，进而消除环境光对测量的影响。相应的控制环路如图 8-43 所示。

用设置环境光扣除 DAC 以消除环境光的干扰和仅保留接收信号中光电容积波的成分，其实现电路示于图 8-43 中。

图 8-43 中，放大器的增益可以通过软件设置 R_g 以得到不同的增益：1、1.414、2、2.828 和 4 倍。

图中放大器的差动输出 V_{DIFF}：

$$V_{DIFF} = 2 \times \left(I_{PLETH} \times \frac{R_F}{R_i} + I_{AMB} \times \frac{R_F}{R_i} - I_{CANCEL} \right) \qquad (8-32)$$

式中，$R_i = 100\text{k}\Omega$；$I_{PLETH} =$ 光电二极管中的光电容积波电流；$I_{AMB} =$ 光电二极管中的环境光电流；$I_{CANCEL} =$ 环境光扣除 DAC 的输出电流（由主控微处理器设置）。

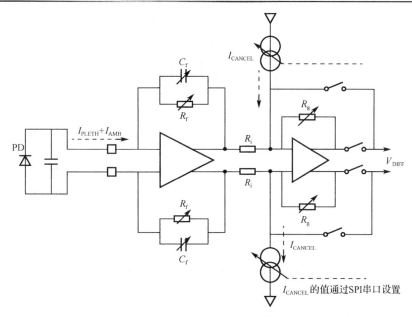

图 8-43 信号接收前端中的 I/V 转换放大器和环境光扣除部分

3）信号接收前端中的控制信号

在信号接收前端中有如下的一些控制信号（参见图 8-44，图中 R 是红光 LED，即下文中的 LED2；IR 是红外光 LED，即下文中的 LED1）。

LED2 采样信号——S_{LED2}：当 S_{LED2} 为高电平时，放大器输出对应 LED2 点亮时段的信号。此时放大器输出的信号经过滤波并被采样到电容 C_{LED2} 中。为避免 LED 和传感器电缆的建立时间的影响，可以编程 S_{LED2} 的起始时间延时于 LED 点亮的时间。

LED2 环境光采样信号——S_{LED2_amb}：当为高电平时，放大器的输出对应于 LED2 关闭时段的信号，用以确定 LED2 的环境光信号。此时放大器输出的信号经过滤波并被采样到电容 C_{LED2_amb} 中。

LED1 采样信号——S_{LED1}：当 S_{LED1} 为高电平时，放大器输出对应 LED1 点亮时段的信号。此时放大器输出的信号经过滤波并被采样到电容 C_{LED1} 中。为避免 LED 和传感器电缆的建立时间的影响，可以编程 S_{LED1} 的起始时间延时于 LED 点亮的时间。

LED1 环境光采样信号——S_{LED1_amb}：当为高电平时，放大器的输出对应于 LED1 关闭时段的信号，用以确定 LED1 的环境光信号。此时放大器输出的信号经过滤波并被采样到电容 C_{LED1_amb} 中。

LED2 转换时段信号——$CONV_{LED2}$：当为高电平时，采样在 C_{LED2} 上的信号经缓冲后输入到 ADC 中进行模-数转换。进行模-数转换的时间为 PRP 周期的 25%。在转换结束时输出对应 LED2 的数字信号。

LED2 和 LED1 环境光转换时段信号——$CONV_{LED2\_amb}$ 和 $CONV_{LED1\_amb}$：当 $CONV_{LED2\_amb}$ 或 $CONV_{LED1\_amb}$ 为高电平时，采样在 C_{LED2_amb} 或 C_{LED1_amb} 上的信号经缓冲后输入到 ADC 中进行模-数转换。进行模-数转换的时间为 PRP 周期的 25%。在转换结束时输出对应 LED2 或 LED1 环境光的数字信号。

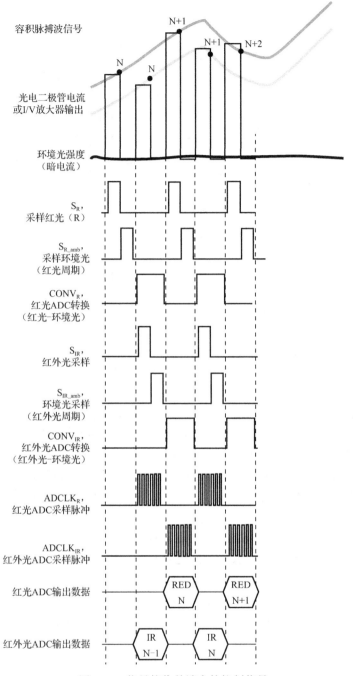

图 8-44 信号接收前端中的控制信号

LED1 转换时段信号——CONV$_{LED1}$：当为高电平时，采样在 C$_{LED1}$ 上的信号经缓冲后输入到 ADC 中进行模-数转换。进行模-数转换的时间为 PRP 周期的 25%。在转换结束时输出对应 LED1 的数字信号。

思考题与习题

1. 生物医学信号有何特点？

2. 生物电电极的作用是什么？生物电电极有哪些主要指标？如何选用生物电电极？

3. 心电信号是如何产生的？阐述心电图中波形和参数的定义？

4. 心电信号的幅值与频率范围？

5. 心电导联是如何定义的？

6. 心电图在临床上有何价值？

7. 图 P8-1 所示的心电图机中，1mV 校正信号及灵敏度切换在实际应用中起什么作用？

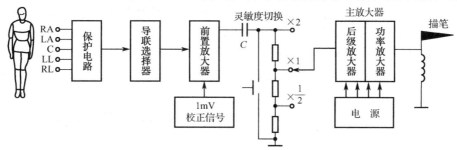

图 P8-1　传统机电式心电图机的组成

8. 请说明心电图机的结构，考查一台心电图机并试用一下，这台心电图机有哪些功能？这些功能是如何实现的？性能如何？有何需要改进的地方？如何改进？

9. 心电信号的频率成分在 0.5～200Hz 之间，而一般心电图机的频率特性选在 0.05～100Hz（-3dB），这对记录心电信号有什么影响？

10. 在记录心电图时，常会产生基线漂移，有些什么方法可以克服或减小这种漂移？

11. 试剖析图 P8-2 所示的电阻网络（图中 W 即所谓 Wilson 节点）；在多路心电图机中，该电阻网络应怎样接入电路？

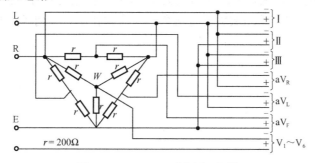

图 P8-2　Wilson（威尔逊）网络

12. 如何采用 8 个通道的放大器实现 12 导心电信号的同步采集？（提示：将所有的导联相对于左腿的信号进行放大，然后采用数字的方法进行计算得到 12 导心电信号。）

13. 脑电是如何产生的？脑电信号中有哪些种类的波形？有何意义？

14. 脑电图在临床上有何意义？

15. 为什么一般希望在屏蔽室中记录脑电图？

16．考查一台脑电图机并试用一下，这台脑电图机有哪些功能？这些功能是如何实现的？性能如何？有何需要改进的地方？如何改进？

17．采用声、光刺激时，脑电图的变化说明了些什么？什么是自发脑电图？什么是诱发脑电图？

18．脑电波的 α、β、θ、γ、δ 等波的意义是什么？脑电图的自动分析的意义与作用何在？

19．用低噪声高增益放大器放大心电信号时，可发现在 P 波与 QRS 复合波的中间有时可观察到由于希氏束电活动而引起的微弱电信号（μV 级）——希氏束信号，该信号的频率成分在 40～300Hz 范围内。为什么说记录这种信号的主要障碍是工频干扰及肌电干扰？

20．进行有关睡眠的研究时，采用记录何种生物电图（ECG、EEG、EMG 等）较有意义？进行人体节律（每日、每月、每年的变化规律）研究时，你将采用些什么方法？

21．查找有关文献，看看有哪些生物电信号在临床上得到应用，又有哪些生物电信号尚未得到应用。这些生物电信号有何特点？如何检测？

22．考查一种非电生物医学信号，讨论这种信号的检测和处理方法以及临床意义。

23．请设计脑电信号检测放大器。已知脑电信号幅值从 5μV 到 200μV，频率从 0.5Hz 到 100Hz。要求信号输出幅值为±5V。

24．什么是 AFE？本章介绍的 AFE 有何特点？请查找还有哪些在医学仪器中使用的 AFE。

25．在 ADAS1000 系列 ECG AFE 中，针对 ECG 检测中的主要干扰采用了什么样的抑制技术？

26．在 ADAS1000 系列 ECG AFE 中，如何实现导联脱落的检测？

27．在 ADAS1000 系列 ECG AFE 中，如何实现呼吸的检测？

28．在 ADAS1000 系列 ECG AFE 中，如何实现起搏器的起搏脉冲的检测？

29．在 ADAS1000 系列 ECG AFE 中，如何避免导联线的分布电容对测量的影响？

30．在 AFE4490 中是如何消除背景光干扰的？

31．为什么 AFE4490 要做到很大的动态范围？

32．相比于单端电路，采用差动跨阻放大器（I/V 转换电路）有什么优点？

33．AFE4490 中的差动跨阻放大器有两个 C_f，有何作用？如何确定其大小？

第 9 章　传感器接口电路

学习要点

9.1　传感器的作用与类型及其选择。
9.2　传感器接口电路的作用。
9.3　传感器的输出特性与接口电路的设计。
9.4　智能传感器及其选择。

9.1　概述

作为医学测量仪器的第一个环节，将被测对象、系统或过程中需要观察的信息转换成电压是第一步。这种转换广义地说包括各种物理形式（如机-电、热-电、声-电或机-光、热-光、光-电等）的转换，内容极其广泛，实现这些转换的技术称为传感技术；实现这种技术的元件称为传感元件；而用这种技术手段独立地制作成一种装置，即将传感元件通过机械结构支承固定，并通过机械、电气或其他方法连接，将所获信号传输出去的装置，称为传感器。在医学测量仪器中最常用的传感技术是将物理量和化学量等非电量转换成电的输出信号。由于本课程是生物医学电子学，因此本章只限于讨论将与生物、医学有关的物理量和化学量等非电量转换成电的输出信号的传感器及其接口电路。

传感部分是医学测量仪器中获取信息过程最前沿的一环，从此处得到的是被测量的第一手资料，类似于人类的感觉器官，因此对它的技术性能做如下要求，以满足测试的需要。

（1）灵敏度高，线性度好；
（2）输出信号信噪比高，这就要求其内噪声低，同时不引入外噪声；
（3）滞后、漂移小；
（4）特性的复现性好，具有互换性；
（5）动态性能好；
（6）对被测对象的影响小，即"负载效应"低。

这些要求是从测量角度出发所提出的。由于传感器直接与被测对象接触，其工作条件往往是很恶劣的，它必须能在各种介质中工作，因此要根据工作对象提出不同的抗腐蚀的要求；又因其要在不同强度环境下工作，所以需提出如抗振、抗干扰、耐高温等某些特殊要求；对在一些特殊领域中工作的传感器还需提出特殊的要求，如在运载工具，特别是在航空航天器中工作的传感器，其功耗、体积与重量等就显得较为重要了；在许多场合还要求传感器实现非接触或远距离测量等。

从生物医学信息的角度来看，对传感器的要求又有其特殊性——安全性。不论是传感器本身还是在使用传感器的过程中，都不允许对人体产生不应有的伤害。换言之，即便不得已产生对人体的伤害（如 X 射线、针头上的传感器等），也必须将伤害降至最低。

由于被测物理量多样，测量范围广，传感技术借以转换的物理现象和定律很多；所处的工作条件差异大，因此传感器的品种、规格十分繁杂。新型传感器每年以上千种的类型出现。为了有效地研究，必须予以适当的科学分类。目前常用的分类方法有两种：一种是按传感器的输入量来分类，另一种是按其输出量来分类。

按传感器的输入量分类就是用它所测量的物理量来分类。例如，用来测量力的传感器称为测力传感器，测量位移的传感器称为位移传感器，测量温度的传感器称为温度传感器，等等。这种分类方法便于实际使用者选用。

按输出量分类就是按传感器的输出参数来分。本书只讨论输出参数是电量的传感器。输出参数是电量的传感器又可分为电路参量型传感器，如电阻式、电容式、电感式传感器，以及发电型传感器，即传感器可输出电源性参量，如电势、电荷等。发电型传感器又称为主动型或能量转换型传感器；而电路参量型传感器又称为被动型或能量控制型传感器。

传感器输出的电信号需要经测量电路进行加工和处理，如衰减、放大、调制与解调、滤波、运算等。有些传感器还需要外加电源，因此，广义的测量电路还包括为传感器提供参考电压或电流的电路。实际上，测量电路具有的信号处理功能如表9-1所示。

表9-1 测量电路的信号处理功能

补偿功能	校正、补偿、等化、去除噪声
初等运算放大功能	放大、单位换算、输入失调去除
积分运算功能	时间积分、空间积分、同步相加、相关函数、各种矩
变换功能	A/D 变换、V/F 变换、傅里叶变换、阿达玛变换、其他正交变换、各种滤波器
比较功能	阈值、模板匹配
控制	零位法计测、伺服型计测
传送功能	数据压缩、调制解调、格式变换、规程变换
驱动信号	恒压源、恒流源、驱动信号补偿
其他	学习、模式识别、判断

随着微电子技术和计算机技术的发展，测量电路的设计和应用也发生了根本性的变化。测量电路的功能已向传感器和后续处理电路两个方向扩展，即测量电路与传感器的一体化以及测量电路与后续电路的一体化。再采用测量电路已不足以表达发生这一根本性变化的内涵。这里，借用计算机技术中的"接口"（Interface）这一概念来命名——传感器接口电路。

一般来说，对传感器接口电路有如下的要求。

（1）尽可能提高包括传感器和接口电路在内的整体效率。虽然能量是传递信息的载体，传感器在传递信息时必然伴随着能量的转换和传递，但传感器的能量转换效率不是最重要的。

实际上，为了不影响或尽可能小地影响被测对象的本来状态，要求从被测对象上获得的能量越小越好。因而这里所说的效率是指信息转换效率，可由下式确定：

$$\eta = \frac{I_o}{I_i} \tag{9-1}$$

式中，I_o 为传感器的输出信号；I_i 为传感器的输入信号。

例如，对压电晶体构成的传感器，就要求接口电路的输入阻抗足够高，这样才能得到较高的效率。又如，对一些需要驱动电源的传感器，则要求接口电路能提供尽可能稳定的驱动电源，只有这样才有可能得到较高的效率。

（2）具有一定的信号处理能力。例如，半导体热效电阻中的接口电路具有引线补偿的功能，而热电偶的接口电路应具有冷端补偿功能，等等。如果从整个医学测量仪器角度来考虑，则应根据系统的工作要求，选择功能尽可能全的接口电路芯片，甚至可以考虑整个系统就是一个芯片。

（3）提供传感器所需要的驱动电源（信号）。按传感器的输出信号来划分传感器，可分为电参数传感器和电量传感器。后者的输出信号是电量，如电势、电流、电荷等，这类电量传感器有压电传感器、光电传感器等。前者的输出信号是电量参数，如电阻、电容、电感、互感，这类传感器需外加传感器驱动电源才能工作。一般来说，驱动电源的稳定性直接影响系统的测量精度。因而这类传感器的接口电路应能提供稳定性尽可能高的驱动电源。

（4）具有尽可能完善的抗干扰和抗高压冲击保护机制。在工业和生物医学信号测量中，干扰是难以避免的，如工频干扰、射频干扰等。高电压的冲击同样难以避免，这在工业测量中是不言而喻的。在生物医学信号的测量中，经常存在几千伏甚至更高的静电，在抢救时还有施加到人体的除颤电压。传感器接口电路应尽可能地完善抗干扰和抗高压冲击的保护机制，避免干扰对测量精度的影响，保护传感器和接口电路本身的安全。这种机制包括输入端的保护、前后级电路的隔离、模拟和数字滤波等。

实际上，表 9-1 给出的是广义的传感器接口电路的功能。为方便讨论和学习，这里讨论的是狭义的传感器接口电路，即与传感器接口的第一级电路。

限于篇幅，这里仅讨论为数不多但有"特点"的传感器。所谓"特点"，是指这些传感器对接口电路有特殊要求。这里不详尽地讨论它们的工作原理，仅介绍与接口电路有关的内容。希望读者通过对这几种有"特点"的传感器接口电路的学习和分析，掌握传感器接口电路的设计方法。

传感器的分类方式有多种。为了便于介绍传感器接口电路，本书对传感器采用如图 9-1 所示的分类。

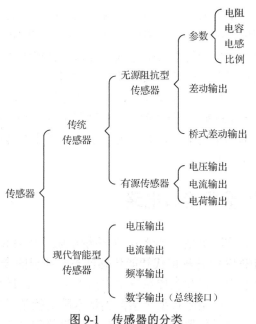

图 9-1　传感器的分类

本书将按图 9-1 所示的分类方法来介绍传感器的相应接口电路，按这样的分类把每一类中最有"特点"的传感器接口电路介绍一遍，基本上可以覆盖绝大多数的传感器接口电路。

首先，传感器可以分为传统传感器和现代智能型传感器，这样分类虽然有些牵强，但讨论问题更方便一些。现代智能型传感器是指那些把必要的传感器接口电路与传感器本身已集成在一起的传感器，一般来说，这类传感器的"接口"电路较易实现，因为这类传感器的输出特性较为理想。例如，电压输出的传感器，其内阻近乎于零；而电流输出的传感器，其内阻可接近于无穷大。这两类传感器对后续电路（接口电路）没有很严格的要求。其他两类输出型传感器，即频率输出和数字输出（总线接口）型，可直接与微处理器或显示、控制电路接口。已有不少的现代智能型传感器，本身已把显示驱动或控制电路集成在一起。

把不是现代智能型传感器的其他传感器都归为传统传感器。这类传感器又可分为无源阻抗型传感器和有源传感器。无源阻抗型传感器是指传感器在被测量的作用下仅有阻抗的变化而无能量的输出，这类传感器需要外加驱动（参考）信号才能工作。而有源传感器本身在被测量的作用下，有能量输出，能量输出的形式可为电压、电流和电荷。

无源阻抗型传感器又可分为参数、差动输出或桥式差动输出三种形式。无源阻抗型传感器在外加驱动（参考）信号的作用下，一般可有电压、电流和频率三种输出方式。

对电压输出形式的有源传感器，一般采用仪器放大器或高输入阻抗的电压放大器（同相放大器）作为接口电路。对电流输出的有源传感器，采用电流-电压转换电路作为接口电路。对电荷输出的有源传感器，需要采用具有极高输入阻抗的电压放大器（静电放大器）或电荷放大器作为接口电路。

对于无源阻抗型传感器，设计稳定、高精度的驱动（参考）电源是保证接口电路精度的关键。在驱动信号的作用下，这类传感器可根据不同的具体情况采用仪器放大器或电流-电压转换电路作为接口电路，对频率输出的情况则需要采用特殊的电路设计。

由于采用运算放大器构成的电路在讨论原理时较为方便，本书仍采用由运算放大器构成的电路来分析传感器的接口原理，同时在可能的情况下，也给出已将广义的接口电路的一部分甚至全部集成到一个芯片中的器件。实际上，现在已有的许多芯片是将表 9-1 所列出的传感器中的某一项甚至几项信号处理功能集成到一个芯片中，有的还将微处理器等集成到一个芯片上，或者专门对某种传感器的特点按信号处理要求设计成集成电路。这类芯片的出现，必将简化传感器的接口电路以及医学测量仪器的设计和制造，大幅度提高系统的整体性能，提高测量精度和可靠性，降低成本。在设计中，尽可能选用专用芯片或多功能芯片，实际上就是采用"器件解决"的指导思想。"器件解决"是现代测控电路设计的必然趋势。建议读者在实际工作中不要局限于本书中的电路，要尽可能地选用现成的传感器接口电路芯片，甚至是传感器与接口电路集成在一起的芯片。

9.2　无源阻抗型传感器接口电路

无源阻抗型传感器（简称阻抗型传感器），如热敏电阻、电容传感器等，是一大类传统、典型的传感器，即使在 MEMS 等各种现代智能传感器不断涌现的今天，阻抗型传感器也没有失去其应用价值，在各种医学仪器和测控系统中占据不可或缺的地位。

就传感器接口电路而言，应用阻抗型传感器测量本质上就是对阻抗进行测量，而要高精度测量阻抗，最常用的电路就是仪器放大器，本节将从简单到复杂介绍阻抗测量的基本接口电路，以及在阻抗测量中最重要的放大器——仪器放大器。力求站在更高的层面上来理解仪器放大器的由来，掌握在测量阻抗时对"放大器"的要求，从而更准确地把握仪器放大器的设计、测量及调试的要求。

9.2.1　伏安法阻抗测量

所谓"伏安法"阻抗测量，是指对被测电阻施加特定恒定幅值的交流电压 U_f，之后测量阻抗 Z_S 中的电流 I_f（见图 9-2），由欧姆定律可得

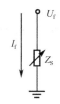

图 9-2　阻抗测量的伏安法

$$Z_S = \frac{U_f}{I_f} \text{ 或 } I_f = \frac{U_f}{Z_S} \qquad (9\text{-}2)$$

在这种方法中，高精度参考电压 U_f 相对容易获得，但输出信号为电流，不易于后续处理，且为非线性，即

$$\Delta I_f = -U_f \Delta Z_S / Z_S^2 \qquad (9\text{-}3)$$

也可以对被测电阻施加特定恒定幅值的交流电流，之后测量阻抗两端的电压

$$U_f = I_f Z_S \qquad (9\text{-}4)$$

输出为电压，易于后续处理，且为线性，即

$$\Delta U_f = I_f \Delta Z_S \qquad (9\text{-}5)$$

但高精度参考电流 I_f 不易获得。

为了保证足够的精度，又能够满足较好的经济性和工艺性，在工程实践中发展了如下一系列阻抗型传感器的接口方法和电路。

9.2.2　半桥测量电路

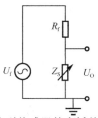

图 9-3　阻抗型传感器的半桥单臂测量电路

采用基本伏安法作为阻抗型传感器的接口电路（也称为"测量电路"，本章不加以区别），不论是电压源驱动还是电流源驱动均有很不利的因素，工程上常常采用图 9-3 所示的电路却较好地避免了 9.2.1 节中电路的问题。

图 9-3 电路中，交流电压源经过电阻施加到传感器上。电路的输出为

$$U_O = \frac{Z_S}{R_f + Z_S} U_f \qquad (9\text{-}6)$$

当取 $R_f \gg |Z_S|$ 时，式（9-6）可以改写为

$$U_O = \frac{Z_S}{R_f} U_f \qquad (9\text{-}7)$$

式（9-7）表明：

① 电路输出 U_O 与 Z_S 是线性关系；

② 采用电压源 U_f 驱动，容易实现；

③ 只需要加一个电阻 R_f，电路简单。

但实际上，图 9-3 所示的电路依然存在很大的不足。

（1）电路保持线性的前提是 $R_f \gg |Z_S|$，不满足该条件时依然存在一定的非线性原理误差。

（2）$R_f \gg |Z_S|$ 时，必然导致电路具有很低的灵敏度 k

$$k = \frac{U_f}{R_f} \tag{9-8}$$

特别是在绝大多数情况下，被测物理信号 X 使得阻抗型传感器在一个很大的基础阻抗上产生一个很小的变化量

$$Z_S(1+\varDelta) = \beta X(1+\varDelta) \tag{9-9}$$

式中，X 为被测物理量，β 为传感器的灵敏度系数，$\varDelta$ 为被测物理量及相应的传感器阻抗的变化量。

式（9-9）也可以改写成微分增量的形式

$$\varDelta Z_S = \beta \varDelta X \tag{9-10}$$

同样，式（9-7）也可以改写成微分增量的形式

$$\varDelta U_O = k\varDelta Z_S \tag{9-11}$$

结合式（9-10）和式（9-11），可得

$$\varDelta U_O = k\beta\varDelta X \tag{9-12}$$

式中，k 和 β 都是很小的数，说明这种接口电路虽然简单，但灵敏度和信噪比都很低。

9.2.3 桥式测量电路

1．阻抗型传感器的全桥单臂接口电路

为了克服半桥单臂测量电路灵敏度和信噪比都很低的缺点，实际应用中常常采用图 9-4 所示的全桥单臂接口电路。电路中往往选取 3 个相同的电阻 R_f（或阻抗）

$$R_f = R_{S0} \tag{9-13}$$

式中，R_{S0} 为被测量处于零点或平衡位置时的阻值（或阻抗值，为简便起见，以下均以阻值来讨论）。所以

$$R_S = R_{S0}(1+\varDelta) \tag{9-14}$$

图 9-4 所示电路的输出为

$$U_O = \left(\frac{R_S}{R_f + R_S} - \frac{1}{2}\right)U_f \tag{9-15}$$

或

$$U_O = \left(\frac{1}{R_f + R_S} - \frac{R_S}{(R_f + R_S)^2}\right)U_f \varDelta R_S \tag{9-16}$$

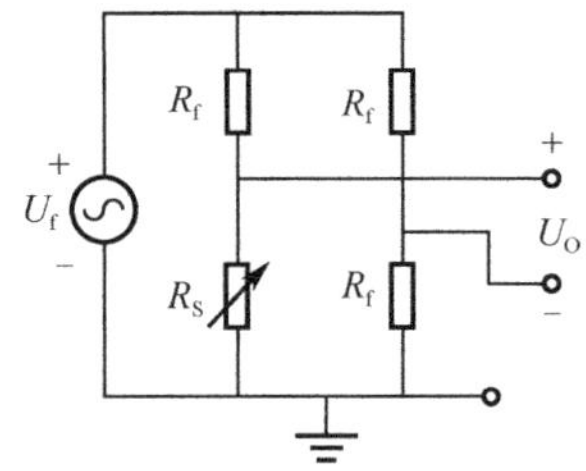

图 9-4 阻抗型传感器的全桥单臂接口电路

显然，存在较严重的非线性。但如果选取 $R_f \gg R_S$，则式（9-16）可以改写为

$$U_O = \frac{U_f}{R_f}\varDelta R_S \tag{9-17}$$

这样可以提高测量的线性，但降低了灵敏度。

如果采用恒流源 $2I_f$ 代替恒压源 U_f 驱动电桥，依然取 $R_f = R_{S0}$，假定传感器臂与参考臂中的电流相同且均为 I_f，则有

$$\begin{aligned} U_O &= (R_S - R_f)I_f \\ \varDelta &= R_S I_f \end{aligned} \tag{9-18}$$

说明采用恒流源激励测量电桥既可获得较好的线性，又能得到较高的灵敏度，代价是需要采用恒流源。

2. 阻抗型传感器的全桥双臂接口电路

有的阻抗型传感器可以实现差动形式，如电容、电感和电阻传感器，可以采用图 9-5 所示的阻抗型传感器的全桥双臂接口电路，电路输出为

$$U_O = \left(\frac{R_{S2}}{R_{S1} + R_{S2}} - \frac{1}{2} \right) U_f \tag{9-19}$$

式中，$R_{S1} = R_{S0} + \Delta R_S$，$R_{S2} = R_{S0} - \Delta R_S$。式（9-19）可以改写成

$$U_O = \frac{U_f}{2R_{S0}} \Delta R_S \tag{9-20}$$

这样可以得到较好的线性。

如果采用恒流源 $2I_f$ 代替恒压源 U_f 驱动电桥，依然取 $R_f = R_{S0}$，假定传感器臂与参考臂中的电流相同且均为 I_f，则有

$$U_O = 2I_f \Delta R_S \tag{9-21}$$

说明采用恒流源激励测量电桥既可获得较好的线性，又能得到较高的灵敏度，代价是需要采用恒流源。

3. 阻抗型传感器的全桥接口电路

压阻传感器是一种压力传感器，其中的压敏元件可以做成如图 9-6 所示的完全差动形式。不难得出其电路输出为

$$U_O = \frac{U_f}{R_S} \Delta R_S \tag{9-22}$$

表明该电路既有良好的线性，又有较高的灵敏度。

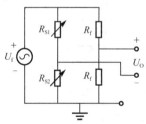

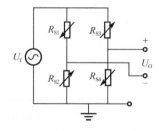

图 9-5　阻抗型传感器的全桥双臂接口电路　　　图 9-6　阻抗型传感器的全桥接口电路

如果采用恒流源 $2I_f$ 代替恒压源 U_f 驱动电桥，依然取 $R_f = R_{S0}$，假定每个传感器臂中的电流相同且均为 I_f，则有

$$U_O = 4I_f \Delta R_S \tag{9-23}$$

表明该电路既有良好的线性，又有很高的灵敏度。

9.2.4 四线制阻抗（电阻）型传感器测量电路

由于多数阻抗型传感器的电阻值、电容值或电感值较小（如热电阻本身的阻值较小，随温度变化而引起的电阻变化值更小），例如，铂电阻在 0℃时的阻值 R_0=100Ω，铜电阻在 0℃

时 $R_0 = 100\Omega$。因此，传感器与测量仪器之间的引线过长会引起较大的测量误差。在实际应用时，通常采用所谓的两线、三线或四线制的方式，如图 9-7 所示。

在图 9-7（a）所示的电路中，电桥输出电压 U_O 为

$$U_O = \frac{IR}{2R + R_t + R_r}(R_t - R_r)$$

当 $R \gg R_t$、R_r 时，

$$U_O = \frac{I}{2}(R_t - R_r)$$

式中，R_t 为铂电阻，R_r 为可调电阻，R 为固定电阻，I 为恒流源输出电流值。

（1）二线制

二线制的电路如图 9-7（b）所示，这是热电阻最简单的接入电路，也是最容易产生较大误差的电路。

图中的两个 R 是固定电阻，R_r 是为了保持电桥平衡的电位器。二线制的接入电路由于没有考虑引线电阻和接触电阻，因此可能产生较大的误差。如果采用这种电路进行精密温度测量，整个电路必须在使用温度范围内校准。

（2）三线制

三线制的电路如图 9-7（c）所示，这是热电阻最实用的接入电路，可得到较高的测量精度。

图中的两个 R 是固定电阻，R_r 是为了保持电桥平衡的电位器。三线制的接入电路考虑了引线电阻和接触电阻带来的影响。R_{l1}、R_{l2} 和 R_{l3} 分别是传感器和驱动电源的引线电阻，一般来说，R_{l1} 和 R_{l2} 基本相等，而 R_{l3} 不引入误差。因此，这种接线方式可取得较高的精度。

（3）四线制

四线制的电路如图 9-7（d）所示，这是热电阻测量精度最高的接入电路。

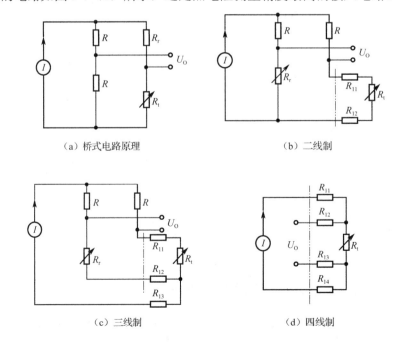

（a）桥式电路原理　　　　　　　　　　　（b）二线制

（c）三线制　　　　　　　　　　　　（d）四线制

图 9-7　热电阻的接入方式

　　图中，R_{11}、R_{12}、R_{13} 和 R_{14} 都是引线电阻和接触电阻。R_{11} 和 R_{12} 在恒流源回路中，不会引入误差；R_{13} 和 R_{14} 在高输入阻抗的仪器放大器的回路中，带来的误差很小。

　　上述三种热电阻传感器引入电路的输出，都需要后接高输入阻抗、高共模抑制比的仪器放大器。有关仪器放大器的内容参见第 2 章。

9.2.5　无源阻抗型传感器的集成接口电路

　　无源阻抗型传感器必定需要激励信号才能工作，而激励信号的精度又决定了传感器的精度；不同的传感器要求激励信号的形式各有不同：电压源与电流源、交流与直流，因而对激励信号的产生电路有很高的要求。本节介绍几款典型的集成激励信号的产生电路的无源阻抗型传感器集成接口电路的工作原理和性能。

　　对于像电容、电感这类传感器，需要为其提供激励信号才能进行测量，与前一类传感器接口电路的不同在于电路本身还具备激励信号产生电路。

　　由于激励信号通常为交流信号（对于电容、电感这类传感器也是必须的），为了提高性能，这类传感器接口电路中的信号调理电路通常包含锁相解调或相敏解调的功能电路。锁相解调或相敏解调的方式可以大幅度提高精度和抗干扰能力。

　　由于现代集成化传感器的接口电路不仅具有很完备的传统传感器接口电路需要的功能，如激励信号、放大和滤波、运算等，还集成了模数转换器和数据通信接口等功能，这类集成化传感器的接口电路又称为"智能传感器接口集成电路"（见图 9-8）。

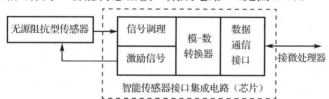

图 9-8　智能传感器接口集成电路（芯片）之一
—— 传感器信号调理芯片

　　混合信号微处理器（见图 9-9）可以看成在第 2 类智能传感器接口电路的基础上集成了微控制器。因此，这是一类更高级的智能传感器接口电路。

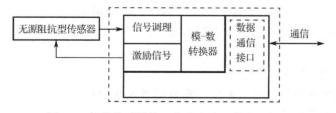

图 9-9　智能传感器接口集成电路（芯片）之二
—— 混合信号微处理器

1. 热敏电阻到数字转换的接口电路

1）负温度系数热敏电阻的基本知识

半导体热敏电阻按电阻值随温度变化的特性可分为三种类型，即负温度系数热敏电阻（Negative Temperature Coefficient，NTC），正温度系数热敏电阻（Positive Temperature

Coefficient，PTC），以及在某一特定温度下电阻值会发生突变的临界温度电阻器（Critical Temperature Resistor，CTR）。

NTC 具有温度特性波动小，对各种温度变化响应快的特点，可实现高灵敏度、高精度的检测，但也存在严重的缺点：原理上的非线性和一致性较差。即便如此，因其价格低廉，NTC 依然是数字体温计用传感器的首选！这是人们想方设法基本解决了在数字体温计应用 NTC 时的"原理上的非线性（见图 9-10）和一致性较差"等问题后的选择，同时保证很好的工艺性和产品的低成本。

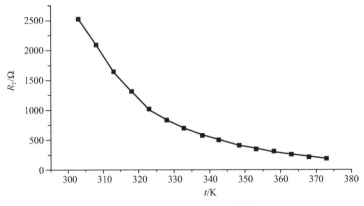

图 9-10　NTC 的阻值-温度特性

2）热敏电阻到数字转换器 MAX6682

MAX6682（见图 9-11）不会对典型的负温度系数热敏电阻（NTC）的高度非线性传输函数进行线性化，但通过采用适当阻值的外部电阻可以在有限的温度范围内提供线性输出数据。在 0～50℃范围内，只要选择适当的热敏电阻和外部电阻阻值，MAX6682 可以按照 8 LSB/℃（0.125℃分辨率）的比例输出数据。该方法同样适合其他温度范围，但输出数据不一定按照每摄氏度偶数个 LSB 的比例。

MAX6682 具有如下特性：
- 将热敏电阻温度转换为数字数据；
- 低热敏电阻平均电流，减小自加热误差；
- 低电源电流，21μA（典型值），包括 10kΩ 热敏电阻电流；
- 内部基准隔离热敏电阻与供电电源的噪声；
- 10 位分辨率；
- 支持任意热敏电阻温度范围；
- 输出数据按照比例直接读取温度，温度范围为 0～50℃；
- 简单的 SPI 兼容接口；
- 小尺寸、8 引脚的 μMAX 封装。

3 线 SPI 兼容接口可方便地与不同的微处理器连接（见图 9-12）。MAX6682 是只读器件，简化了那些只需要温度数据的系统的应用。电源管理电路可降低热敏电阻的平均电流，从而降低自加热效应。在两次转换之间，电源电流被降至 21μA（典型值）。内部电压基准在两次测量之间被关断。MAX6682 采用小尺寸、8 引脚的 μMAX 封装，工作于-55～125℃的温度范围。

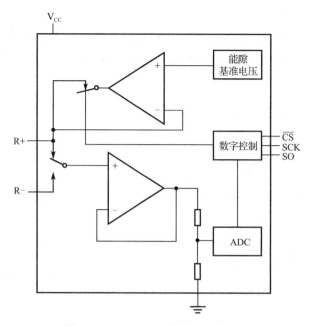

图 9-11　MAX6682 的内部功能框图

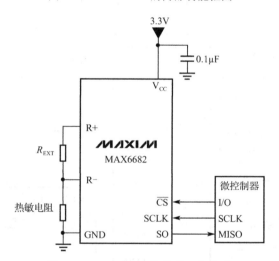

图 9-12　MAX6682 的典型工作电路

MAX6682 使用内部 10 位 ADC 将电阻 R_{EXT} 的电压降转换为数字输出。通过测量 R_{EXT} 上的电压，当使用一个 NTC 时，输出代码与温度直接相关。虽然热敏电阻的阻值与其温度之间的关系是非线性的，但只要正确选择 R_{EXT}，R_{EXT} 上的电压在有限的温度范围内是合理线性的。例如，在 10～40℃ 的范围内，R_{EXT} 上的电压与温度之间在约 0.2℃ 范围内呈线性关系。温度范围越宽，误差越大。数字输出为 10 位+符号字。11 位数字字与 R_{EXT} 电压（标准化为 V_{R+}）之间的关系如下：

$$D_{OUT} = \frac{\left(\dfrac{V_{REXT}}{V_{R+}} - 0.174387\right) \times 8}{0.010404} \tag{9-24}$$

3）集成数字体温计芯片 HT7500

为了解决 NTC 的"原理上的非线性和一致性较差"等问题及降低数字体温计的成本，人们设计了专用的集成电路芯片，如图 9-13 所示的集成数字体温计芯片 HT7500，图 9-14 所示为由 HT7500 构成的体温计原理电路。

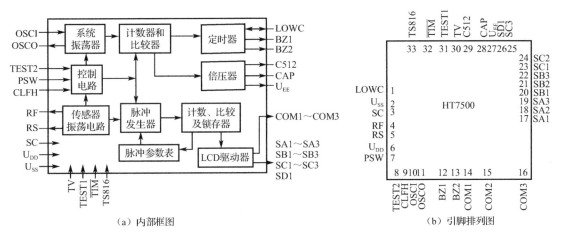

图 9-13　集成数字体温计芯片 HT7500

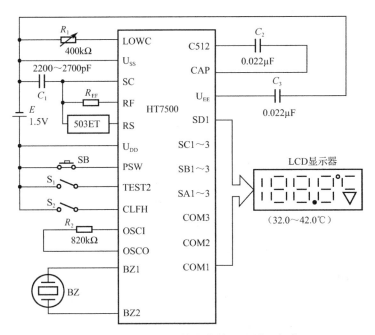

图 9-14　由 HT7500 构成的体温计原理电路

为了更深入了解实用体温计的设计，图 9-15 给出了数字体温计的工作流程图。

采用 T/FC（Temperature/Frequency Conversion，温度-频率转换）或 R/FC（Resistance/Frequency Conversion，电阻-频率转换）数字体温计的原理框图如图 9-16 所示。

RTC 的阻值与温度的关系可表示为

$$R_{\mathrm{a}} = R_{\mathrm{b}} \mathrm{e}^{\beta\left(\frac{1}{T_{\mathrm{a}}} - \frac{1}{T_{\mathrm{b}}}\right)} \tag{9-25}$$

式中，R_a 为热力学温度 T_a 下 R_t 的阻值，R_b 为热力学温度 T_b 下 R_t 的阻值，β 为取决于 R_t 的材料的常数。

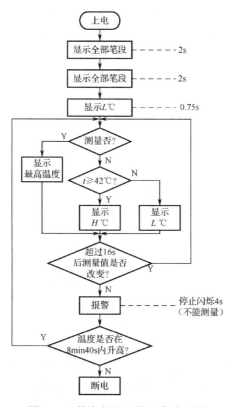

图 9-15　数字体温计的工作流程图

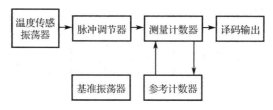

图 9-16　采用 T/FC 或 R/FC 的数字体温计原理框图

图 9-17 所示为数字体温计常用的 R/FC——基于施密特触发器的 RC 振荡器。图中，R/M 是参考和测量开关，R_t 是 RTC 传感器，R_r 是参考电阻。

通常 RC 振荡器的振荡频率可简略地表示为 $f = k/R_tC$，k 为振荡器电路固有常数，其频率与 R_tC 成反比，当 C 固定时，f 将随 R_t 的变化相应变化：

$$f = \frac{k}{R_bC}\mathrm{e}^{\beta\left(\frac{1}{T_a}-\frac{1}{T_b}\right)} \qquad (9\text{-}26)$$

因此，

R/M=1：$R = R_r$；$f_{out} = f_r$

R/M= 0：$R = R_t$；$f_{out} = f_t$

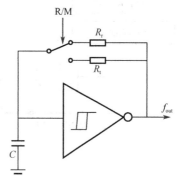

图 9-17　基于施密特触发器的 RC 振荡器

正常工作期间，振荡器在 R/M 信号控制下交替输出参考频率和温度频率。

式（9-26）中的 f 与 T 的关系曲线如图 9-18 所示。

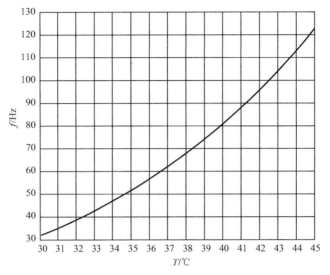

图 9-18　RC 振荡器的 f 与 T 的关系曲线

2．12 位阻抗转换器网络分析仪（IC）AD5934

AD5934 可提供高精度的阻抗转换器系统解决方案，片上集成一个频率发生器和一个 12 位、250 kSPS 模-数转换器（ADC）（见图 9-19）。用频率发生器产生的信号来激励外部复阻抗，外部阻抗的响应信号由片上 ADC 进行采样，然后由片上 DSP 进行离散傅里叶变换（DFT）处理。DFT 算法在每个频率上返回一个实部（R）数据字和一个虚部（I）数据字。

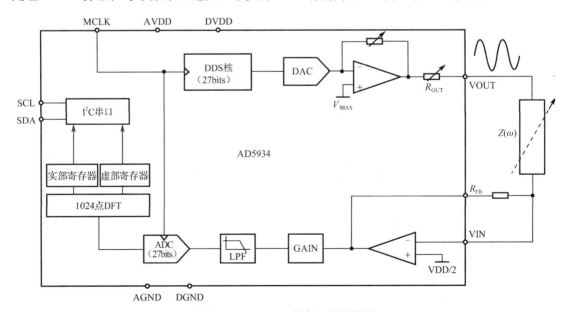

图 9-19　AD5934 的内部功能框图

校准后，使用以下两个公式很容易计算出各扫描频率点的阻抗幅度和相应的阻抗相位：

$$幅度 = \sqrt{R^2 - I^2}$$

$$相位 = \arctan(I/R)$$

ADI 公司还提供一款类似的器件 AD5933，它是一款 2.7～5.5V、1MSPS、12 位阻抗转换器，内置温度传感器，并采用 16 引脚 SSOP 封装。

AD5933 具有以下特点和优势：

- 可编程输出峰-峰值激励电压，输出频率最高达 100kHz；
- 可编程频率扫描功能和串行 I²C 接口；
- 频率分辨率：27 位（小于 0.1Hz）；
- 阻抗测量范围：1kΩ～10MΩ；
- 利用附加电路可测量 100Ω～1kΩ 阻抗；
- 相位测量功能；
- 系统精度：0.5%；
- 电源电压：2.7～5.5V；
- 温度范围：−40～125℃；
- 16 引脚 SSOP 封装。

图 9-20 给出了 AD5934 的生物阻抗测量电路。

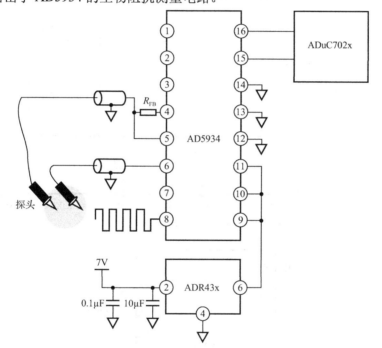

图 9-20　AD5934 的生物阻抗测量电路

3. LDC 电感数字转换器 LDC1000

采用电感的涡流感应测量是一种非接触、短距离传感技术，这种技术可以在粉尘、油和雾水等恶劣环境下实现低成本、高精度的对导电物体的距离测量。LDC1000 只需要使用 PCB 上的印制线圈就可以实现测量（见图 9-21）。

涡流感应测量可以实现精密的线性位移/角度、位置、运动、压力、振动、金属成分的测量。这些测量在汽车、家用电器、工业、医疗等领域有着极为广泛的应用，而 LDC1000 在性能、可靠性和成本上极具优势。

LDC1000 是世界上第一枚电感数字转换器芯片（见图 9-22），其功耗低、引脚少，采用 SON-16 封装（见图 9-23），提供几种测量模式及与 MCU 便捷连接的 SPI 串口（见图 9-24）。

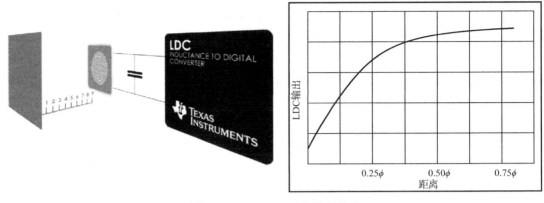

图 9-21　LDC1000 轴向距离传感

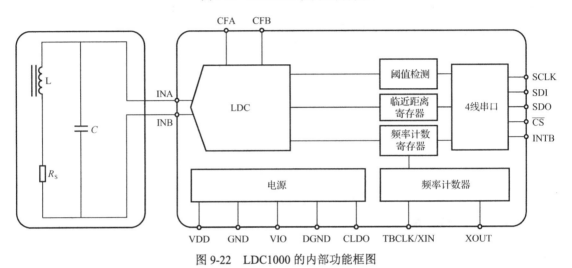

图 9-22　LDC1000 的内部功能框图

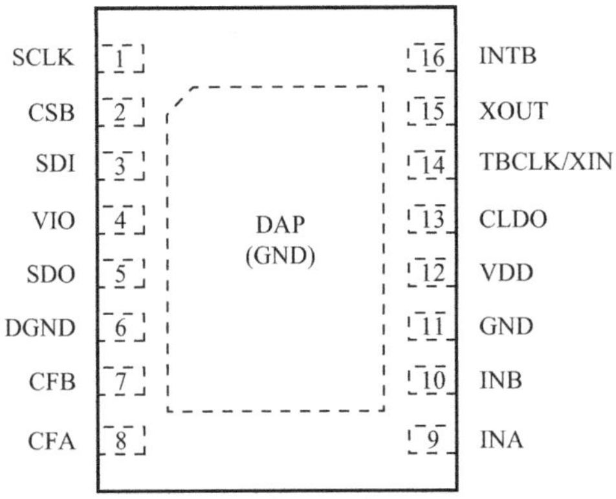

图 9-23　LDC1000 的引脚图

LDC1000 具有如下特性：

- 无磁工作；
- 可达亚微米（0.8～0.35μm）精度；
- 可调测量范围（通过线圈设计）；
- 极低的系统成本；
- 远距测量；
- 高耐用；
- 对环境不敏感（如粉尘、水和油等）；
- 单电源供电：4.75～5.25V；

- I/O 电平：1.8～5.25V；
- 工作电流：1.7mA；
- RP 分辨率：16 位；

- 电感分辨率：24 位；
- LC 频率范围：5kHz～5MHz。

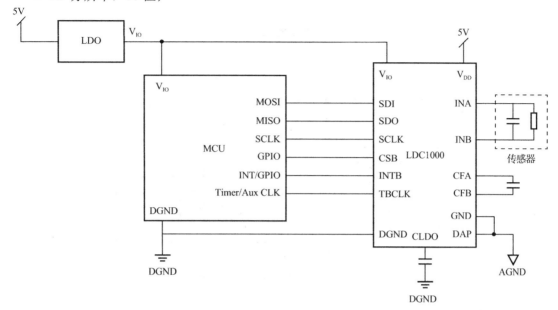

图 9-24 LDC1000 的典型应用电路

4. 电容传感器的集成接口电路 AD7745

AD7745 是 AD 公司生产的具有高分辨率、低功耗的电容数字转换器。该芯片性能稳定，操作方便，可与多种电容传感器一起用于开发各种实际产品。AD7745 的主要特点如下。

（1）电容数字转换器
- 具有单端电容探测器或差分式电容探测器接口；
- 分辨率：4aF；精确度：4fF；线性度：0.01；
- 在普通模式下，电容高达 17pF；
- 可测量电容范围：-4～4pF；
- 可容忍高达 60pF 的寄生电容；
- 更新频率：10～60Hz。

（2）片上温度传感器
- 分辨率：0.1℃；精确度：±2℃；
- 电压输入通道；
- 内部时钟振荡器。

（3）两线串行接口（与 I^2C 兼容）

（4）电源
- 2.7～5.25V 单电源供电。

AD7745 的核心是一个高精度的转换器，由 1 个二阶调制器和 1 个三阶数字滤波器构成。AD7745 可以配置成一个电容数字转换器（CDC），也可以配置成一个经典的模-数转换器（ADC）。除转换器外，AD7745 还集成了 1 个多路复用器（MUX）、1 个激励源和电容数-模转换器（CAPDAC）作为电容的输入，以及 1 个温度传感器、1 个时钟发生器、1 个控制逻辑校准和 I^2C 串行接口。AD7745 的内部功能框图如图 9-25 所示。下面对图中的主要部分进行功能说明。

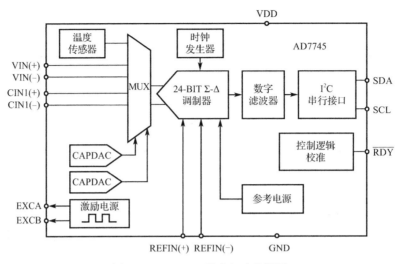

图 9-25　AD7745 的内部功能框图

（1）Σ-Δ 调制器

Σ-Δ 调制器是 AD7745 的核心，它是将模拟信号转换成数字信号的器件，其工作原理如下：被测的电容连接在 CDC 激励输出（EXCA 或 EXCB）与 Σ-Δ 调制器输入[VIN(+)]之间，在 1 个转换周期内，一个方波激励信号（从 EXCA 或 EXCB 输出）加到被测电容上，Σ-Δ 调制器连续采样经过的电荷。数字滤波器处理 Σ-Δ 调制器的输出，数据经过数字滤波器输出，经过校正，由 I^2C 串行接口输出。

（2）电容数-模转换器

电容数-模转换器（CAPDAC）可以被理解成一个负电容从内部连接到 CIN 引脚。AD7745 中有两个 CAPDAC，一个连接到 CIN（+），另一个连接到 CIN（-），如图 9-26 所示。输入电容 C_Y（差分模式下）与输出数据（DATA）之间的关系如下：

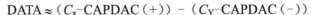

$$DATA \approx (C_X - CAPDAC(+)) - (C_Y - CAPDAC(-))$$

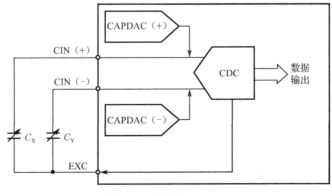

图 9-26　使用 CAPDAC

电容数-模转换器可以用来编程被测电容的输入范围，通过设置 CAPDAC(+) 和 CAPDAC (-)

的值，可以改变被测电容的范围。例如，在单端模式下，将 CAPDAC 设置成 ±4pF，则被测电容的变化范围为 0～8pF。

（3）温度传感器

AD7745 使用 1 个片上晶体管测量芯片内部的温度，芯片的温度变化将影响晶体管的电压ΔV_{BE}，Σ-Δ调制器将ΔV_{BE}转换成数字信号，最终的输出与温度的变化成线性关系。由于 AD7745 的功耗很低，因此它自身产生的热量很少（当 V_{DD} = 5V 时，温升小于 0.5℃），被测电容传感器的温度可以认为与 AD7745 的温度相同，因此，AD7745 内部的温度传感器可以用作系统的传感器。也就是说，整个系统的温漂补偿可以基于片内的温度传感器，而不需要片外器件。

（4）I^2C 串行接口

AD7745 支持 I^2C 兼容 2 线串行接口，I^2C 总线上的两根线是 SCL（时钟）和 SDA（数据），所有的地址、控制和数据信息都通过这两根线进行传输。

AD7745 的引脚分布如图 9-27 所示，各引脚功能描述如下。

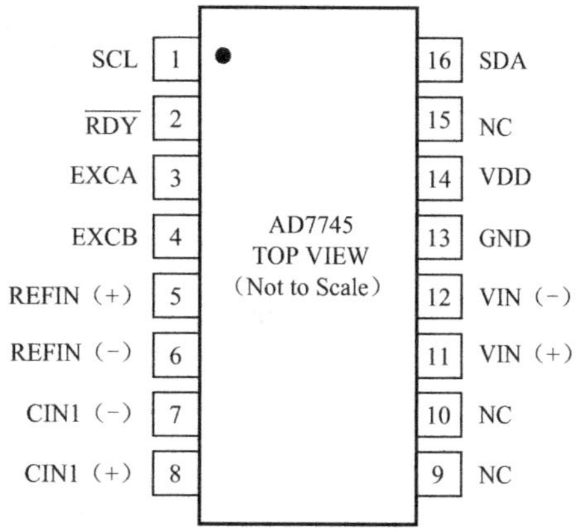

SCL：I^2C 串行时钟输入。

RDY：逻辑输出。当该引脚信号的下降沿到来时，表示已经使能的通道转换已完成，同时新的数据到达该通道。

EXCA、EXCB：CDC 激励输出。被测电容接在 EXC 引脚和 CIN 引脚之间。

图 9-27　AD7745 的引脚分布

REFIN（+）、REFIN（−）：差分参考电压输入。

CIN1（−）：在差分模式下，CDC 的电容负输入；在单端模式下，该引脚内部断开。

CIN1（+）：在差分模式下，CDC 的电容正输入；在单端模式下，CDC 的电容负输入。

NC：空引脚。

VIN（+）、VIN（−）：ADC 的差分电压输入，此引脚同时连接外部温度探测二极管。

GND：接地端。

VDD：电源端，2.7～5.25V 单电源供电。

SDA：双向 I^2C 串行数据线。

AD7745 有差分、单端两种测量工作模式。

（1）差分模式

当被测电容传感器是差分式电容传感器时，其连接方法如图 9-28 所示，差分电容传感器的正电容输入连接到 CIN（+），负电容输入连接到 CIN（−）。通过 I^2C 串行接口将 AD7745 中的电容设置寄存器（Cap Setup Register）中的 CAPDIF 位设置成 1。

（2）单端模式

当被测电容传感器是单端电容传感器时，其连接方法如图 9-29 所示。可以通过设定 CAPDAC（+）的值调整被测电容传感器的输出范围。

电容传感器的种类很多，总体可以分为改变极板间距的极距型传感器、改变极板遮盖面积的面积型传感器和改变极板间电介质的介电常数的介质型传感器。

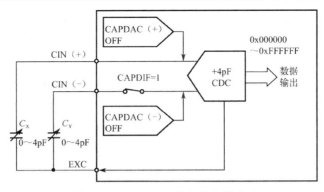

图 9-28　AD7745 工作在差分模式下

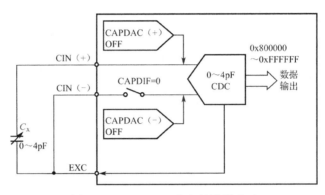

图 9-29　AD7745 工作在单端模式下

图 9-30 给出了一个湿度探测系统实例。根据极板间电介质的介电常数随湿度变化的差分式电容传感器，将差分式电容传感器的正、负电容输出分别接到 AD7745 的 CIN(+) 和 CIN(−) 引脚。然后将 AD7745 接到 3V/5V 电压上，将 AD7745 的输出通过 I^2C 总线接到主机控制器，SCL 和 SDA 连接 10kΩ 的上拉电阻。主机控制器（MCU）选择 P89C668，因为该 MCU 具有 I^2C 和 UART 串行接口。

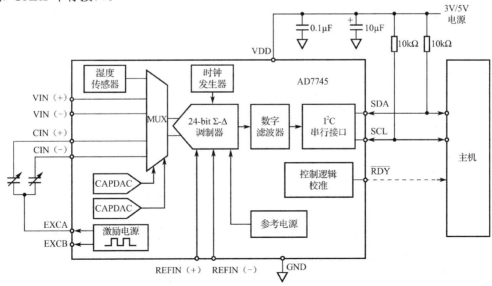

图 9-30　湿度探测系统

5．双通道电容数字转换器 AD7156

AD7156 采用一种响应快速的超低功耗转换器（见图 9-31），为电容式传感器提供了一种全面的信号处理解决方案。

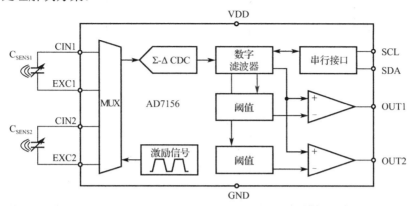

图 9-31　AD7156 的内部功能框图

AD7156 采用 ADI 公司的电容数字转换器（CDC）技术，该技术汇集在实际传感器接口过程中起着重要作用的多种特色功能于一身，如高输入灵敏度、较高的输入寄生接地电容和漏电流容限。

集成自适应式阈值算法可对因环境因素（如湿度和温度）或绝缘材料老化而导致传感器电容发生的任何变化进行补偿。

默认情况下，AD7156 采用固定上电设置以独立模式运行，并以两路数字输出显示检测结果。另外，AD7156 也可通过串行接口与微控制器连接，可通过用户自定义设置对内部寄存器进行编程，而数据和状态信息则可从该部件中读取。

AD7156 的工作电源电压为 1.8～3.6V，额定温度范围为-40～85℃。

图 9-32 至图 9-34 分别给出了 AD7156 的典型应用电路、AD7156 与主控微处理器的接口电路和具备 EMC（Electro Magnetic Compatibility，电磁兼容性）的 AD7156 独立运行电路。

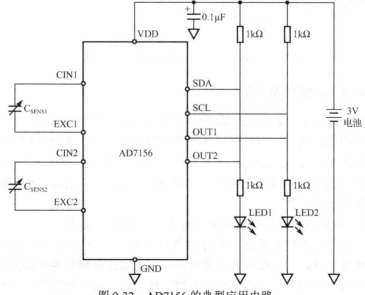

图 9-32　AD7156 的典型应用电路

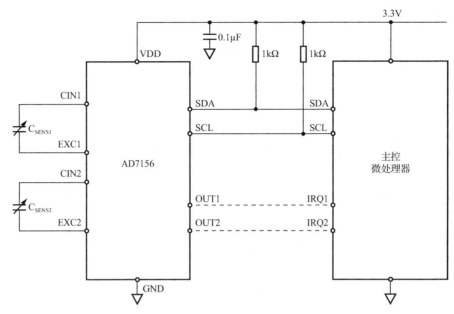

图 9-33　AD7156 与主控微处理器的接口电路

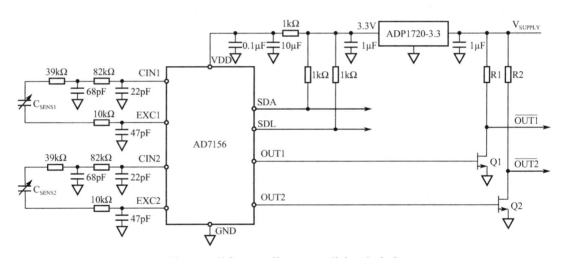

图 9-34　具备 EMC 的 AD7156 独立运行电路

6．24 位电容数字转换器 AD7747

AD7747 是一款高分辨率 Σ-Δ 电容数字转换器（CDC）（见图 9-35），可直接与电容传感器的电容连接进行测量。该芯片还具有高分辨率（24 位无失码、最高 19.5 位有效分辨率）、高线性度（±0.01%）和高精度（±10pF 工厂校准）等固有特性。AD7747 的电容输入范围为 ±8pF（可变），可接受最大 17pF 共模电容（不可变），后者可以通过一个可编程片内数字电容转换器（CAPDAC）来平衡。

AD7747 针对一块极板接地的单端或差分输入电容传感器设计。

该器件内置一个片内温度传感器，其分辨率为 0.1℃，精度为 ±2℃，还集成了片内基准电压源和片内时钟发生器，因此在电容传感器应用中无需任何额外的外部元件。此款器件配有一个标准电压输入，当与差分基准电压输入结合使用时，可方便地与一个外部温度传感器

（如 RTD、热敏电阻或二极管等）接口。

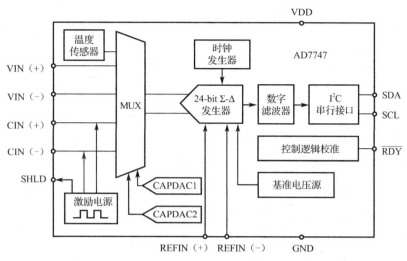

图 9-35 AD7747 的内部功能框图

AD7747 具有一个双线式 I²C 兼容串行接口，可采用 2.7～5.25V 单电源供电，额定温度范围为-40～125℃，采用 16 引脚 TSSOP 封装。

图 9-36 给出了 AD7747 不同容性传感器的典型应用电路。

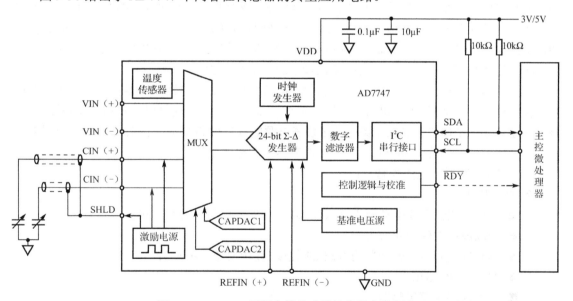

图 9-36 AD7747 不同容性传感器的典型应用电路

7. LVDT 传感器信号调节器 PGA970

PGA970 是一款具有高级信号处理功能的高集成度片上系统 LVDT 传感器信号调节器（见图 9-37）。该器件配有 1 个三通道、低噪声、可编程增益模拟前端，允许直接连接感测元件，后接 3 个独立的 24 位Δ-Σ 型 ADC。

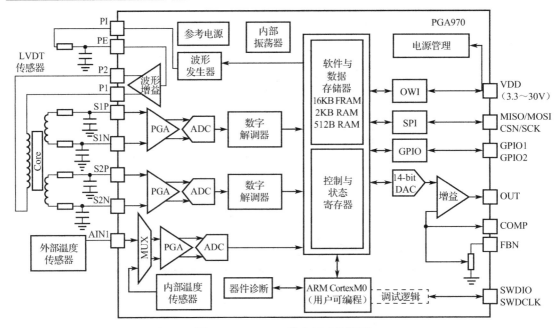

图 9-37　PGA970 的内部功能框图

此外，该器件包含的数字信号解调模块可连接到集成的 ARM CortexM0 MCU，从而执行器件非易失性存储器中存储的定制传感器补偿算法。该器件可使用 SPI、OWI、GPIO 或 PWM 数字接口与外部系统进行通信。模拟输出通过一个 14 位 DAC 和可编程增益放大器来提供支持，从而提供基准或绝对电压输出。感测元件激励通过集成的波形发生器和波形放大器来实现。波形信号数据根据用户自定义存储在指定的 RAM 存储区。

除主要的功能组件之外，PGA970 器件还配有额外的支持电路，如器件诊断、传感器诊断和集成型温度传感器。这些电路可共同为整个系统和感测元件提供保护及相关完整性信息。该器件还包含一个栅极控制器电路，可在系统电源电压超过 30V 时搭配外部耗尽型金属氧化物半导体场效应晶体管（MOSFET）一同调节器件的电源电压。

PGA970 具有以下优势和特点：

- 模拟特性
  - 适用于线性可变差动变压器（LVDT）传感器的可编程增益模拟前端；
  - 激励波形发生器和放大器；
  - 具有幅值和相位解调器的双路 24 位模-数转换器（ADC）；
  - 24 位辅助 ADC；
  - 片上内部温度传感器；
  - 具有可编程增益的 14 位输出数-模转换器（DAC）；
  - 内置诊断。
- 数字特性
  - ARM Cortex-M0 微控制器；
  - 16KB 铁电 RAM（FRAM）程序存储器；
  - 2KB 通用 RAM；
  - 512B RAM 波形发生器查找表；

■ 8MHz 片上振荡器；

■ 外设特性；

■ 串行外设接口（SPI）；

■ 单线制接口（OWI）；

■ 比例电压输出和绝对电压输出。

● 通用特性

■ 工作电压范围：3.5～30V；

■ 环境温度范围：−40～125℃；

■ 适用于扩展级电源范围（大于 30V）的 DMOS 栅极控制器。

图 9-38 给出了 PGA970 的引脚图，图 9-39 给出了 PGA970 的典型应用电路。

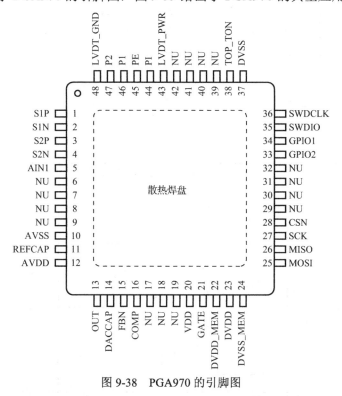

图 9-38　PGA970 的引脚图

8．低成本、高精度传感器信号处理器 MAX1452

MAX1452 是一款高度集成的模拟传感器信号处理器，优于工业和过程控制中采用阻性元件的传感器。MAX1452 具有放大、校准和温度补偿功能，可以逼近传感器所固有的可重复指标。全模拟信号通道不会在输出信号中引入量化噪声，利用集成的 16 位数-模转换器（DAC）实现数字化校正。用 16 位 DAC 对信号的偏移量和跨度进行校准，赋予了传感器产品真正的可互换性。

MAX1452 结构包含可编程传感器激励器、16 级可编程增益放大器（PGA）、768Byte（6144bit）内部 EEPROM、4 个 16 位 DAC、1 个独立的运算放大器，以及内部温度传感器（见图 9-40）。除偏移量和跨度补偿外，MAX1452 还利用偏移温度系数（TC）和跨度温度系数（FSOTC）提供独特的温度补偿，在提供灵活性的同时降低了测试成本。

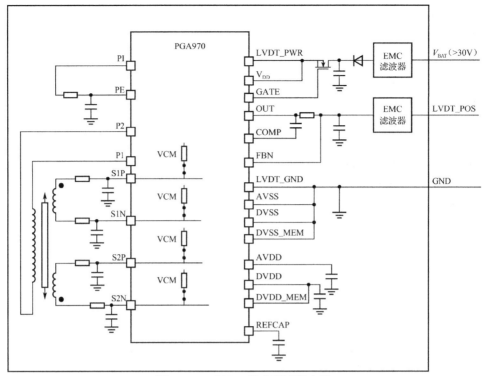

图 9-39　PGA970 的典型应用电路

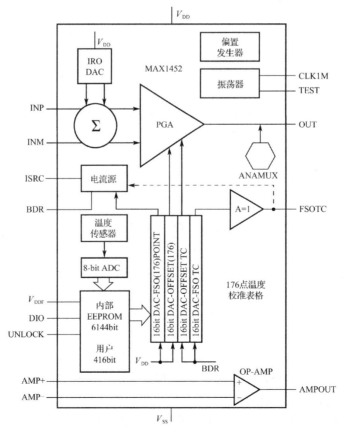

图 9-40　MAX1452 的内部功能框图

MAX1452 为 16 引脚 SSOP/TSSOP 封装和 24 引脚 TQFN 封装，工作在商业级、工业级和汽车级温度范围。

MAX1452 具有以下特点和优势：

- 具有放大、校准和温度补偿功能；
- 适应输出灵敏度从 4mV/V 至 60mV/V 的传感器；
- 单引脚数字编程；
- 无需外部调整元件；
- 16 位的偏移量和跨度校准精度；
- 全模拟信号通道；
- 内嵌查找表，支持多点校准的温度修正；
- 支持电流桥和电压桥激励；
- 150μs 快速阶跃响应；
- 内置独立的运算放大器；
- Secure-Lock 防止破坏数据；
- 2mA 低电流损耗。

图 9-41 给出了 MAX1452 的典型应用电路。

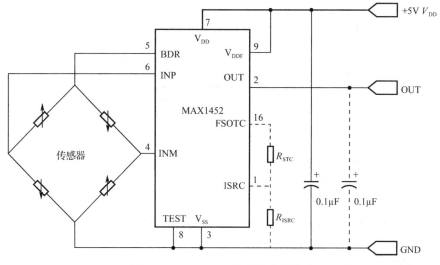

图 9-41　MAX1452 的典型应用电路

9．MAX1455 低成本传感器信号处理器

MAX1455 为一个高集成度的模拟传感器信号处理器（见图 9-42），用于阻性传感器中。MAX1455 具有放大、校准及温度补偿功能，可使全部性能接近传感器固有的性能。利用集成的 16 位数-模转换器（DAC）进行数字调理控制，整个模拟通道不会在输出信号上引入量化噪声。失调和满量程范围也通过 16 位 DAC 得到校准，允许传感器互换。

MAX1455 包括 1 个可编程的传感器激励器、16 级增益可编程放大器（PGA）、768Byte（6144bit）的内置 EEPROM、4 路 16 位 DAC、1 路附加运算放大器和一个内部温度传感器。除了失调及满量程补偿，MAX1455 还提供独特的温度补偿方案，可提供灵活的温度重新标定，降低了测试成本。

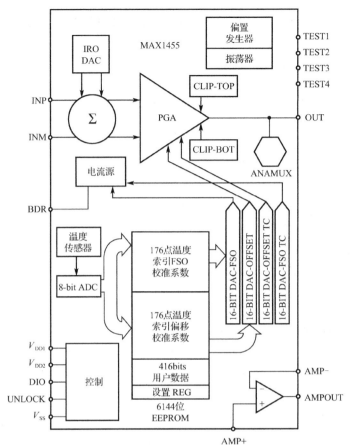

图 9-42 MAX1455 的内部功能框图

MAX1455 提供裸片、16 引脚 SSOP 和 TSSOP 封装（见图 9-43）。

MAX1455 具有以下优势和特点：

- 单芯片 IC 实现完备的信号调理。
  - ○ 提供放大、校准、温度补偿；
  - ○ 可配合输出灵敏度从 5mV/V 至 40mV/V 的传感器使用。
- 高精度补偿，降低后端电路复杂性。
  - ○ 全模拟信号通路；
  - ○ 16 位失调、量程校准分辨率；
  - ○ 片内查找表支持多点温度校准。
- 支持电流桥和电压桥激励。
- 3.2kHz 的快速响应。
- 片上不受限制的运算放大器。
- 传感器故障检测。
- 简单的 PCB 布局。
- 单引脚数字编程。
- 无需外部调整元件。
- 特有的 Secure-Lock 数据保护技术。

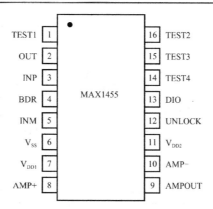

图 9-43　MAX1455 的引脚图

图 9-44 和图 9-45 分别给出了 MAX1455 的比例输出和非比例输出应用电路，图 9-46 给出了多路 MAX1455 的校准示意图。

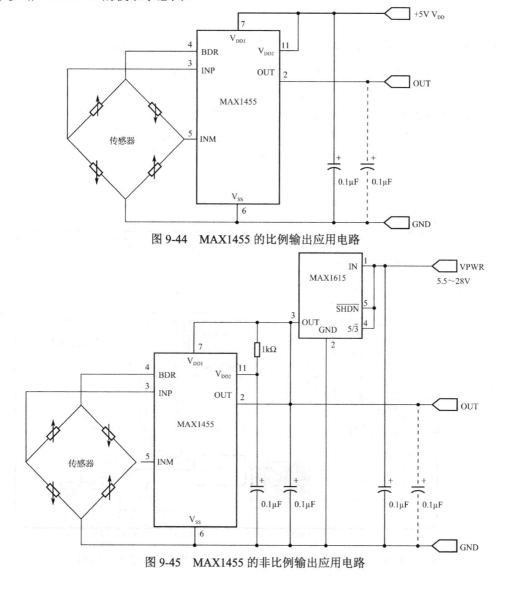

图 9-44　MAX1455 的比例输出应用电路

图 9-45　MAX1455 的非比例输出应用电路

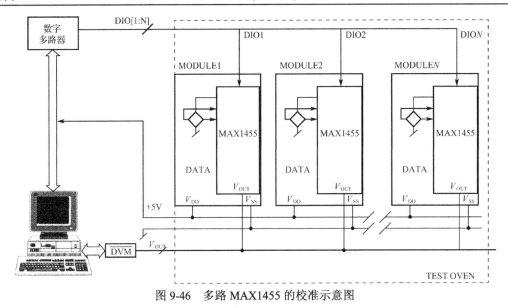

图 9-46　多路 MAX1455 的校准示意图

10．传感器模拟前端 LMP90100/LMP90099/LMP90098/LMP90097

　　LMP90100/LMP90099/LMP90098/LMP90097 是高度集成的、多通道、低功耗 24 位传感器（AFE）。此器件特有一个精密 24 位三角积分模-数转换器（ADC），此转换器具有 1 个低噪声可编程增益放大器和 1 个完全差分高阻抗模拟输入复用器（见图 9-47）。一个真连续背景校准特性可在所有增益和输出数据速率上实现校准而又不会中断信号路径。背景校准特性在温度和时间范围内从根本上消除了增益和偏移误差，从而在不损失速度和功耗的情况下提供测量精度。

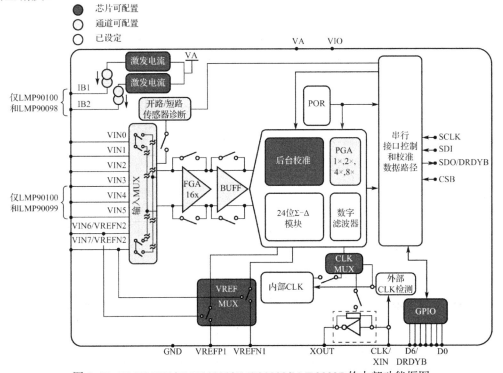

图 9-47　LMP90100/LMP90099/LMP90098/LMP90097 的内部功能框图

LMP90100/LMP90099/LMP90098/LMP90097 的另一个特性是连续背景传感器诊断，此诊断可在无须用户干预的情况下实现开路和短路情况，以及信号是否超出工作范围、每通道独立增益和 ODR 选择的检测，从而提高系统可靠性。

两组独立外部基准引脚可实现多个比率测量。此外，LMP90100/LMP90098 还提供两个已匹配的可编程电流源来为阻性温度检测器和桥式传感器等外部传感器供电。此外，还提供 7 个 GPIO 引脚与外部发光二极管（LED）和开关进行对接以简化绝缘格栅两侧的控制。

总的来说，这些特性使得 LMP90100/LMP90099/LMP90098/LMP90097 成为针对温度、压力、应力和工业过程控制等低功耗、精密传感器应用的完整模拟前端。LMP90100/LMP90099/LMP90098/LMP90097 可在-40～125℃的扩展温度范围内稳定工作，并采用 28 引脚 HTSSOP 带外露垫封装。图 9-48 给出了 LMP90100/LMP90099/LMP90098/LMP90097 的应用电路。

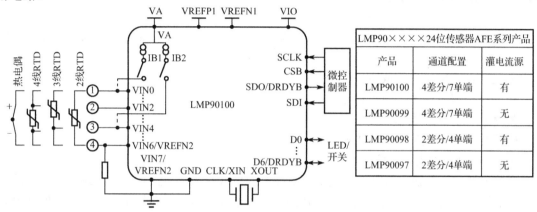

LMP90××××24位传感器AFE系列产品		
产品	通道配置	灌电流源
LMP90100	4差分/7单端	有
LMP90099	4差分/7单端	无
LMP90098	2差分/4单端	有
LMP90097	2差分/4单端	无

图 9-48　LMP90100/LMP90099/LMP90098/LMP90097 的应用电路

LMP90100/LMP90099/LMP90098/LMP90097 具有如下特性：

- 24 位低功耗三角积分模-数转换器（ADC）；
- 所有增益上的真连续背景校准；
- 使用期望值规划进行适当的系统校准；
- 低噪声可编程增益（1～128 倍）；
- 连续背景开路/短路和范围外传感器诊断；
- 单周期稳定的 8 个输出数据速率（ODR）；
- 源自 100～1000μA 的两个已匹配激励电流（LMP90100/LMP90098）；
- 4 个差分（DIFF）/7 个单端（SE）输入（LMP90100/LMP90099）；
- 2-DIFF/4-SE 输入（LMP90098/LMP90097）；
- 7 个通用输入/输出引脚；
- 用于实现低偏移的斩波稳定缓冲器；
- 支持循环冗余码校验（CRC）数据链接错误检测的 SPI 4/3 线制接口；
- ODR≤13.42SPS 时的 50～60Hz 线路扰动抑制；
- 由 Webench 传感器 AFE 设计工具提供支持；
- 自动通道排序器。

LMP90100/LMP90099/LMP90098/LMP90097 的主要技术规格如下：

- 有效比特位（ENOB）/NFR 高达 21.5/19 位；
- 偏移错误（典型值）为 8.4nV；
- 增益错误（典型值）为 7ppm；
- 总体噪声<10μV rms；
- 积分非线性（INL 最大值）满量程范围（FSR）为±15ppm；
- 输出数据速率（ODR）为 1.6775～214.65sps；
- 模拟电压 V_A 为 2.85～5.5V；
- 运行温度范围为-40～125℃；
- 采用 28 引脚散热型薄型小外形尺寸（HTSSOP）外露垫封装。

9.3　有源传感器接口电路

在本书中，有源传感器是指能够把被测物理量的能量转换成电能信号形式输出的一类传感器，例如

- 光电池：输出电压或电流信号；
- 光电二极管：输出电流信号；
- 热电偶：输出电压信号；
- 压电晶体：输出电荷或电压信号；
- pH 电极：输出电压信号。

作为传感器，其输出信号的"能量"都很低或极低，因而导致其接口电路各有特殊的要求：热电偶输出电压信号，但幅值仅为 10μV/℃量级；pH 电极也是输出电压信号，但其内阻高达 GΩ量级。因此，每种传感器的接口电路均需要针对传感器的特性及其应用场合和要求进行设计，或选用合适的接口电路。

下面介绍几种典型的传感器接口电路。

9.3.1　光电二极管接口电路

光电二极管（或光电池）是基于阻挡层光生伏特效应的光电器件，其作用是将输入光量的变化转换为电量变化输出。光电二极管是一种基本的敏感元件，它不仅可以直接测量光强，还可以与二次转换元件（如光纤等）配合用于测量其他物理量或化学量。

1．光电二极管的工作原理

当 PN 结接触区域受到光照射时，便产生光生电动势，这就是结光电效应，又称为阻挡层光生伏特效应。以半导体 PN 结为例，当具有过剩空穴的 P 型半导体与具有过剩电子的 N 型半导体结合时，N 区的电子向 P 区扩散，P 区的空穴向 N 区扩散。扩散的结果是，N 区失去电子而形成带正电的空间电荷区，P 区失去空穴而形成带负电的空间电荷区，并建立一个指向 P 区的内建电场，称为 PN 结，如图 9-49（a）所示。它将阻止空穴、电子进一步扩散，故又称阻挡层。最后，内建电场的作用将完全抵消扩散，这时便达到动平衡。在阻挡层中，空间电荷区里没有导电的载流子，当受到光照射时，设光子能量大于禁带宽度 E_g，使禁带中的束缚电子吸收光子能量后能够跃迁到导带中成为自由电子，从而产生光电子空穴对——光生载流子。在一个扩散长度内，进入阻挡层的光生载流子都将受到内建电场的作用，分别把电子推向 N 区外侧，空穴推向 P 区

外侧；产生 P 区为正、N 区为负的光生电动势 U_{oc}。如果用导线连接，如图 9-49（b）所示，便有光生电流 I 产生，这就是利用阻挡层光生伏特效应的光电池（光电二极管）原理。

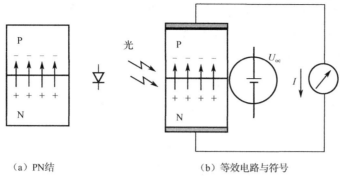

（a）PN 结   （b）等效电路与符号

图 9-49 PN 结及其等效电路与符号

硅光电池的伏安特性如图 9-50（a）所示。当光电池不受光照时，它就是一个 PN 结二极管。当光电池受一恒定的光照时，则相应地产生光生电动势 U_{oc}。特性曲线与纵轴的交点为短路电流，特性曲线与横轴的交点为开路电压，如图 9-50（b）所示。硅光电池实际的工作方式如图 9-50（a）的第一象限所示，故第一象限的特性代表硅光电池实际工作方式的伏安特性。

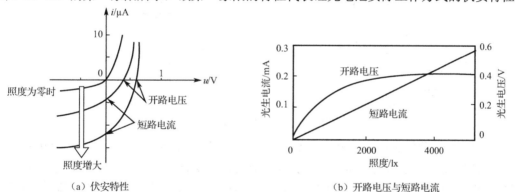

（a）伏安特性   （b）开路电压与短路电流

图 9-50 硅光电池的光照特性

光电二极管也有一个可接收光照的 PN 结，在结构上与光电池相似。以 P 型硅为衬底，进行 N 掺杂、形成 PN 结的硅光电二极管为 2DU 型，形成的硅光电池为 2DR 型；以 N 型硅为衬底，进行 P 掺杂、形成 PN 结的硅光电二极管为 2CU 型，形成的硅光电池为 2CR 型。其区别在于硅光电池所用衬底材料的电阻率低，约为 $0.1 \sim 0.01 \Omega \cdot cm$，而硅光电二极管衬底材料的电阻率高，约为 $1000 \Omega \cdot cm$。

光电二极管在电路中通常处于反相偏置工作状态。在无光照射时，处于截止状态，反相饱和电流（也称暗电流）极小；当受光照射时，产生光生载流子——电子空穴对，使少数载流子浓度大大增加，致使通过 PN 结的反相饱和电流大大增加，比无光照反相饱和电流大约1000 倍。光生反相饱和电流随入射光照度的变化而成比例地变化，它的伏安特性如图 9-50（a）中第三象限特性所示。在很大范围内，光生反相饱和电流与所施加的反相电压（$U \leqslant 0$）的数值无关，而呈一条几乎平行于横轴的水平线，说明光电二极管输出的光生反相饱和电流随入射光照度变化有极好的线性。光电二极管处在反相偏置工作方式，使空间电荷区域宽度增加，结电容减小，因此改善了光电二极管的频率特性。光电池最高能跟踪几千赫兹频率光照度的变化，而光电二极管却能跟踪几兆赫兹频率光照度的变化。

对于 PIN 型光电二极管，在 P 区和 N 区之间有很厚的一层高电阻率的本征半导体（I），同时将 P 区做得很薄，其 PN 结势垒区扩展到整个 I 层，入射光主要被较厚的 I 层吸收，激发出较多的载流子形成光电流，提高了对能渗透到半导体内的红外线的灵敏度。由于工作在更大的反差状态，空间电荷区加宽，阻挡层（PN 结）结电容进一步减小，因此响应速度进一步加快。

2．光电二极管的接口电路

由于光电二极管的输出短路电流与输入光强有极好的线性关系，因此，为得到良好的精度和线性，光电二极管通常采用电流-电压转换电路作为接口电路，如图 9-51（a）所示。不难得出，电路的输出为

$$V_{\mathrm{o}} = -I_{\mathrm{g}}R_{\mathrm{f}} \tag{9-27}$$

为了抑制高频干扰及消除运算放大器输入偏置电流的影响，实际应用的电路如图 9-51（b）所示。

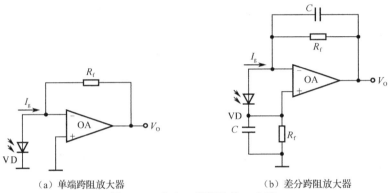

（a）单端跨阻放大器　　　　　　　　（b）差分跨阻放大器

图 9-51　光电二极管的接口电路

IVC102 是一种集成化的光电传感器，其内部结构和外部接线及工作波形如图 9-52 所示。IVC102 内置高精度运算放大器，该运算放大器的输入偏置电流仅为 750fA，更重要的是，IVC102 采用电流积分式的原理，可以消除常规电路中由于反馈电阻而产生的电阻热噪声，而且 IVC102 内部集成大小不等的 3 只电容，可以得到不同的增益值。在外部时钟脉冲的控制下，IVC102 内部集成的模拟开关可以按照一定占空比对光电流进行积分。显然，采用集成化的光电传感器可以大幅度简化电路，提高系统的抗干扰能力和性能。

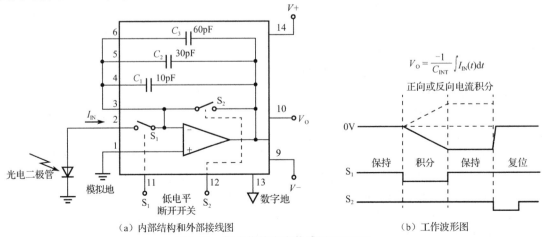

（a）内部结构和外部接线图　　　　　　　　（b）工作波形图

图 9-52　集成化的光电传感器 IVC102

关于选择运算放大器，需注意：输入阻抗越高越好，偏置电流越小越好。在信号频率较高时，还需注意带宽等参数。

9.3.2　压电晶体（传感器）接口电路

1．压电晶体（传感器）简介

石英晶体、压电陶瓷和一些塑料等材料在外界机械力的作用下，内部产生极化现象，导致其上下表面出现电荷，当去掉外压力时，电荷立即消失，这种现象就是压电效应。

压电式加速度传感器常见的结构形式有压缩型、剪切型、弯曲型和膜盒式等。表 9-2 和表 9-3 分别给出了 PV-96 和 GIA 型压电式加速度传感器的特性。

表 9-2　PV-96 型压电式加速度传感器特性

参　数	参　数　值	单　位
电荷灵敏度	～10000	pC/g
静电容	～6000	pF
频率范围	0.1～100	Hz
最高工作温度	200	℃
绝缘电阻	>10	GΩ
重量	2000	g

表 9-3　GIA 型压电式加速度传感器特性

参　数	参　数　值	单　位
灵敏度	200	mV/g
测量范围	0.1～25	g
频率范围	0.5～500	Hz
固有频率	1.5	kHz
工作温度	−10～55	℃
重量	8	g
横向灵敏度	≤5	%

2．分立器件构建的压电晶体（传感器）接口电路

压电式加速度传感器是容性、灵敏度很高的传感器，常配以电荷放大器和电压放大器，其接口电路如图 9-53 所示。

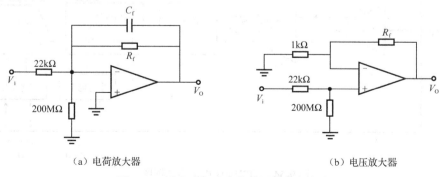

（a）电荷放大器　　　　　　　　　　　　　　　（b）电压放大器

图 9-53　压电式加速度传感器的接口电路

电荷放大器频带宽，增益由负反馈电路中的电容 C_f 决定，输出电缆的电容对放大器无影响。输出电压为 $V_o=-q/C_f$。

电压放大器的信号从同相端输入，实际就是同相比例放大器。其输出电压 V_o 为

$$V_o = S_q/(C_a+C_q) \tag{9-28}$$

式中，S_q 为电荷灵敏度，C_a 为传感器电容，C_q 为电缆电容。由于输出电压易受输出电缆电容的影响，因此，常将放大器置于传感器内。

在实际应用时，主要采用电荷放大器。由于传感器在过载时会有很大的输出，因此在放大器的输入端需加保护电路。

需要特别说明以下几点：

（1）压电晶体传感器几乎不能响应直流信号，对低频信号的响应也较差；

（2）压电晶体传感器相当于一只电容，因此，图 9-53 中的 200MΩ电阻的作用是为运算放大器提供直流偏置电流通道；

（3）选择运算放大器时应注意，输入阻抗越高越好，偏置电流越小越好。

3. 集成模拟前端 AFE5803

AFE5803 提供高度集成的模拟前端（AFE）解决方案，可用于高性能小型超声波系统。AFE5803 集成了一个完全时间增益控制（TGC）成像路径，它还使得用户可以选择不同的功率/噪声组合来优化系统性能。因此，AFE5803 适用于便携式系统的超声波模拟前端解决方案。

AFE5803 包含 8 通道电压控制放大器（VCA）及 14/12 位模-数转换器（ADC）。VCA 包括低噪声放大器（LNA）、低噪声电压控制衰减器（VCAT）、可编程增益放大器（PGA）和低通滤波器（LPF）（见图 9-54）。LNA 增益可编程以支持 $250mV_{PP}\sim 1V_{PP}$ 的输入信号。LNA 还支持可编程主动终止。其中，低噪声 VCAT 提供信噪比（SNR）为 40dB 的衰减控制范围并提升了有益于谐波成像和近场成像的总体低增益 SNR。PGA 提供 24dB 和 30dB 的增益选项。在 ADC 之前，一个 LPF 可被配置为 10MHz、15MHz、20MHz 或 30MHz 以支持不同频率下的超声波应用。AFE5803 中的高性能 14 位/65MSPS ADC 可实现 77dB FSSNR。它确保了低链路增益下出色的 SNR。ADC 的 LVDS 输出可实现小型化系统所需的灵活系统集成。

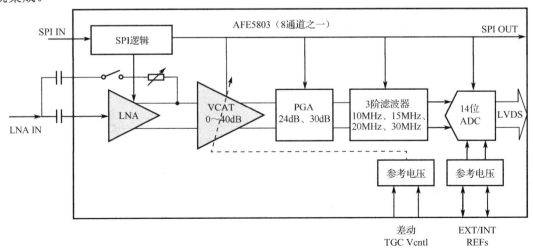

图 9-54　AFE5803 内部功能框图

　　AFE5803 采用 15mm×9mm 球状引脚栅格封装，135 引脚，额定运行温度为 0～85℃。此器件与 AFE5807、AFE5808 和 AFE5808A 引脚对引脚兼容。

　　AFE5803 具有如下特性：

- 8 通道完全模拟前端。
  - LNA、VCAT、PGA、LPF、ADC。
- 可编程增益低噪声放大器（LNA）。
  - 24/18/12dB 增益；
  - 0.25/0.5/1V$_{PP}$ 线性输入范围；
  - 0.63/0.7/0.9 nV/rtHz 输入参考噪声；
  - 可编程主动终止。
- 40dB 低噪声电压控制衰减器（VCAT）。
- 24/30dB 可编程增益放大器（PGA）。
- 3rd 次序线性相位低通滤波器（LPF）。
  - 10MHz、15MHz、20MHz、30MHz。
- 14 位模-数转换器（ADC）。
  - 65Msps 时为 77dBfs；
  - LVDS。
- 噪声/功率优化（完全链路）。
  - 0.75nV/rtHz，65Msps 时为 158mW/通道；
  - 1.1nV/rtHz，40Msps 时为 101mW/通道。
- 出色的器件到器件增益匹配。
  - ±0.5dB（典型值）和±0.9dB（最大值）。
- 低谐波失真。
- 快速且持续的过载恢复。
- 小型封装：15mm×9mm，135-BGA（BGA）。

9.3.3　pH 电极接口电路

1．pH 电极基本知识

　　离子电极（电化学传感器）的特点是具有极高的内阻，约为 10～1000MΩ。不失一般性，下面以 pH 电极（氢离子电极）为例说明离子电极型电化学生物传感器的接口设计。

　　溶液的 pH 值取决于溶液中氢离子的浓度，可以通过测量电极与被测溶液构成的电池电动势，得到被测溶液的氢离子浓度。从传感器电极中获得的电压信号 E 与 H^+ 的浓度有一一对应的关系，理论依据是能斯特方程，即电极反应中物质从一相转移到另一相时，需要消耗的功，其表达形式为

$$E = E^0 - \frac{2.30259RT}{F}\text{pH} \tag{9-29}$$

式中，E 为电极电位；E^0 为标准电极电位，对某一确定电极 E^0 为常量；R 为摩尔气体常数，即 8.314J/(mol/K)；T 为热力学温度，即 273.15e；F 为法拉第常数，即 96487C/mol；pH 为溶液的酸碱度。

因此，要测量溶液中的酸碱度值，只要对系统中的电极电位进行测量，并按照能斯特方程进行计算就可得到。但由于玻璃电极内阻很高，要求采用高输入阻抗的测量电路。同时，由式（9-29）可以看到，电极电位 E 随被测溶液的温度变化而变化，而溶液的 pH 值与温度并无关系。因此必须有精确的温度补偿措施，才能保证仪表的精确测量。被测溶液温度为 25℃时，标准传感器输出电压与 pH 值之间的关系如表 9-4 所示。pH 值变化 1 时，电压变化 59.16mV。但若电极传感器长时间使用或环境温度发生变化，传感器输出电压与 pH 值之间就不满足该对应关系。

表 9-4　传感器输出电压与 pH 值的关系（溶液温度为 25℃时）

高阻输出/mV	pH	高阻输出/mV	pH
−414.12	14	59.16	6
−354.96	13	118.32	5
−295.80	12	177.48	4
−236.64	11	236.64	3
−177.48	10	295.80	2
−118.32	9	354.96	1
−59.16	8	414.12	0
0.00	7		

2．pH 电极的分立元件接口电路

pH 值传感器的输出为电压信号，由于其内阻非常高（10～1000MΩ），通常采用极低的输入偏置电流（$I_B<1pA$）运算放大器构成跟随器作为接口电路。图 9-55 所示为采用 MAXIM 公司的 MAX406 构成的 pH 电极的接口电路，由于 MAX406 的功耗极低（约为 1.2μA 的静态工作电流），因此可以把电路做到电极里并不需要关闭电源。其额外带来的好处是运算放大器本身也得到较好的保护而无需额外的保护电路。

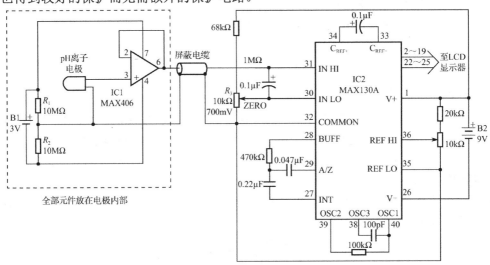

图 9-55　pH 值传感器电路之一

图 9-55 中，MAX130A 是用于数字表头、内置带隙电压基准的 $3\frac{1}{2}$ 位 ADC；有 2 个 10kΩ

的电位器分别用于调节零点（标有 ZERO）和增益（即灵敏度系数）。

图 9-56 所示是另一款基于单片机数据采集的电路设计，采用 ADI 公司的 AD8663 设计的电压跟随器作为前端放大隔离电路。AD8663 是 ADI 公司生产的专门用于 pH/ORP 仪表的传感器输入端的高输入阻抗运算放大器，具有极高的输入阻抗。如表 9-4 所示，传感器的输出是正负电压信号，而一般单片机内部的 A/D 变换只能采样 0～2.5V 的正电压，因此，调节 R_{36} 可以将零点电平平移到合适的位置。采用 U2A 设计了一个加法器，将传感器的电压抬升到正电平，采用 U2B 设计了反相放大器，实现了电压信号的极性变换。设计该模拟通道时，考虑到需要能同时工作在 pH 和 ORP 模式，而 ORP 模式下的电压输入范围是-1000～1000mV，所以模拟通道没有做电压增益设计，放大倍数约为 1。电容 C_{21} 采用低漏电的瓷片电容，用于消除输入端干扰。

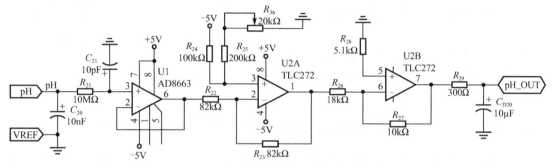

图 9-56 pH 值传感器电路之二

3. 集成 pH 电极接口电路 AFE LMP91200

高集成 LMP91200 pH 值传感 AFE（见图 9-57）可用于各种分析平台的双电极 pH 值传感器，充分满足排放监控、蒸汽及水质监控、化工/石化工厂及食品加工等应用需求。

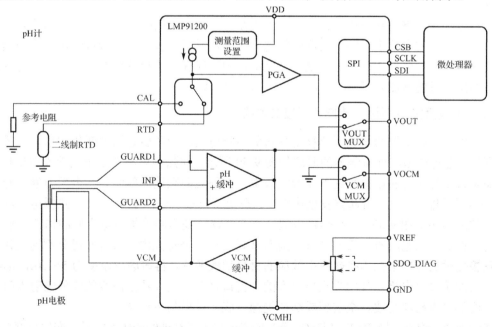

图 9-57 LMP91200 的功能框图

LMP91200 pH 值传感 AFE 的主要特性与优势如下。

- 完整的 pH 值传感解决方案：该 AFE 高度集成 PGA、超低输入偏置 pH 值缓冲器、信号保护、温度与测量校准，以及共模生成与诊断电路，可使用单芯片连接市面上大多数的 pH 值传感器。
- 更高的可靠性与系统精度：板载传感器测试可确保正确的连接与功能；0.4pA（最大值）超低偏置电流，可提高系统可靠性与准确性，在没有供电的情况下保护 pH 值电极。
- 宽泛的工作范围：1.8～5.5V 的工作电压与 −40～125℃ 的工作温度（在该工作范围内可确保低 pH 值缓冲器输入偏置电流），可实现最大的灵活性。
- 小巧的外形：高集成度支持 5mm×6.4mm 的封装尺寸，可实现更小尺寸的终端产品（见图 9-58）。

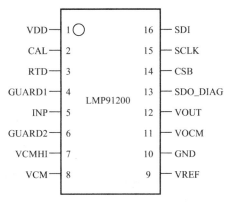

图 9-58　LMP91200 的引脚图

9.3.4　热电（热释电型与热电堆型）红外探测（传感）器接口电路

热释电型红外探测（传感）器由硫酸三甘酞（TGS）和钽酸锂（LiTaO₃）等优质热释电材料（p 的数量级为 $10^{-8}C/Kcm^2$）的小薄片作为响应元，以及支架、管壳和窗口等构成。它在室温工作时，对波长没有选择性。

热电堆的结构辐射接收面分为若干块，每块接一个热电偶，把它们串联起来，就构成热电堆。按用途不同，实用的热电堆可以制成细丝型和薄膜型，也可制成多通道型和阵列型器件。

热释电和热电堆型红外探测器的根本区别在于，后者利用响应元的温度升高值来测量红外辐射，响应时间取决于新的平衡温度的建立过程，时间较长，不能测量快速变化的辐射信号。而热释电型探测器所利用的是温度变化率，因而能探测快速变化的辐射信号。这种探测器在室温工作时的探测率可达 $D \approx (1\sim2)\times10^9 cm\cdot Hz/W$。

1．热释电型红外探测（传感）器接口电路

热释电型红外探测器是利用热释电材料的热释电效应检测引起温度变化的辐射能量的红外探测器。热释电型红外探测器的原理如图 9-59 所示，在热释电材料上下表面设置电极，在上表面电极上加黑化膜以提高红外光吸收效率，红外线间歇地照射时，其表面温度上升 ΔT，导致内部原子排列变化，引起自发极化电荷，在上下电极之间产生电压 ΔU。热释电型红外探测器的常见结构如图 9-60 所示，热释电型红外探测器的基本结构类似电容器的构造。制作时，热释电元件、输入电阻器、第一级 JET 通常被封装在一个管壳内，成为不可分割的整体，并在垂直极化轴的方向上把具有热释电效应的材料切成薄片，再研磨成厚度为 5～50fm 的极薄片，在两面蒸镀上电极，其中吸收层上方的硅窗口材料只允许特定波段的红外辐射入射到吸收层，而热释电材料则被悬空装配或贴在绝缘衬底上以遏制热传导。

某些强介电物质（如 PZT、LiTaO₃ 等）的表面接收了红外线的辐射能量，产生温度变化，随着温度的上升或下降，这些物质表面会产生电荷的变化，这种现象称为热释电效应。

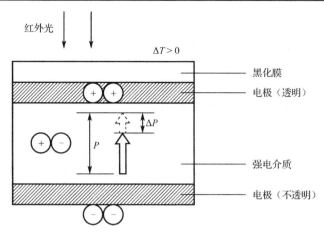

图 9-59　热释电型红外探测器原理图

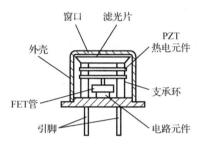

图 9-60　热释电型红外探测器结构

可见，当红外线照射热释电元件时，其内部极化作用发生很大的变化，变化部分作为电荷被释放出来，从外部取出该电荷就变成传感器的输出电压。由此可见，热释电型红外探测器只有在温度变化时才有输出电压。

常见的热释电型红外探测器有 P3782、P7187 等。根据法拉第定律，人体的温度约为 37℃，辐射最多红外线的波长约为 10μm，而 P7187 对 7～20μm 范围波长较灵敏，它采用了两个热释电元件 PZT 板，PZT 板表面吸收红外线，并在受光面的内外各自安装取出电荷的一对电极，能敏感地捕捉到被测物体或光源，具有很高的灵敏度。这两个受光电极反相串联，可有效地防止背景波动及干扰光照射时的误动作（一是环境变化引起的误动作，二是使用光调制器时的误动作）对传感器的影响。当两个受光电极同时受到红外线照射时，输出电压相互抵消而无输出，只有当人体移动时才有电压输出，输出电压比较精确地反映了人体移动的情况。P7187 的等效电路如图 9-61 所示。

测量系统基本电路如图 9-62 所示。传感器的输出信号经放大、选择滤波后，与室温测量元件的输出进行相加及修正，传感器输出的信号经 47pF 电容耦合到同相放大器 A_1 中，A_1 的闭环增益为 23～24。同时 A_1 还兼做高通滤波器，其截止频率为 $f_L = 0.3$Hz。A_2 是一个低通滤波器，其闭环增益约为 1，截止频率为 $f_H = 7$Hz。A_1、A_2 分别把低于 0.3Hz 和高于 7Hz 的信号滤掉，使输出的信号仅是经过调制器调制的 1Hz 红外辐射信号。由温敏二极管和运算放大器 A_4 组成温度补偿

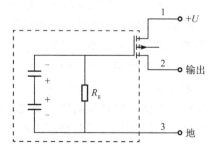

图 9-61　P7187 的等效电路

部分，检测调制器的温度 T_a，利用温敏二极管的非线性作为温度补偿。根据斯特藩-玻耳兹曼（Stefan-Boltzmann）定律，当调制器装置的温度为 T_a，被测物体的温度为 T_o 时，红外线传感器的输出电压为

$$U_t = C(\varepsilon T_o^4 - T_a^4) \tag{9-30}$$

式中，ε 为被测物体的辐射率，C 为与传感器结构有关的系数。

由式（9-30）可知，要获得正比于被测物体的热力学温度的电压 U_o，应将 $U(T_a) = K T_a^4$ 信号加到式中进行补偿，$U(T_a)$ 由温度补偿电路提供，温度补偿曲线可近似地看作 4 次方曲线——这个过程将在加法器 A_3 中完成。A_3 的作用是将信号电压与温度校正部分的输出进行加法计算。

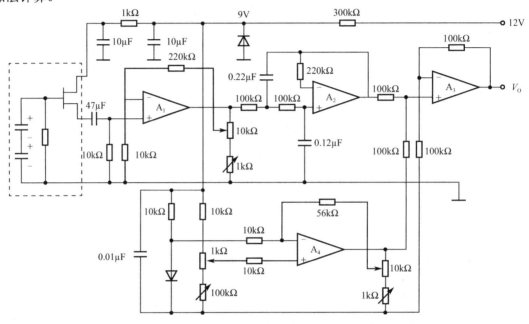

图 9-62　红外测温的基本电路

2. 热电堆型红外探测（传感）器接口电路

一款典型的用于耳温测量的热电堆型红外传感器 MLX90615 如图 9-63 所示。红外热电堆型传感器吸收红外线能量，输出一个与温度成比例的电压信号。传感器的核心一般由两部分组成：热电堆和热敏电阻。MLX90615 的原理图、引脚图与典型应用电路图分别如图 9-64 和图 9-65 所示。

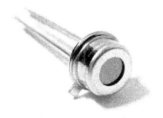

图 9-63　MLX90615 实物图

热电堆利用红外线辐射热效应，多数情况下通过赛贝克效应来探测辐射，将辐射转换为电压后进行测量。该电压的变化为 mV 级。热敏电阻用于感知环境的温度（即背景温度）变化，可通过分压将电阻的变化转换为电压的变化。由两个测量电压，通过计算即可获得实测温度，参见式（9-30）。

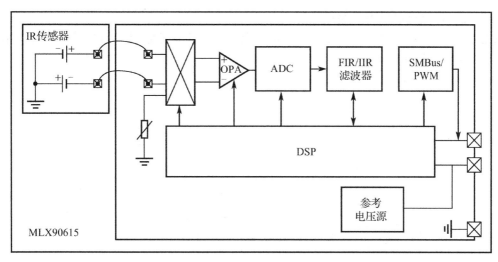

图 9-64 MLX90615 原理图

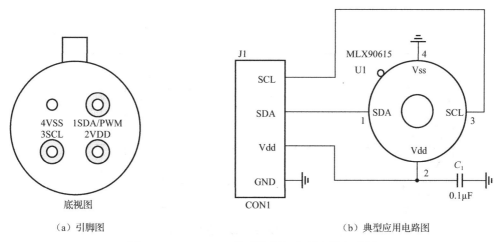

（a）引脚图 （b）典型应用电路图

图 9-65 MLX90615 的引脚图与典型应用电路图

传统的红外热电堆型传感器为两路模拟输出，信号需要经过滤波、放大和 A/D 转换后才能送入 MCU 进行计算。采用模拟传感器电路设计较为复杂，使用器件多，占用空间较大，而且需要考虑阻抗匹配、器件温漂、噪声、动态范围等一系列的问题，稳定性不好；在软件设计方面，需要开辟一个较大内存空间用于存放两张二维数据表，用于进行温度与电压转换，而单片机内部存储空间有限，一般不建议这样做。常见的模拟传感器有 10TP583T、TS118-3、ZTP135S-R 等。近年来，逐渐有数字式的红外热电堆型传感器推出，如 MELEXIS 公司、TI 公司的传感器等。数字式传感器在出厂前都经过了调试，可避免模拟传感器的诸多问题，MCU 可根据输出信号直接计算出被测物体温度，非常方便。数字式传感器的外形和体积与模拟传感器基本相同。

人体辐射的红外线以波长为 9～10mm 的为最强，其辐射能量与距离成反比。根据人体辐射的这些特性，以下示例选取了 MELEXIS 公司生产的 MLX90615 医用级数字式红外热电堆型传感器，该传感器内部集成了红外热电堆型传感器和信号处理器，出厂校准数据保存在传感器内部的 EEPROM 中。该传感器在目标温度为 36～39℃时的测量精度达到±0.1℃，分辨率为 0.02℃，完全可以用于医疗诊断。

MLX90615 传感器有 4 个引脚，SMBus 连接 MCU 的方式如图 9-66 所示，PWM 输出方式连接 MCU 如图 9-67 所示。

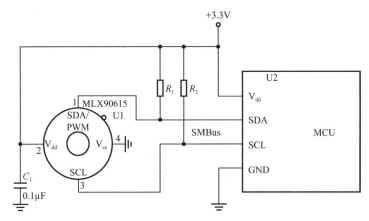

图 9-66　SMBus 连接 MCU

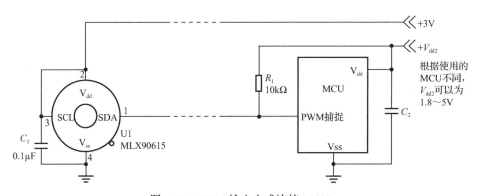

图 9-67　PWM 输出方式连接 MCU

LMP91050 NDIR 气体传感 AFE 支持多种热电堆型传感器，适用于 NDIR 传感、室内 CO_2 监控、指定通风控制、HVAC、酒精呼吸分析、温室气体监控及氟利昂检测等应用。LMP91050 NDIR 气体传感 AFE 具有以下主要特性与优势。

- 完整的气体传感解决方案（见图 9-68）：AFE 高度集成可编程增益放大器（PGA）、"暗相位"失调消除电路、可调共模发生器及 SPI 接口，可简化系统设计；
- 可编程增益放大器：支持低增益范围与高增益范围，可使用不同灵敏度的热电堆；
- 优异的性能：每摄氏度 100ppm（最大值）的低增益漂移、每摄氏度 1.2mV 的输出失调漂移、500ns 的相位延迟量、0.1μV rms（0.1～10Hz）的低噪声与-40～105℃的宽泛工作温度，可提供最佳的系统性能；
- 小巧的外形：高集成度支持 3mm×4.9mm 的封装尺寸，可实现更小尺寸的终端产品。

图 9-69 给出了 LMP91050 的典型应用电路图。

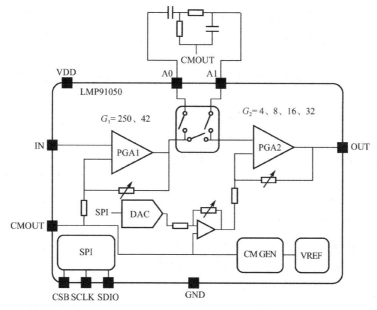

图 9-68　LMP91050 的内部功能框图

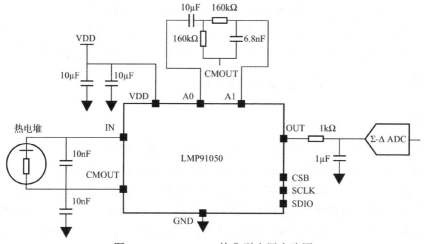

图 9-69　LMP91050 的典型应用电路图

9.4　电化学生物传感器接口电路

生物传感器是对生物物质敏感并将其浓度转换为电信号进行检测的传感器。生物传感器由固定化的生物敏感材料作为识别元件（包括酶、抗体、抗原、微生物、细胞、组织、核酸等生物活性物质），与适当的理化换能器（如氧电极、光敏管、场效应管、压电晶体等）构成。生物传感器具有接收器与转换器的功能。

生物传感器主要有下面三种分类命名方式。

（1）根据生物传感器中分子识别元件（即敏感元件）可分为五类：酶传感器、微生物传感器、细胞传感器、组织传感器和免疫传感器。显而易见，所应用的敏感材料依次为酶、微生物个体、细胞器、动植物组织、抗原和抗体。

（2）根据生物传感器的换能器（即信号转换器）可分为生物电极传感器、半导体生物传感器、光生物传感器、热生物传感器、压电晶体生物传感器等。换能器依次为电化学电极、半导体、光电转换器、热敏电阻、压电晶体等。

（3）以被测目标与分子识别元件的相互作用方式进行分类，有生物亲合型生物传感器、代谢型或催化型生物传感器。

本节主要讨论电化学生物传感器的接口电路。电化学生物传感器由生物体成分（酶、抗原、抗体、激素等）或生物体本身（细胞、细胞器、组织等）作为敏感元件，由电极（固体电极、离子选择性电极、气敏电极等）作为转换元件，以电势或电流为特征进行检测。

其他形式的生物传感器可以参考光电、热敏等敏感物理特征相同的传感器的接口电路。

电化学生物传感器的原理结构如图9-70所示。

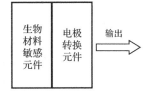

图9-70　电化学生物传感器原理结构图

电化学生物传感器利用生化反应所产生或消耗的物质的量，通过电化学元件转换成电信号，进而选择性地测定出某种成分。通过电化学元件转换成电信号的方式有电位法和电流法两种。

电位法是指根据各种离子在感应膜上产生的电位，进一步显示出参与反应的各种离子浓度的方法，常用的电化学元件有氨电极、氢电极和二氧化碳电极等。

电流法是指通过电极活性物质（如某些离子）的正负电极处发生化学反应所产生的电流值来检测被测物质浓度的方法，常用的电化学元件有氧电极、过氧化氢电极等。

9.4.1　电流法电化学生物传感器接口电路

1. 恒电位仪的工作原理

三电极电化学传感器包含工作电极（WE）、参比电极（RE）和辅助电极（AE）。WE的作用是在电极表面产生化学反应；RE在没有电流通过的前提下，用来维持工作电极与参比电极间电压的恒定；AE用来输出反应产生的电流信号，由测量电路实现信号的转换和放大。

如果直接在工作电极和参比电极间加电压，在电压的作用下，工作电极表面将产生化学反应。由于此时工作电极和参比电极间形成回路，反应所产生的电流将通过参比电极输出，随着反应电流的变化，工作电极和参比电极间的电压也会改变，无法保持恒定。加入辅助电极，就是要通过反馈作用使工作电极和参比电极间的电压保持恒定，保证参比电极上没有电流流过，强迫反应电流全部通过辅助电极输出。

恒电位仪就是用来维持工作电极和参比电极间电位差恒定的电子设备，其中控制部分的简化电路如图9-71所示。图中把工作电极接实地，可以防止寄生信号的干扰，从而提高了电路中电流和电压的稳定性和精度。这样，恒定电位就变成了保证在参比电极没有电流流过的前提下，其电位恒定为某固定值。把参比电位加到控制放大器（OA）的反相输入端，在OA同相输入端加控制电压作为基准电位，OA的输出端接辅助电极

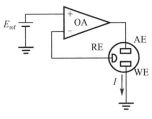

图9-71　恒电位仪控制部分简化电路图

形成闭环负反馈调节系统。反相输入端的电位随同相输入端的电位变化而变化，因此当同相

端的基准电位恒定时,电极中电流变化导致的参比电位相对于工作电极电位的任何微小变化,均将被电路的电压负反馈所纠正,从而达到自动恒定电位的目的。

综上所述,恒电位仪通过 OA 的巧妙使用,既保证了 AE-WE 之间的电压恒定为给定的 E_{ref},又使得 RE-WE 或 RE-AE 之间没有电流通过,即保证了 WE 上的电流 I 与被测化学物质的浓度成正比且处于线性工作范围(通过将 E_{ref} 设置为合适的电压)。

2. 实用化恒电位仪

为了能够读出 WE 上的电流,并进一步降低 RE 电极的电流,通常采用三运放电路(见图 9-72):除采用 1 个运算放大器作为恒压反馈控制外,另外增加 2 个运算放大器,其中 OA2 作为电流读出电路(电流-电压转换电路),OA3 作为跟随器。对于 OA2 和 OA3 的输入偏置电流均有很高的要求(小于或等于 1pA)。

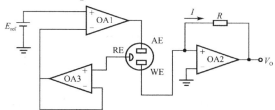

图 9-72　三运放电化学生物传感器电流法接口电路

3. 微功耗电化学感测应用的可编程模拟前端(AFE)LMP91002

LMP91002 是一款用于微功耗电化学感测应用的可编程模拟前端(AFE)(见图 9-73)。它可提供非偏置气体传感器与微控制器之间的完整信号路径解决方案,此方案能够生成与电池电流成比例的输出电压。LMP91002 的可编程性使它能够用一种单一设计支持非偏置电化学气体传感器。LMP91002 支持 0.5~9500nA/ppm 范围内的气体灵敏度,可实现 5~750μA 满刻度电流范围的简单转换。LMP91002 的互阻抗放大器(TIA)增益可通过 I^2C 接口编程。I^2C 接口也可用于传感器诊断。LMP91002 针对微功耗应用进行优化,并在 2.7~3.6V 的电压范围内运行,总流耗可少于 10μA。可通过关闭 TIA 及使用一个内部开关将参比电极与工作电极短接来进一步节能。

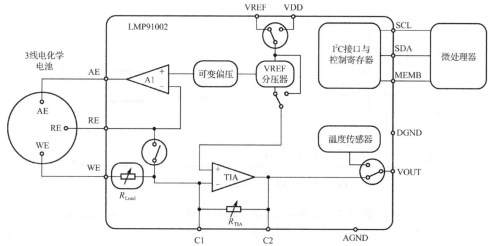

图 9-73　LMP91002 的内部功能框图与气体检测应用电路

集成温度传感器可由用户通过 VOUT 引脚读取，并且可用于提供额外信号校正（单位为 μC），或者被监控以验证传感器的温度情况。

LMP91002 具有以下特性：

- 典型值 TA＝25℃；
- 电源电压为 2.7～5.25V；
- 电源电流（使用时间内的平均值）<10μA；
- 电池调节电流高达 10mA；
- 参比电极偏置电流（85℃）为 900pA（最大值）；
- 输出驱动电流为 750μA；
- 与大多数化学电池对接的完整稳压器电路；
- 可编程电池偏置电压；
- 低偏置电压漂移；
- 可编程互阻放大器（TIA）增益 2.75～350kΩ；
- 灌电流和拉电流能力；
- I^2C 兼容数字接口；
- 环境工作温度范围为-40～85℃；
- 14 引脚晶圆级小外形尺寸（WSON）封装（见图 9-74）。

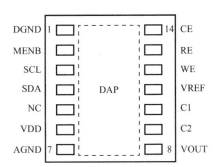

图 9-74　LMP91002 的引脚图

9.4.2　近红外气体传感器接口电路

1．气体近红外吸收测量原理

非分散性红外技术（NDIR）是一种红外光谱技术，它基于气体分子在特定波长上具有一定的吸收原理。通常，内置光学滤波器的热电堆用于检测特定气体的量。例如，由于 CO_2 在波长为 4.26μm 时具有很强的吸光度，因此使用光学带通滤波器去除该波长之外的所有光。以 CO_2 为例，图 9-75 显示了 NDIR 红外吸收测量原理。

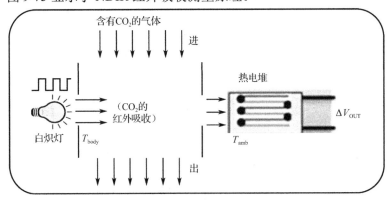

图 9-75　NDIR 气体红外吸收测量原理

气体分子会从灯的发射光中吸收辐射能量，其吸收遵循朗伯-比尔（Lambert-Beer）定律：

$$I = I_0 e^{-kcl} \tag{9-31}$$

式中，I 为热电偶堆的接收光强，I_0 为 IR 光源（白炽灯）端的输出光强，k 为目标气体的吸收系数，c 为目标气体的浓度，l 为从 IR 光源到热电堆的光学路径长度。

采用热电堆测量 IR 强度的变化，其输出为

$$V = n\Delta\alpha(T_{\text{body}} - T_{\text{amb}}) \tag{9-32}$$

式中，$\Delta\alpha$ 为热电堆材料塞贝克系数的差异，n 为热电堆中热电偶的对数，T_{body} 为 IR 光源的黑体温度，T_{amb} 为环境温度。

在气室内部，红外灯的辐射可被视为理想的黑体辐射。黑体由于与周围环境的温差而发出的辐射称为热辐射。根据斯特藩-玻耳兹曼定律，单位面积的热辐射用以下公式表示：

$$R_{\text{T}} = \sigma(T_{\text{body}}^4 - T_{\text{amb}}^4) \tag{9-33}$$

式中，σ 为玻尔兹曼常数，$\sigma = 5.67 \times 10^{-8}\,\text{W} \cdot \text{m}^{-2} \cdot \text{K}^4$。

假设通过实验箱时没有光强度损失，则 $R_{\text{T}} = I$。上述公式改写后变为

$$V = n\Delta\alpha[I_0 e^{-kcl}] / [\sigma(T_{\text{body}}^2 + T_{\text{amb}}^2)(T_{\text{body}} + T_{\text{amb}})] \tag{9-34}$$

如果研究这个方程，热电堆输出电压将受到环境温度和红外灯强度不确定性的影响，这是有意义的，两者之间有着复杂的关系。为了保持系统的准确性，在设计实施中应特别考虑这一点。可以看出，温度补偿是保持系统精度的有效方法。为了实现这一点，通常将热敏电阻集成到热电堆型传感器中，电阻随周围环境温度的变化而变化。为了更好地测量精度，采用一个稳定的恒压来激励热敏电阻。

2．分立器件的测量电路

可以选择传统的分立运算放大器用于 NDIR 系统的增益级，如图 9-76 所示。为了消除信号链偏移，需要交流耦合。要处理双通道系统，即测量通道和参考通道，可以使用四运算放大器实现双通道 2 级前端放大器，每一级具备低通滤波功能。

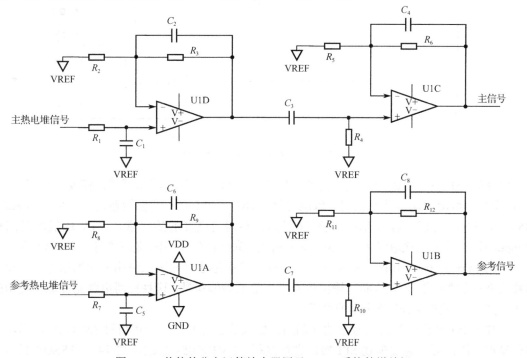

图 9-76　传统的分立运算放大器用于 NDIR 系统的增益级

3. LMP91051 构成的测量电路

LMP91051 是一种双通道可编程集成传感器模拟前端（AFE），专为用于 NDIR 的热电堆型传感器而优化，它在传感器和微控制器之间提供了完整的信号通路解决方案（见图9-77），产生与热电堆电压成比例的输出电压。LMP91051 的可编程性使其能够支持具有单一设计的多个热电堆型传感器，而不是多个分立器件的解决方案。

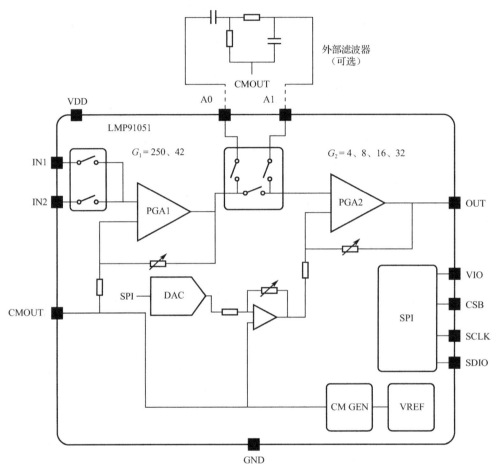

图 9-77　LMP91051 的内部功能框图

LMP91051 具有可编程增益放大器（PGA）、"暗相位"抵消和可调共模发生器（1.15V或 2.59V），可增加输出动态范围。PGA 提供 167～1335V/V 的低增益范围，以及 1002～7986V/V 的高增益范围，使用户能够使用具有不同灵敏度的热电堆。PGA 以低增益漂移（20ppm/℃）、输出偏移漂移（$G = 1002$V/V 时为 230mV/℃）、相位延迟漂移（300ns）和噪声规格（0.1μVrms，0.1～10Hz）突出显示。偏移抵消电路通过向第二级输入增加相等或相反的偏移量来补偿"暗信号"，从而从输出信号中去除原始偏移量。这种抵消电路允许优化使用的ADC 满刻度及放松 ADC 分辨率的要求。

LMP91051 允许额外的信号过滤（高通、低通或带通）通过专用引脚 A0 和 A1，以消除带外噪声。用户可以通过车载 SPI 接口进行编程。LMP91051 采用小型 14 针 TSSOP 封装，工作温度为-40～105℃。

图 9-78 给出了 LMP91051 气体红外吸收测量的应用电路。

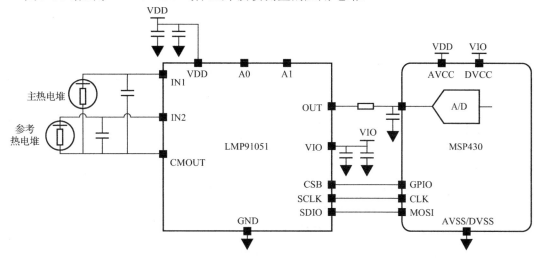

图 9-78　LMP91051 气体红外吸收测量的应用电路

9.5　特殊传感器接口电路

有许多测量需要多个传感器同时工作，例如热电偶（电堆）需要冷端补偿，也就是额外需要一个温度传感器才能测量温度的绝对值；超声测距也需要温度传感器，以补偿气温变化带来的误差。有的场景需要多种传感器同时工作来提高测量效率，如心电与呼吸的同步检测，体成分与体重的同时检测，等等。现代微电子技术与计算机技术的发展可以实现将多种传感器的接口电路集成在一枚芯片上，不仅把常规传感器工作可能需要的外围电路全部集成在一枚芯片上，并能同时集成多个通道，这类集成接口电路难以归类。本节给出上述特殊传感器接口电路的若干示例。

9.5.1　体重与体成分测量模拟前端 AFE4300

AFE4300 是一款低成本模拟前端（见图 9-79），此模拟前端包含两个独立的信号链：一个信号链用于体重计（WS）测量针对比例式测量的片载负载单元 1.7V 激励电压量；另一个信号链用于体成分测量（BCM）分析。一个 16 位 860sps 模-数转换器（ADC）在两个信号链间复用。体重测量信号链包括一个可由外部电阻器设定增益的仪器放大器（INA），之后是一个用于偏移校正的 6 位数-模转换器（DAC）和一个驱动外部桥/负载单元（有一个用于比例式测量的 1.7V 固定电压）的电路。

AFE4300 还可使用一个进入人体的正弦电流来测量体成分。此正弦电流由一个内部图形生成器和一个 6 位 1MSPSDAC 生成。一个电压-电流转换器将此正弦电流应用在两个端子之间的人体上。这两个端子上生成的电压是由人体的阻抗生成的，此电压由一个差分放大器测量、整流，其振幅由 16 位 ADC 提取并测量。

AFE4300 的运行电压范围为 2～3.6V，额定温度为 0～70℃，并采用薄型四方扁平（TQFP）-80 封装。

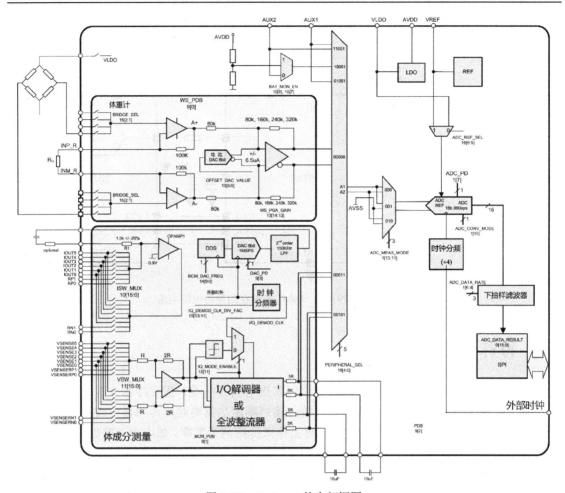

图 9-79　AFE4300 的内部框图

AFE4300 的主要电气特性如下：

- 体重计前端
  - 支持高达 4 个负载单元输入；
  - 68nV rms 输入等效噪声（0.1～2Hz）；
  - 最佳线性：满量程的 0.01%；
  - 体重计测量电流：540μA
- 组成部分前端
  - 支持高达 3 个双向四电极波（Tetra-Polar）复杂阻抗测量；
  - 6 位 1Msps 正弦波生成数-模转换器（DAC）；
  - 375μA rms，±20%激励源；
  - 动态范围：0～2.8kΩ；
  - 在 2Hz（BW）带宽中的 0.1Ω 测量均方根噪声（RMS）；
  - 体成分测量：970μA。
- 模-数转换器（ADC）
  - 16 位 860sps；
  - 电源电流：110μA。

1．体重计

体重计部分的功能框图如图 9-80 所示，实际上就是一个三运放仪器放大器，前级的增益 A_1 由外部增益电阻 R_G 决定：

$$A_1 = 1 + \frac{2 \times 100k}{R_G} \tag{9-35}$$

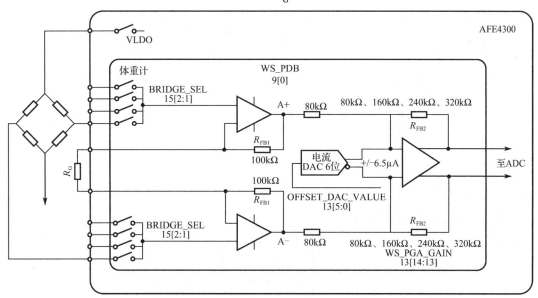

图 9-80　AFE4300 体重计部分的功能框图

后级基本差动放大器采用 6 位电流 DAC 校正模拟前端（包括压力传感器和放大器）的失调电压（基线偏移）。

通过程序控制可以为基本差动放大器选择不同阻值的 R_{FB2}，由此得到 1、2、3 或 4 倍的增益。

图 9-80 中没有给出抗 EMI（电磁干扰）和静电保护电路。

体重计可以接入 4 个压力传感器，由程序控制其中的 1 路进行测量。

2．体成分测量部分

体成分测量部分的主要功能在于测量不同频率下的人体阻抗 $Z(f)$：

$$Z(f) = |Z(f)| e^{j\theta(f)} = R(f) + jX(f) \tag{9-36}$$

式中，$|Z| = \sqrt{R^2 + X^2}$，$\theta = \arctan(X/R)$。

AFE4300 采用两种方式测量人体阻抗：全波整流和锁相解调（I/Q 正交解调）。这两种方式均通过对人体注入一定的交流电流，测量两端的电压，从而得到阻抗的实部和虚部，或模值和相角值。

1）全波整流

图 9-81 给出了 AFE4300 体成分测量部分采用的全波整流的功能框图。DDS（数字直接合成器）由一个 10 位计数器产生的 1MHz 信号驱动一个 6 位的 1Msps DAC，DAC 的输出信号经过一个 2 阶 150kHz 的低通滤波器，再通过 1 个外接电容加到反相放大器 OPAMP1 的输

入电阻 R_1 上，电阻 R_1 上的电流为

$$I(t) = V_{DAC}/R_1 \tag{9-37}$$

式中，V_{DAC} 为经过滤波器后 DAC 的输出电压。

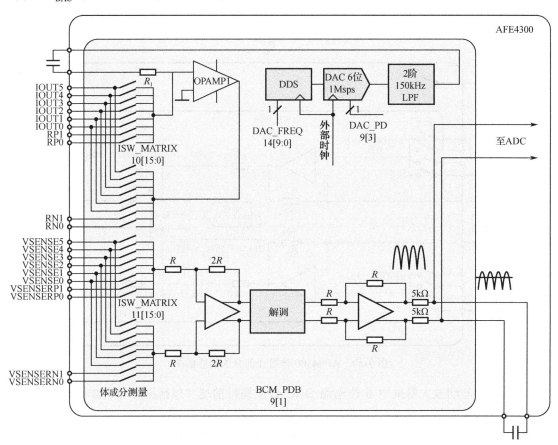

图 9-81　AFE4300 体成分测量部分采用的全波整流的功能框图

实际上，反相放大器的作用是一个可控恒流电源，作为放大器反馈电阻的人体阻抗中的电流恒等于 R_1 中的电流。因而反相放大器 OPAMP1 的输出电压为

$$V(t) = A|Z|\sin(\omega_0 + \theta) \tag{9-38}$$

式中，Z 和 θ 为在频率 ω_0 时的模值和相角。

几组模拟开关可以在程序的控制下，选取人体上不同的电极分别作为四线制阻抗测量中的电流激励和电压测量端。

电压测量端的信号通过基本差动放大器输入到全波整流器，再通过基本差动放大器和差动滤波器输出到 ADC 进行模-数转换。得到信号的直流部分为

$$DC = \frac{2}{T}\int_{T/2} A|Z|\sin(\omega_0 + \theta)dt \tag{9-39}$$

直流分量与人体阻抗的模值成正比。用 4 通道的外部阻抗可以对式（9-39）中的比例系数进行校准。当然，在一个频率下测量可以得到人体阻抗的模值，如果能够测量两个频率下的直流分量，则可以得到模值和相角，或实部与虚部。

2）I/Q 正交解调

图 9-82 给出了 AFE4300 体成分测量部分采用的 I/Q 正交解调的功能框图。

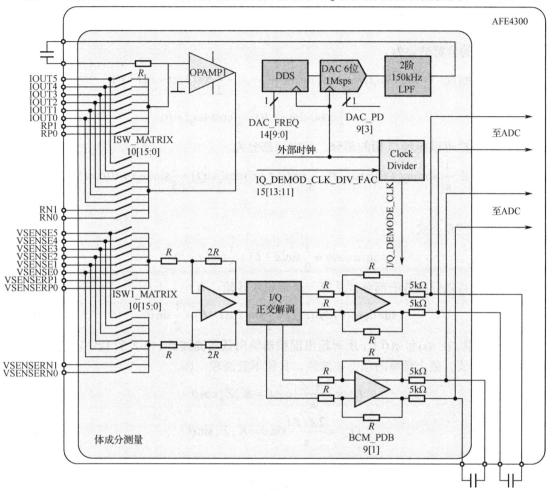

图 9-82　AFE4300 体成分测量部分采用的 I/Q 正交解调的功能框图

AFE4300 中的正交解调实际上是采用方波作为正交参考信号 LQ，即利用模拟开关将被解调的信号在+1 和-1 之间来回切换。在 I 相方波信号延时 90° 后作为 Q 相信号。以 I 相信号为例对其展开：

$$LQ_1(t) = \frac{4}{\pi}\left[\sin(\omega_0 t) + \frac{1}{3}\sin(3\omega_0 t) + \frac{1}{5}\sin(5\omega_0 t) + \cdots\right] \tag{9-40}$$

因此，解调器的输出电压为

$$I(t) = A|Z|\frac{4}{\pi}\left[\sin(\omega_0 t + \theta)\sin(\omega_0 t) + \frac{1}{3}\sin(\omega_0 t + \theta)\sin(3\omega_0 t) + \frac{1}{5}\sin(\omega_0 t + \theta)\sin(5\omega_0 t) + \cdots\right] \tag{9-41}$$

式中，$I(t)$=同相输出（不要与 $i(t)$ 混淆，即注入阻抗的电流）。对式（9-41）应用基本三角公式，得到

$$\sin a \sin b = -\frac{1}{2}\cos(a+b) + \frac{1}{2}\cos(a-b) \tag{9-42}$$

每一个正弦波的谐波可以分解为两个正弦波。基波的分解结果为

$$\sin(\omega_0 t + \theta)\sin(\omega_0 t) = \frac{1}{2}\cos(\omega_0 t + \theta - \omega_0 t) - \frac{1}{2}\cos(\omega_0 t + \omega_0 t + \theta) = \frac{1}{2}\cos\theta - \frac{1}{2}\cos(2\omega_0 t + \theta)$$

（9-43）

2 次谐波的分解结果为

$$\sin(\omega_0 t + \theta)\sin(3\omega_0 t) = \frac{1}{2}\cos(\omega_0 t + \theta - 3\omega_0 t) - \frac{1}{2}\cos(3\omega_0 t + \omega_0 t + \theta)$$
$$= \frac{1}{2}\cos(-2\omega_0 t + \theta) - \frac{1}{2}\cos(4\omega_0 t + \theta)$$

（9-44）

以此类推。同样可以得到 Q 相的部分，其中一部分为

$$Q(t) = A|Z|\frac{4}{\pi}\left[\sin(\omega_0 t + \theta)\cos(\omega_0 t) + \frac{1}{3}\sin(\omega_0 t + \theta)\cos(3\omega_0 t) + \frac{1}{5}\sin(\omega_0 t + \theta)\cos(5\omega_0 t) + \cdots\right]$$

（9-45）

再次应用以下三角公式：

$$\sin a\cos b = \frac{1}{2}\sin(a + b) + \frac{1}{2}\sin(a - b)$$

（9-46）

每个乘积项都可以分成若干部分。从第一个乘积项开始，有

$$\sin(\omega_0 t + \theta)\cos(\omega_0 t) = \frac{1}{2}\sin(2\omega_0 t + \theta) + \frac{1}{2}\sin\theta$$

（9-47）

以此类推。注意，在 $i(t)$ 和 $q(t)$ 上，所有超出混频器输出低通滤波器（由 2 个 1kΩ 电阻器和 1 个外部电容器构成）截止频率的项都被滤除，只留下直流项，即

$$I_{DC} = \frac{2A|Z|}{\pi}\cos\theta = K|Z|\cos\theta$$

$$Q_{DC} = \frac{2A|Z|}{\pi}\sin\theta = K|Z|\sin\theta$$

（9-48）

和

$$\theta = \arctan\frac{Q_{DC}}{I_{DC}}$$

$$Z = \frac{1}{K}\sqrt{I_{DC}^2 + Q_{DC}^2}$$

（9-49）

得到人体的阻抗后，按照一定的模型可以推算出水、脂肪和矿物质等人体成分含量。

9.5.2 集成液位传感器 LM1042

LM1042 是美国国家半导体公司推出的集成液位传感器。它内含模拟开关、放大器、锯齿波发生器、电平检测器、恒流源、重复振荡器、探头故障检测器等电路。可适配两个热敏电阻探头。其内部的探头故障检测器和电平检测器可以监测探头的工作状态，并具有复位和延迟开关功能，可实现电路的切换及抑制瞬间干扰。利用外接的热敏电阻探头在液体和空气中的不同热阻，便可实现对各种液体液面高度的测量。其模拟电压输出端可输出与液面高度成线性关系的电压信号，电压范围为 0.2～6V，最大输出电流可达 10mA，可以直接驱动模拟式指示仪表，也可以配数字电压表以显示其测量结果。其内部的重复振荡器可以选择单次测量和多次测量模式。

LM1042 采用 N16A 封装，其引脚排列如图 9-83 所示，各引脚功能如下。

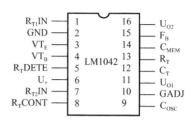

图 9-83　LM1042 的引脚排列

- U$_+$、GND：分别接电源正极和公共地，电源电压范围为 7.5～18V，典型值为 12V。
- R$_{T1}$IN：为主探头的输入端，主探头要经 0.1μF 的电容与该端相连。
- VT$_E$、VT$_B$：分别接外部晶体管的发射极和基极，以通过晶体管给主探头提供 200mA 的恒定电流。
- R$_T$DETE：探头故障检测输入端，可检测主探头的开路、短路故障。
- R$_{T2}$IN：辅助探头或其他非线性信号输入端，输入范围为 1～5V。
- R$_T$CONT：探头选择及控制端，该端接低电平时，选择主探头并启动定时周期；该端接高电平时，选择辅助探头。
- C$_{OSC}$：重复振荡器的外接振荡电容端，该端不接振荡电容 C$_{OSC}$ 时，探头只进行单次测量；当接上振荡电容 C$_{OSC}$ 时，可进行多次测量。振荡电容一般取 22μF。
- GADJ：辅助探头内部放大器的电压增益调节端。
- U$_{O1}$、F$_B$：分别为电源调节器的输出端和反馈端，当两端短路时：$U_{O1} = F_B = 6V$；当两端连接电阻时，可对 U_{01} 进行调整。
- C$_T$、R$_T$：分别为锯齿波发生器的定时电容、定时电阻接入端，改变 C_T、R_T 可设定锯齿波的周期。
- C$_{MEM}$：记忆电容接入端，当该端连接电容时，可对主探头内部放大器的输出电压进行长时间的保存。
- U$_{O2}$：主探头和辅助探头的模拟电压输出，最大输出电流达 ±10mA。

LM1042 传感器内部主要包括 5 个放大器（A$_1$～A$_5$）、3 个模拟开关（S$_1$～S$_3$），以及探头开路与短路检测（器）、电平检测（器）和控制逻辑与锁存（器）等电路（见图 9-84）。

LM1042 的测量原理电路如图 9-85 所示。LM1042 的 VT$_E$、VT$_B$ 分别接晶体管 VT 的发射极和基极，以通过晶体管 VT 给热敏电阻探头提供恒定的工作电流。热敏电阻探头的一部分放入待测液体中，一部分暴露在空气中。当探头通入工作电流时，由于空气的热阻远大于液体的热阻，因此，热敏探头的上下两部分的温度变化量、电阻变化量及电压变化量均不相等，这样，就可据此求出液面高度与电压变化量之间的关系。设热敏探头的总高度为 H，空气中的高度为 H$_1$，液体中的高度为 H$_2$，那么，当恒定的工作电流通入探头时，在 H、H$_1$、H$_2$ 单位长度上的电压变化量分别为 ΔU、ΔU$_1$、ΔU$_2$，则有

$$\Delta U = (H_1/H)\Delta U_1 + (H_2/H)\Delta U_2$$

于是可求得液体的高度为

$$H_2 = (\Delta U - \Delta U_1)H/(\Delta U_2 - \Delta U_1)$$

因此，要测量某种液体的液面高度，只需预先对探头进行标定，并求出 H 的值及ΔU$_1$、ΔU$_2$ 的值。然后，在一个测量周期内对探头两端的电压ΔU 进行采样，并将该采样值由 R$_{T1}$IN 端输入，经 LM1042 内部电路处理后，由 U$_{OC}$ 端输出与液面高度 H 成线性关系的电压信号，这样，在经标定后，即可由电压表读出液体的液面高度。设计时，探头可选用镍铬铁合金材料制成的热敏电阻丝，也可采用其他类型的热敏电阻丝。

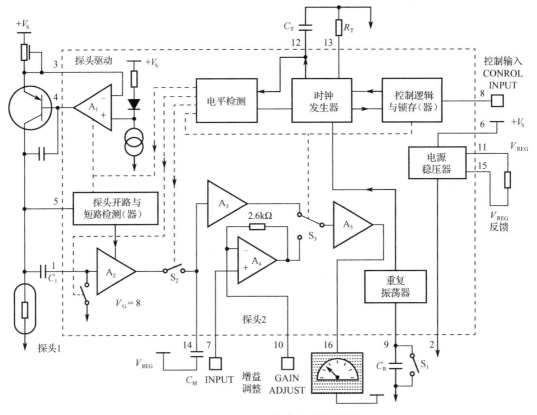

图 9-84　LM1042 的内部功能框图

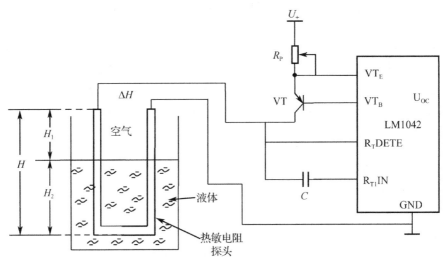

图 9-85　LM1042 的测量原理电路

LM1042 的典型应用电路如图 9-86 所示。其中，R_{T1} 为热敏电阻主探头，它由电阻率为 $50\mu\Omega\cdot cm$ 和电阻温度系数为 $3300\times10^{4}/℃$ 的镍铬铁合金热敏电阻丝构成。二极管 VD 用于防止电源极性反接。R_{P1} 用来调整探头的工作电流，以使工作电流恒定为 200mA。C_4、R_2、R_{P2} 用来确定每次测量的持续时间。C_6 为记忆电容。开关 S 用来选择测量模式，当开关闭合时，选择单次测量模式，当开关断开时，选择重复测量模式。数字电压表 DVM 与 LM1042 的模拟信号输出端 U_{OC}（16 引脚）相接，可用来显示被测液体的液面高度。

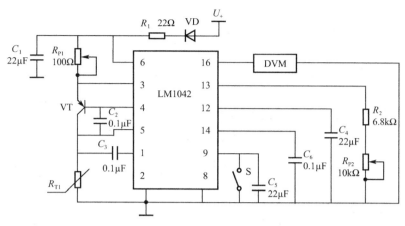

图 9-86 LM1042 的典型应用电路

9.5.3 基于 16 位 RISC 微控制器的超声波测距系统 MAXQ7667

MAXQ7667 智能片上系统（SoC）提供了一种基于传输时间的超声波测距方案（见图 9-87）。该器件针对弱信号输入或多目标识别的远距离测量应用进行了优化。MAXQ7667 利用灵活的电路组合，根据环境和目标条件的变化智能化地管理各项功能，有效地提高了信噪比。

集成突发信号发生器和回波接收电路能够处理 25～100kHz 的超声波信号。回波接收电路包括增益可编程的低噪声放大器（LNA）、对接收回波信号进行数字化的 16 位 Σ-Δ 型 ADC，以及数字信号处理器（DSP）。DSP 通过带通滤波器抑制噪声，并通过解调和低通滤波产生回波包络。输入参考噪声低至 0.7μV rms。可编程锁相环（PLL）频率合成器为突发信号发生器提供参考时钟，并为回波接收器的数字滤波器提供时钟。器件通过 16 位 MAXQ20 嵌入式微控制器（μC）控制上述所有功能。

任何温度下，μC 针对每次信号传输优化突发频率和接收频率。MAXQ7667 通过监测回波信号实现智能化检测，自动更改发送和接收参数以获得最佳结果。数字滤波和突发频率合成无须 CPU 介入，这样可以使 CPU 资源充分用于回波优化、通信、诊断及额外的信号处理。

MAXQ7667 采用 3 种不同电源供电：+5V、+3.3V 和+2.5V。如果无法得到 3 路外部电源，内部 2 路线性稳压器可保证在+5V 单电源供电时正常工作。另外，MAXQ7667 可以控制一个外部调整管，使器件工作在 8～65V 或由更高电压的单电源供电，具体取决于外部元件的额定电压。该器件采用 48 引脚 LQFP 封装，工作在-40～125℃的温度范围。

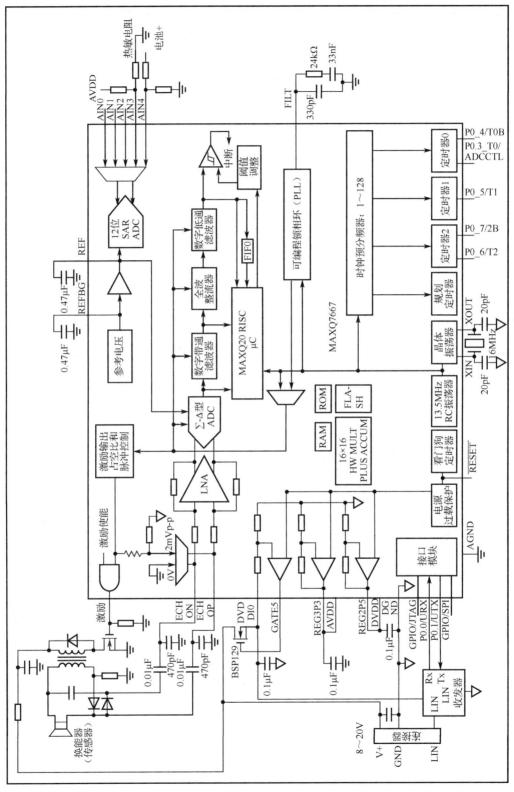

图 9-87 MAXQ7667 的内部功能框图与典型应用电路

MAXQ7667 的特点和优势如下：
- 智能化模拟外设
  - 专用的突发信号发生器；
  - 回波接收通道（包括 LNA、Σ-Δ ADC）；
  - 5 通道、12 位 SAR ADC，采样速率为 250ksps；
  - 为 ADC 提供内置带隙电压基准（也可采用外部电压基准）。
- 定时器/数字 I/O 外设
- 高性能、低功耗 16 位 RISC 内核
- 程序和数据存储器
- 晶体/时钟模块
- 16×16 硬件乘法器，带 48 位累加器，单时钟指令周期
- 电源管理模块
- JTAG 接口
- 通用异步收发器（UART）
- 本地互联网络（LIN）

9.5.4　高性能 Σ-Δ型模-数转换器 AD7768-1

AD7768-1 是一款低功率、高性能的 Σ-Δ型模-数转换器（见图 9-88），具有一个高性能可变量程 Σ-Δ型 ADC 和数字滤波器，可实现 AC 和 DC 信号的精确转换。AD7768-1 是 AD7768 的单通道版本，后者是一款 8 通道同步采样 Σ-Δ型 ADC。

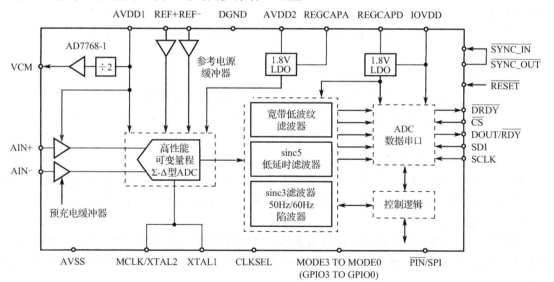

图 9-88　AD7768-1 的内部功能框图

在 256ksps 下使用低纹波、有限脉冲响应（FIR）数字滤波器时，AD7768-1 可实现 108.5dB 的动态范围，提供 110.8kHz 的输入带宽（BW）以及±1.1ppm 的积分非线性（INL）、±30μV 的偏移误差和±30ppm 的增益误差。

使用 sinc5 滤波器可提供高达 500kHz 奈奎斯特频率（滤波器的-3dB 点为 204kHz）的较宽带宽，从而可以在扩展的范围内查看信号。

AD7768-1 可以让用户相对于输出数据速率（ODR）和功耗灵活地配置及优化输入带宽。AD7768-1 具有灵活性，可以动态地分析不断变化的输入信号，使其尤其适用于通用型 DAQ 系统。设计人员可以从三种可用电源模式中选择一种，因而可在最大限度地降低功耗的同时实现所需的噪声目标。AD7768-1 的设计很独特，它已经成为适用于低功耗 DC 和高性能 AC 测量模块可重复使用的灵活平台。

AD7768-1 在 DC 和 AC 性能之间实现了最佳平衡，并具有出色的功率效率。以下三种操作模式允许用户在输入带宽与功率预算之间进行权衡折中：

- 快速模式可提供一个具有高达 256ksps 采样速率、52.2kHz 带宽和 26.4mW 功耗的 sinc 滤波器，或者一个具有高达 256ksps 采样速率、110.8kHz 带宽和 36.8mW 功耗的 FIR 滤波器；
- 中值模式可提供一个具有高达 128ksps 采样速率、55.4kHz 带宽和 19.7mW 功耗的 FIR 滤波器；
- 低功耗模式可提供一个具有高达 32ksps 采样速率、13.85kHz 带宽和 6.75mW 功耗的 FIR 滤波器。

AD7768-1 拥有全面的数字滤波功能，可满足各种各样的系统要求。借助这些滤波器选项，可以针对在整个频率范围内具有严紧增益误差的频域测量、线性相位响应要求（砖墙式滤波器）、用于控制环路应用的低延迟路径（sinc5 或 sinc3）及 DC 输入测量进行配置，并能够配置 sinc3 滤波器以抑制 50Hz 或 60Hz 的工频干扰。所有滤波器都提供可编程抽取率。

对于追求比使用低纹波 FIR 滤波器时具有更高 ODR 的用户，存在一个 1.024MHz sinc5 滤波器路径。此路径对量化噪声进行了限制，因此，它最适合对控制环路需要最低延迟，以及在外部现场可编程门阵列（FPGA）或数字信号处理器（DSP）上实施定制数字滤波的客户。

滤波器选项如下：

- 具有±0.005dB 通带纹波（至 102.4kHz）的低纹波 FIR 滤波器；
- 具有高达 1.024MHz 数据速率、以最大限度提高控制环路响应性能的低延迟 sinc5 滤波器；
- 完全可编程并具 50Hz/60Hz 抑制能力的低延迟 sinc3 滤波器。

当使用 AD7768-1 时，AD7768-1 内的嵌入式模拟功能可以在整个应用范围内极大地降低设计负担，每个模拟输入端上的预充电缓冲器可减小模拟输入电流，从而简化了外部放大器驱动模拟输入的任务。

器件的基准引脚在内部接有全缓冲放大器，大幅度降低了基准引脚输入电流，为外部基准器件提供高阻抗输入，或在缓冲比例式测量中使用的任何基准检测电阻器方案的过程中提供高阻抗输入。

AD7768-1 采用一个 5.0V AVDD1-AVSS 电源、一个 2.0～5.0V AVDD2-AVSS 电源和一个 1.8～3.3V IOVDD-DGND 电源工作。在低功率模式下，AVDD1、AVDD2 和 IOVDD 电源可以利用单 3.3V 电源轨运行。AD7768-1 需要一个外部基准。绝对输入基准电压源（REFIN）电压范围为 1～AVDD1-AVSS。规定的工作温度范围为-40～125℃。该器件采用 4mm×5mm 的 28 引脚 LFCSP 封装（见图 9-89）。

注意，多功能引脚（如 MCLK/XTAL2）可以使用引脚全称，或用引脚的单个功能指代，例如 MCLK（当仅与该功能相关时）。

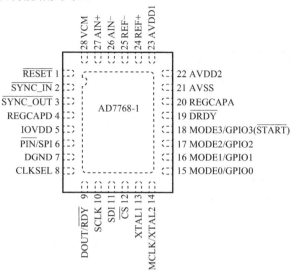

图 9-89　AD7768-1 的引脚图

AD7768-1 的应用很简单，图 9-90 给出了 AD7768-1 与电压输出的智能型传感器的接口电路，图 9-91 给出了 AD7768-1 与主控微处理器的接口电路。

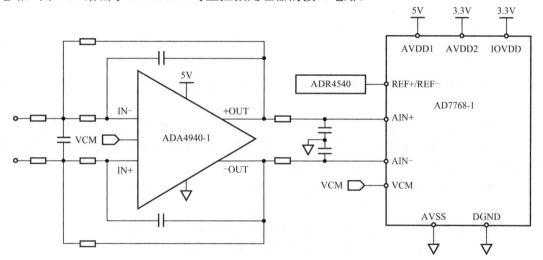

图 9-90　AD7768-1 与电压输出的智能型传感器的接口电路

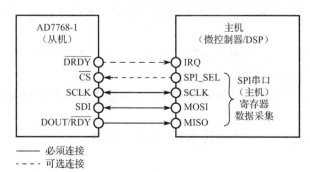

图 9-91　AD7768-1 与主控微处理器的接口电路

思考题与习题

1．传感器的作用是什么？如何选择传感器？

2．在医学仪器中使用的传感器与在其他领域中使用的传感器相比有何特殊要求？

3．对传感器的接口电路有哪些要求？为什么？

4．试将本章介绍的接口电路适用的传感器按图 9-1 的分类方法进行分类，讨论不同类型传感器接口电路的特点。

5．常用的温度传感器有哪些？各自的测量范围与精度如何？相应的接口电路有哪些？为什么它们的接口电路有各自的特殊要求？

6．什么是热敏电阻传感器的自热现象？哪种温度传感器的自热现象对测量精度影响较大？在设计其接口电路时有何要求？

7．什么是两线制、三线制或四线制？什么样的传感器要采用三线制或四线制？采用三线制或四线制有何益处？

8．实际的电容传感器的运算放大器测量电路应该如何实现？

9．设计电容传感器的接口电路。

10．查阅 AD5934 的数据手册，试以分立的运算放大器等器件设计一个系统实现该器件的功能。

11．设计差动电容传感器的接口电路。

12．查找集成的差动电容传感器的接口电路，试以分立的运算放大器等器件设计一个系统实现该器件的功能。

13．查阅差动电感或差动电容传感器的集成化接口电路（芯片），分析其工作原理及应用优势。

14．查阅最新的压阻传感器的集成化接口电路（芯片），分析其工作原理及应用优势。

15．压电传感器的输出特性有何特点？相应的接口电路有何要求？对使用的运算放大器有何特殊要求？做到低频信号测量有何困难？

16．常用的光电二极管（光电池）的接口电路是什么？采用这样的接口电路的理由是什么？

17．什么是电化学传感器的电位法接口电路？什么是电化学传感器的电流法接口电路？在电化学传感器接口电路中，对放大器有何特殊要求？为什么？

18．为什么要在电化学传感器的测量中进行温度补偿？

19．查阅其他物理特征输出的生物传感器，有哪些物理特征输出？这些物理特征如何测量？

20．试列举多种可测量位移的传感器，并设计相应的接口电路。

21．就某一新型智能传感器说明其应用。

22．测量心率（或脉率）可以采用哪些方法？需要采用什么样的传感器？相应地需要什么样的接口电路？

23．搜集若干医学仪器中使用的传感器及其接口电路。

第10章　功率驱动与电源

学习要点

10.1　功率驱动电路与信号处理电路的对比。

10.2　功率驱动电路与电源的两项重点：安全与高效。

10.3　功率驱动电路与电源的两种形式：线性与开关。

10.4　功率电源（简称"电源"）与基准电源的异同。

10.5　作为电源的"信号地"。

10.6　能量收获。

10.1　引言

本章讨论能够输出大功率电能的电路，这类电路通常有以下两种形式。

● 功率驱动电路：输出直接驱动大功率负载，常常以交流形式输出；

● 电源：给电路、系统或设备供电，常常以直流形式输出。

在医学仪器中，特别是大型的医学仪器或某些测控系统中，控制或输出的电压从几十伏到几万伏甚至更高，控制或输出的电流从几毫安到几百安，功率从几毫瓦到几十瓦甚至几百千瓦。功率控制中的电路设计与信号检测有很大的不同，具体表现在以下方面。

（1）安全运行的可靠性。系统必须处于各种安全运行的极限范围以内，如最大极限电压、最大极限电流、运行工作温度和湿度及大气气压等。并且有足够的技术防范措施防止出现危及系统运行的极限情况的出现，或一旦出现危及系统运行的极限情况，有足够的保护措施避免系统的损毁及由此带来的严重灾难。

（2）注重效率。这里讲的效率，一是要尽可能用小的信号控制尽可能大的功率；二是功率驱动与控制器件尽可能消耗少的能量去控制尽可能大的功率。一般来说，高效的功率控制与驱动系统更有利于确保系统运行的安全性和可靠性。如果系统或功率控制与驱动器件本身功耗大，则意味着系统自身的电源、系统和器件的散热及由此带来的对系统内部的干扰较大，对系统的设计、制造工艺、运行维护和运行寿命都带来更高、更苛刻的要求。主要从两个方面实现系统的高效率：选用性能优良的功率控制与驱动器件；精心地选择、设计电路。

（3）足够的抗干扰措施。功率控制与驱动的应用环境意味着强干扰的存在，功率控制与驱动电路本身也是一个强干扰源。这些干扰通常比控制系统给出的控制信号要强几个数量级。多数功率控制与驱动电路设计的失败往往源于抗干扰措施考虑得不够。而一个成功的设计往往又是反复多次提高系统的抗干扰性能后得到的。应该指出的是，功率控制与驱动系统的设计同时也要考虑降低对周围环境、其他设备及电网的干扰。

鉴于现代微电子技术的发展及技术分工更趋于专业化，专业厂商可以提供几乎所有需要的商品化功能驱动电路和电源电路，并以模块或芯片的形式提供，比自行设计和研发具有更好的性能和更高的性价比，这一点在学习过程中需要注意。

10.2　功率驱动电路与信号处理电路的对比

不论是功率驱动电路还是信号处理电路，它们具有以下共同点。

（1）从与负载的关系来看，均可以用戴维南定理与诺顿定理作为电路的理想模型，即电路设计或制作的理想状态是内阻为零（恒压源、电压输出，通常用戴维南定理来分析），或内阻为无穷（恒流源、电流输出，通常用诺顿定理来分析），如图 10-1 和图 10-2 所示。

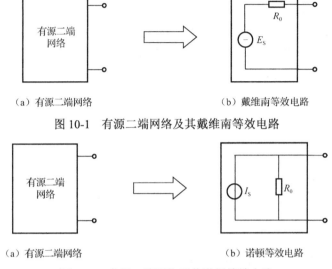

（a）有源二端网络　　　　　　　（b）戴维南等效电路

图 10-1　有源二端网络及其戴维南等效电路

（a）有源二端网络　　　　　　　（b）诺顿等效电路

图 10-2　有源二端网络及其诺顿等效电路

（2）为了达到理想的目标，即内阻为零或内阻为无穷，都需要采用负反馈来设计电路：电压源（一般情况下简称电源）采用电压负反馈，恒流源采用电流负反馈。在负反馈的电压源电路中，有

$$r_o' = \frac{r_o}{1 + AF} \tag{10-1}$$

式中，r_o' 为负反馈的电压源电路的输出电阻；r_o 为电压源电路的开环输出电阻；A 为电压源电路的开环增益；F 为电压源电路的负反馈系数。

在负反馈的电流源电路中，有

$$r_o' = r_o(1 + AF) \tag{10-2}$$

式中各个参数的含义与式（10-1）中的相同。

（3）对电路中器件参数的要求包括电压、电流、功率、频率与速度、温漂等。但功率驱动电路在电压、电流和功率等器件参数上通常大于甚至远大于信号处理电路中对器件的要求。

（4）内阻与负载：不论是放大器（包括所有形式的电压、电流输出的信号处理电路）、电源（包括所有输出大功率的电压源和电流源），将实际电路以戴维南等效电路和/或诺顿等效电路形式与负载等关系表示在图 10-2 中。

① 电压源

电压源（戴维南等效电路）输出驱动负载时，由图 10-3（a）可得内阻 R_o 和负载 R_L 各自的电压为

$$V_{R_O} = \frac{R_O}{R_O + R_L} E_S \tag{10-3}$$

$$V_{R_L} = \frac{R_L}{R_O + R_L} E_S \tag{10-4}$$

从信号传递减少损失和信号检测精度方面考虑，当

$$R_O \to 0 \tag{10-5}$$

$$R_O / R_L \to 0 \tag{10-6}$$

时，均可以使后级电路获得最高的信号幅值。由式（10-5）和/或式（10-6）可以得到以下推论：

a）在工程上，利用深度负反馈以达到 $R_O \to 0$ 的目的[见式（10-1）]；

b）R_O/R_L 决定了由"负载效应"带来的增益误差。当难以做到 $R_O \to 0$ 时，设计电路确保 R_O/R_L 小于系统所容许的误差。

由图 10-3（a）可得内阻 R_O 和负载 R_L 各自的功耗为

$$P_{R_O} = \frac{R_O}{(R_O + R_L)^2} E_S^2 \tag{10-7}$$

$$P_{R_L} = \frac{R_L}{(R_O + R_L)^2} E_S^2 \tag{10-8}$$

从能量利用的效率和电路驱动的能力方面考虑，同样需要力图做到 $R_O \to 0$。在电压源功率驱动和/或电源电路的设计上，式（10-7）和式（10-8）是设计的主要依据，体现在以下两方面：

a）满足负载所需的驱动功率选择 E_S 和 R_O 的最低要求，实际设计时应该考虑充分的裕量；

b）功率元件的最大功耗参数（包括耐压、极限电流）等的最低要求，实际设计时应该考虑充分的裕量。

如果定义功率驱动和/或电源电路的输出效率为

$$\eta = \frac{P_{R_L}}{P_{R_L} + P_{R_O}} = \frac{R_L}{R_O + R_L} \tag{10-9}$$

说明降低内阻在提高功率驱动和/或电压源电路的效率上同样起到十分重要的作用。由此可以推论：降低内阻可以提高电路的驱动能力，即以更小功耗的器件推动更大功率消耗的负载。

通常情况下，由于对功率驱动和/或电压源电路的精度要求不像对信号检测与处理电路那样高，因此，提高功率驱动和/或电源电路的效率和能力就是设计功率驱动和/或电源电路的关键。

② 电流源

当电流源（诺顿等效电路）输出驱动负载时，由图 10-3（b）可得内阻和负载各自的电流为

$$I_{R_O} = \frac{R_L}{R_O + R_L} I_S \tag{10-10}$$

$$I_{R_L} = \frac{R_O}{R_O + R_L} I_S \tag{10-11}$$

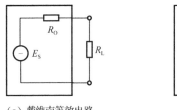 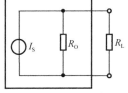

（a）戴维南等效电路　　　　　　　　（b）诺顿等效电路

图 10-3　前级（驱动）等效电路与负载

从信号传递减少损失和信号检测精度方面考虑，当

$$R_O \to \infty \tag{10-12}$$

$$R_O/R_L \to \infty \tag{10-13}$$

时，均可以使负载（后级电路）获得最高的电流信号幅值。由式（10-12）和/或式（10-13）可以得出以下推论：

a）在工程上，利用深度负反馈以达到 $R_O \to \infty$ 的目的［见式（10-2）］；

b）R_O/R_L 决定了由"负载效应"带来的误差。在难以做到 $R_O \to \infty$ 时，设计电路确保 R_L/R_O 小于系统所容许的误差。

由图 10-3（b）可得内阻和负载各自的功耗为

$$P_{R_O} = \left(\frac{R_L}{R_O + R_L}\right)^2 I_S^2 R_O \tag{10-14}$$

$$P_{R_L} = \left(\frac{R_O}{R_O + R_L}\right)^2 I_S^2 R_L \tag{10-15}$$

从能量利用的效率和电路驱动的能力方面考虑，同样需要力图做到 $R_O \to \infty$。在电流源功率驱动和/或电源电路的设计上，式（10-14）和式（10-15）是设计的主要依据，体现在以下两方面：

a）满足负载所需的驱动功率选择 I_S 和 R_O 的最低要求，实际设计时应该考虑充分的裕量；

b）功率元件的最大功耗参数（包括耐压、极限电流）等的最低要求，实际设计时应该考虑充分的裕量。

如果定义功率驱动和/或电源电路的效率为

$$\eta = \frac{P_{R_L}}{P_{R_L} + P_{R_O}} = \frac{R_O}{R_O + R_L} \tag{10-16}$$

说明提高内阻在提高功率驱动和/或电流源电路的效率上同样起到十分重要的作用。由此可以推论：提高内阻可以提高电路的驱动能力，即以更小功耗的器件推动更大功率消耗的负载。

通常情况下，由于对功率驱动和/或电流源电路的精度要求不像对信号检测与处理电路那样高，因此，提高功率驱动和/或电源电路的效率和能力就是设计功率驱动和/或电源电路的关键。

注意，本节讨论的 R_O 均为闭环电路的输出电阻。

10.3　功率驱动电路与电源的两种电路形式——线性与开关

以电压源形式的功率驱动和/或电源电路为例，由式（10-9）得出的结论是，降低内阻可以提高电路的驱动能力，即以更小功耗的器件推动更大功率消耗的负载。但在实际情况下需要更深入、具体地分析。

（1）在极轻负载（R_L 的绝对值很大，如几千欧甚至几兆欧）的信号处理电路中可轻易做到 $R_O/R_L \to 0$，R_O 小于几欧即可基本满足这个要求。

（2）在功率驱动和/或电源电路中，负载 R_L 往往只有几欧，此时难以做到 $R_O/R_L \to 0$。

实际上，所谓的"等效电路"仅在"某一方面"表现出"某种关系"，戴维南等效电路（见图 10-1 和图 10-3）仅表示一个"二端网络"在线性工作的情况下对外接负载电阻的表现。要全面考查功率驱动和/或电源电路与负载在功率或能量上的关系，可以用图 10-4 予以说明。

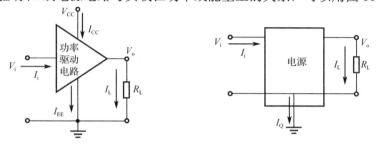

（a）功率驱动电路与负载　　　　（b）电源电路与负载

图 10-4　功率驱动和/或电源电路与负载的关系

如图 10-4（a）所示，如果把功率驱动电路当成一个节点，按照基尔霍夫电流定理可得

$$I_i + I_{CC} = I_L + I_{EE} \tag{10-17}$$

式中，I_i 为功率驱动电路输入端电流；I_{CC} 为功率驱动电路电源电流；I_L 为负载电流；I_{EE} 为功率驱动电路的工作电流。通常情况下，可以认为 $I_i = 0$。而功率驱动电路自身的功耗 P_{PD} 为

$$P_{PD} = P_{SP} - P_L = V_{CC}I_{CC} - V_oI_L \tag{10-18}$$

式中，$P_{SP} = V_{CC}I_{CC}$ 为电源提供的总功率（能量）；$P_L = V_oI_L$ 为功率驱动电路输出给负载的功率（能量）。

或

$$P_{PD} = V_{CC}I_{EE} + (V_{CC} - V_o)I_L \tag{10-19}$$

电路效率为

$$\eta = \frac{P_L}{P_{SP}} = \frac{P_L}{P_L + P_{PD}} \tag{10-20}$$

在功率驱动电路的设计中，应把效率放在重要的位置，为此力图做到

$$I_{EE} \to 0 \tag{10-21}$$

$$I_{EE}/I_L \to 0 \tag{10-22}$$

因此，式（10-19）可近似为

$$P_{PD} \approx (V_{CC} - V_o)I_L \tag{10-23}$$

式（10-23）给出以下两点提示：

① 以电压源形式的功率驱动电路应力图做到负载得到的电压值尽可能接近电源电压，这样电路的效率高，驱动电路的功耗低；

② 功率驱动电路自身的功耗至少大于式（10-23）所表示的数值，电路中的功率器件应该在此基础上留出至少一倍的裕量。

图 10-4（b）中，如果把电源电路当成一个节点，按照基尔霍夫电流定理可得

$$I_i = I_L + I_Q \tag{10-24}$$

式中，I_i 为电源电路的输入电流；I_L 为负载电流；I_Q 为电源电路的工作电流。通常情况下可以认为 $I_Q = 0$。而电源电路自身的功耗 P_P 为

$$P_P = P_I - P_L = V_i I_i - V_o I_L \tag{10-25}$$

式中，$P_I = V_i I_i$ 为输入的总功率（能量）；$P_L = V_o I_L$ 为电源电路输出给负载的功率（能量）。

或

$$P_P = V_i I_Q + (V_i - V_o) I_L \tag{10-26}$$

电路效率为

$$\eta = \frac{P_L}{P_I} = \frac{P_L}{P_L + P_P} \tag{10-27}$$

在电源电路的设计中，应把效率放在重要的位置，为此力图做到

$$I_Q \rightarrow 0 \tag{10-28}$$

$$I_Q / I_L \rightarrow 0 \tag{10-29}$$

因此，式（10-26）可近似为

$$P_P \approx (V_i - V_o) I_L \tag{10-30}$$

式（10-30）给出以下两点提示：

① 以电压源形式的电源电路应力图做到负载得到的电压值尽可能接近供电电压，这样电路的效率高，电源电路的功耗低；

② 电源电路自身的功耗至少大于式（10-30）所表示的数值，电路中的功率器件应该在此基础上留出至少一倍的裕量。

综上所述，可以采用图 10-5（a）所示的简化模型来描述电压源形式的线性功率驱动和/或电源电路与负载的简化功耗模型。图中，R_S 代表功率驱动和/或电源电路中的功率输出或调整元件，改变 R_S 的阻值大小可以使得负载 R_L 上的电压稳定。

$$V_o = \frac{R_L}{R_S + R_L} V_i \tag{10-31}$$

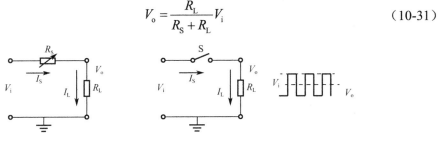

（a）线性功率驱动和/或电源电路　　　　（b）开关功率驱动和/或电源电路

图 10-5　电压源形式的线性功率驱动和/或电源电路与负载的简化功耗模型

实际上，功率驱动和/或电源电路中的功率输出或调整元件需要足够的压降才能工作，一般为 2.5V 以上，因此，功率驱动和/或电源电路的效率是较低的，这也意味着功率驱动和/或电源电路中的功率输出或调整元件本身消耗较大的功率，导致发热严重，稍不注意有可能烧毁功率元件。

为了提高效率而发展起来开关功率驱动和/或电源电路，其简化功耗模型如图 10-5（b）所示。其原理如下：由控制电路发出一定占空比 δ 的激励信号控制开关 S，负载 R_L 得到的是方波的

平均值，即

$$V_o = \delta V_i \qquad (10\text{-}32)$$

由于开关 S 有两种工作状态：

① 开关 S 闭合导通：此时开关 S 上的压降为 0，因此其功耗为 0；

② 开关 S 断开截止：此时开关 S 中的电流为 0，因此其功耗也为 0。

因此，理论上开关 S 上的功耗总是为 0，开关功率驱动和/或电源电路具有很高的效率。同时也说明，可以用很小功耗的元件输出很大的功率。

10.4　开关功率驱动电路与电源的电路形式

图 10-5 给出了最基本的开关功率驱动电路与电源的电路形式，其具体实现的电路形式有很多种，而且开关功率驱动电路与电源具有不一样的电路形式。

10.4.1　开关功率驱动电路

功率驱动电路按照输出级功率管的导通角（正弦信号的一个周期为 360°）通常分为以下 5 种类型。

1．A 类功率驱动电路（又称甲类功率驱动电路）

A 类功率驱动电路输出级中的两个（或两组）晶体管永远处于导通状态，也就是说，不论有无信号输入它们都保持传导电流，也就是导通角为 360°。当无信号输入时，两个晶体管各流通等量的电流，因此在输出中心点上没有不平衡的电流或电压，故无电流输出到负载。

A 类功率驱动电路的工作方式具有最佳的线性，每个输出晶体管均放大信号全波，完全不存在交越失真（Switching Distortion），即使不使用负反馈，它的开环失真仍十分低。但这种设计有利也有弊，A 类功率驱动电路最大的缺点是效率低，因为无信号输入时仍有满电流流入，电能全部转为高热量。当信号电平增加时，有些电能进入负载，但许多电能仍转变为热量。A 类功率驱动电路必须采用大型散热器。

2．B 类功率驱动电路（又称乙类功率驱动电路）

B 类功率驱动电路的工作方式是，当无信号输入时，输出晶体管不导电，所以不消耗功率。当有信号输入时，每对输出管各放大一半波形，彼此一开一关轮流工作完成一个全波放大，即每个功率管的导通角为 180°。

两个输出晶体管轮换工作时便发生交越失真，因此产生非线性。纯 B 类功率驱动电路较少，因为在信号非常低时失真十分严重。B 类功率驱动电路的平均效率约为 75%，产生的热量较 A 类功率驱动电路低，容许使用较小的散热器。B 类功率驱动电路常用的工作方式分为 OCL 和 BTL，BTL 可以提供更大的功率，目前绝大部分的功率集成电路都可以用两块组成 BTL 电路。

3．AB 类功率驱动电路

与前两类功率驱动电路相比，AB 类功率驱动电路在性能上有所妥协。AB 类功率驱动电路通常有两个偏压，在无信号时也有少量电流通过输出晶体管。它在信号小时用 A 类工作模式，获得最佳线性；当信号提高到某一电平时自动转为 B 类工作模式，以获得较高的效率。

4．C 类功率驱动电路（又称丙类功率驱动电路）

C 类功率驱动电路使用得较少，因为它是一种失真非常高的功率驱动电路，只适合某些特殊用途。

5．D 类功率驱动电路（又称丁类功率驱动电路或开关功率驱动电路）

D 类功率驱动电路的效率最高，几乎不产生热量，因此无需大型散热器，体积与质量小，理论上失真低、线性佳。但这种功率驱动电路工作原理复杂。

随着微电子技术的发展，输出功率为几十瓦甚至几百瓦的电路已经有商品化的集成电路。下面介绍两款 D 类功率驱动（放大）电路。

（1）50W+50W 双 BTL D 类放大器 TDA7492

TDA7492 是一款双 BTL（无变压器桥式推挽电路，简称桥式功放）D 类放大器，单电源工作，EPU 封装，只需要一个简单的散热器。图 10-6 和图 10-7 分别给出了 TDA7492 的内部原理框图和引脚图。

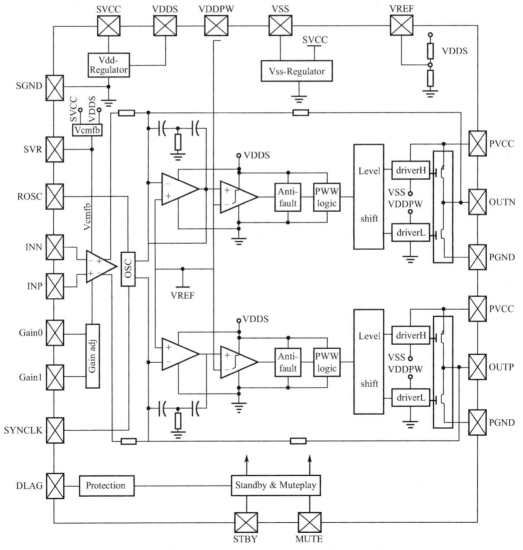

图 10-6　TDA7492 的内部原理框图

TDA7492 具有以下特性:

- 50W+50W 连续输出功率:
  - THD = 10%, 其中 RL= 6Ω和 VCC = 25V。
- 40W+40W 连续输出功率:
  - THD = 10%, 其中 RL= 8Ω和 VCC = 25V。
- 大范围单电源工作（8～26V）
- 高效率（=90%）
- 四挡可选的固定增益设置:
  - 名义值为 21.6dB、27.6dB、31.1dB 和 33.6dB。
- 差分输入最小化共模噪声
- 待机和静音功能
- 短路保护
- 热过载保护
- 可外部同步
- Ecopack 环保封装

图 10-8 给出了 TDA7492 的推荐应用电路。

（2）带内置诊断功能的数字输入四功率放大器 TDA7801

TDA7801 是一种新的 BCD 工艺技术四桥放大器,可以将高性能的 D/A 转换器与强大的 MOSFET 输出集成在一起。片内进行 D/A 转换使得性能达到卓越的 115dB

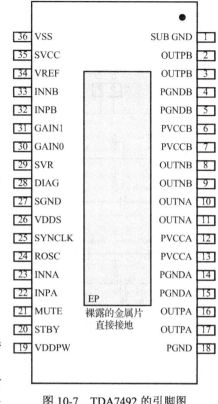

图 10-7　TDA7492 的引脚图

SNR, 动态范围超过 105dB。该器件配备了一个完整的诊断功能, 通过 I²C 总线回传每个负载的状态。通过 I²C 总线控制设备的配置和操作, 使 TDA7801 成为一个非常灵活的系统。图 10-9 给出了 TDA7801 的内部原理框图。

TDA7801 具有以下性能:

- 集成 110dB D/A 转换
- 带 TDM 选项的 I2S 数字输入（3.3/1.8V）
- 可选输入采样频率:
  - 44.1kHz、48kHz、96kHz 和 192kHz。
- MOSFET 功率输出
- 高输出功率能力 4×28W/4@ 14.4V, 1kHz, 10%THD
- 最大输出功率 4×72W/2‰
- 全 I²C 总线驱动（3.3/5V）:
  - 独立前/后软播放/静音;
  - 非常低的可选增益（四级）噪声线输出功能;
  - I²C 总线数字诊断（包括直流和交流负载检测）报错。
- 两个 I²C 总线地址和 8 通道 TDM 模式（仅在 Powerso 软件包中）
- 可选非 I²C 总线模式
- 偏移检测器（播放或静音模式）
- 滴答声检测器（可选级别）和 诊断引脚

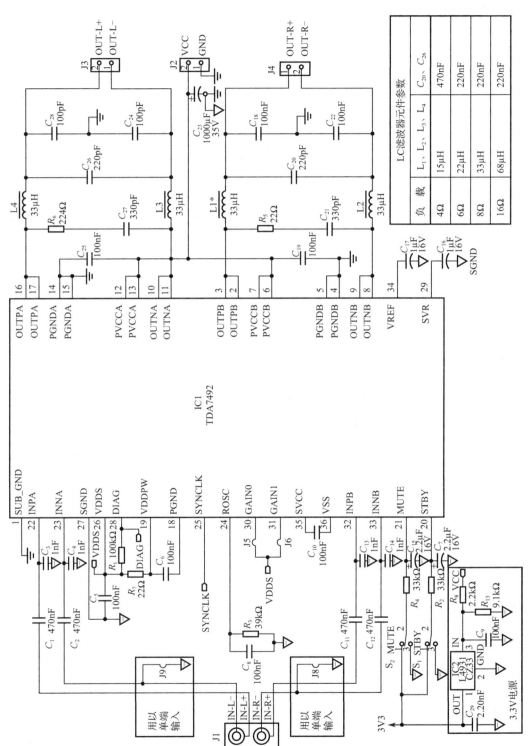

图 10-8 TDA7492 的推荐应用电路

- CMOS 兼容启用引脚（3.3/5V）
- 全面故障保护
- 4 个独立的短路保护
- 线性热保护（4 个热保护警告）
- 防静电保护

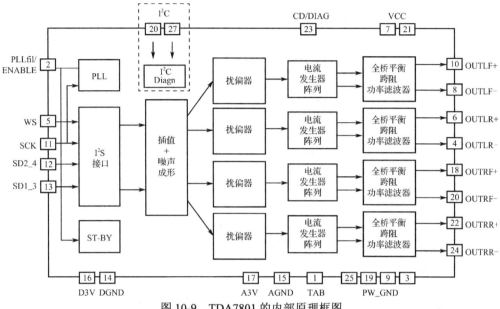

图 10-9　TDA7801 的内部原理框图

图 10-10 给出了 TDA7801 的封装与引脚图，图 10-11 和图 10-12 给出了 TDA7801 的典型应用电路图。

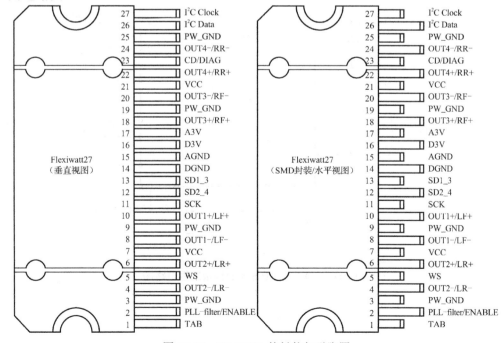

图 10-10　TDA7801 的封装与引脚图

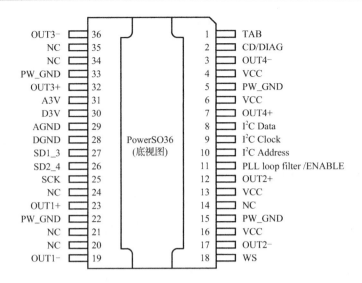

图 10-10　TDA7801 的封装与引脚图（续）

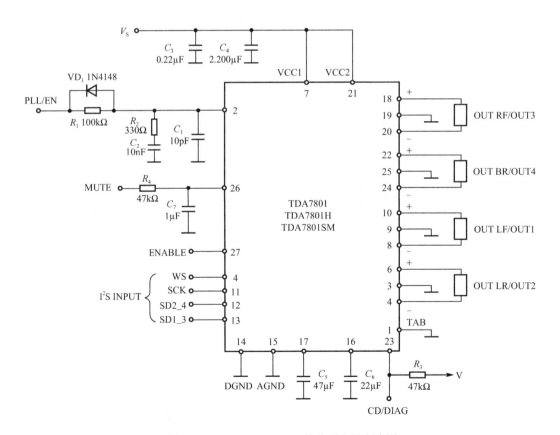

图 10-11　TDA7801/H/SM 的典型应用电路图

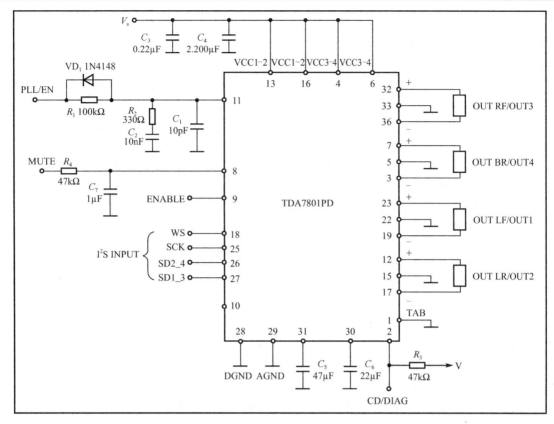

图 10-12 TDA7801PD 的典型应用电路图

10.4.2 开关电源（直流−直流变换器）

随着电力电子技术与器件的发展，开关电源的功率已经达到难以置信的数量级，对医学仪器而言，电源通常不超过数百瓦的量级，而且除非特殊情况，小功率的开关电源均有商品供应，得益于专业化的设计和生产，其性能均能达到极高的水准。因此，本节主要介绍开关电源的基本知识及其在应用上与线性电源的差别。

本节讨论的小功率开关电源（以下简称为"开关电源"）是把一种电压值的直流电源变换成其他电压值电源的电子装置，因此常常称之为直流−直流变换器（DC/DC Convertor）。为方便起见，以下简称"直流−直流变换器"为"变换器"。

首先，需要注意以下几点：

① 变换器是为电路提供电源的电子装置。

② 电平平移电路是信号处理中用于改变信号电平的电路，通常不需要提供太大的电流，或者说几乎带动不了太大的负载。

③ 信号地、虚地也是一种特殊的"电源"、一种特殊的直流−直流变换电路，因其既需要提供一定的驱动能力，也需要保持足够的恒定以免影响信号处理电路的精确性。

变换器按输入与输出是否有电气隔离可分为两类：没有电气隔离的称为非隔离型变换器，有电气隔离的称为隔离型变换器。隔离型除了具有直流电压变换的基本功能，还可以把被供电段的电路与源端的电路隔离开来，例如，用隔离型变换器为前端隔离放大器供电，以保证电气安全，隔离可能的冲击和干扰，降低系统的噪声。

基本的非隔离型变换器的拓扑主要有 6 种：降压变换器（Buck）、升压变换器（Boost）、升降压变换器（Buck-Boost）、Cuk 变换器、Zeta 变换器和 Sepic 变换器。在这 6 种变换器中，降压变换器和升压变换器是最基础的，其余 4 种是由其衍生而来的。

隔离型变换器按有源功率器件的数量来分类：单管的有正激式（Forward）和反激式（Flyback）两种；双管的有双管正激（Double Transistor Forward Convert）、双管反激（Double Transistor Flyback Converter）、推挽（Push-pull Converter）和半桥（Half-bridge Convert）4 种；四管的变换器只有全桥变换器（Full-bridge Convert）。

很多人尤其是开关电源的初学者，常常不了解上述林林总总的变换器拓扑结构之间的关系。其实各种隔离型拓扑结构全部是由非隔离型拓扑演化而来，通过将它们分类，了解演化关系，可以极大地简化我们对开关电源的学习，有助于深入了解各种拓扑的特点。

1. Buck 降压变换器

变换器取代线性调压早在 20 世纪 60 年代就已经开始使用，它通过快速开关晶体管，经过电感或电容滤波后，输出直流电压的平均值。通过控制晶体管开关的占空比，可以控制输出电压的大小。

图 10-13 所示是最早的开关型变换器——Buck 降压变换器，当开关管导通时，输入电压通过开关管、电感 L_1 对负载提供能量，同时为 L_1、C_1 储能；当开关管关断时，L_1、C_1 对负载提供能量，二极管 VD_1 为储能电感提供续流泄放路径。

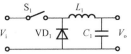

图 10-13 Buck 降压变换器

下面介绍一款典型的 Buck 降压变换器集成电路——LT8645S。

LT8645S 同步降压型稳压器采用第二代 SilentSwitcher 架构（见图 10-14），专为最大限度地降低 EMI/EMC 辐射并在高开关频率下提供高效率而设计。这包括集成旁路电容器以优化器件内部所有的快速电流环路，并使其能够通过降低布局敏感性容易地实现 EMI 性能。该性能使 LT8645S 非常适合对噪声敏感的应用和环境。

快速、干净、低过冲开关边缘即使在高开关频率下亦能实现高效率运作，因而造就了小巧的总体解决方案尺寸。具有 40ns 最小导通时间的峰值电流模式控制可实现高降压比，即使在高开关频率条件下也不例外。

突发模式操作可实现超低备用电流消耗，脉冲跳跃模式能在较低输出负载条件下允许全开关频率，或扩展频谱操作能够进一步降低 EMI/EMC 辐射。软起动和跟踪功能通过 TR/SS 引脚来使用，一个准确的输入电压 UVLO 门限可采用 EN/UV 引脚设定。一个 CLKOUT 引脚用于使其他稳压器同步至 LT8645S。

LT8645S 具有如下优异特性。

- SilentSwitcher 2 架构
  - 在任意 PCB 上均可实现超低 EMI/EMC 辐射；
  - 消除了 PCB 布局敏感性；
  - 内部旁路电容器降低了 EMI 辐射；
  - 任选的扩展频谱调制。
- 在高频下实现高效率
  - 在 1MHz、$12V_{IN}$ 至 $5V_{OUT}$ 转换时达 95%；
  - 在 2MHz、$12V_{IN}$ 至 $5V_{OUT}$ 转换时达 94%。

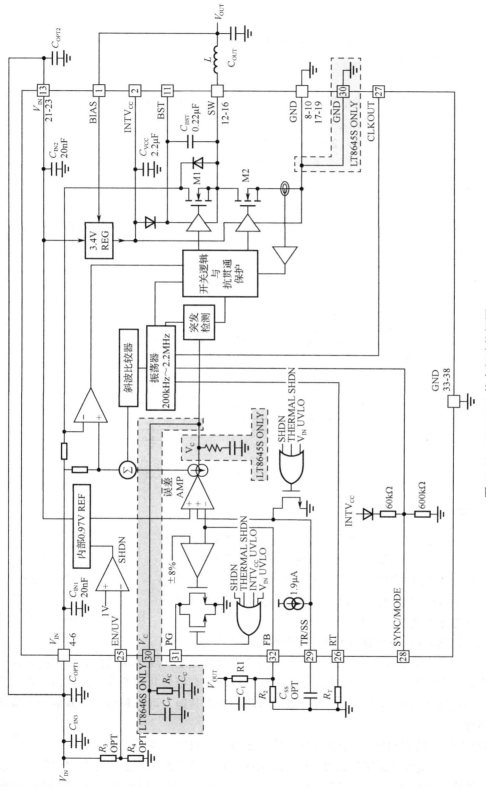

图 10-14 LT8645S 的内部功能框图

- 宽输入电压范围：3.4～65V
- 超低静态电流突发模式（BurstMode）操作
  - 2.5μA I_Q（调节 $12V_{IN}$ 至 $3.3V_{OUT}$）；
  - 输出纹波<10m V_{P-P}。
- 最小导通时间为 40 ns
- 在所有条件下均可提供低压差：60mV（输出 1A 时的最大值）
- 可在过载情况下安全承受电感器饱和
- 可调及可同步频率范围：200kHz～2.2MHz
- 峰值电流模式操作
- 输出软起动与跟踪
- 小外形 32 引脚（6mm×4mm）LQFN 封装

由 LT8645S 构成的具有软启动（Soft-Start）和电源良好（Power Good，PG）功能的 8A 降压转换器如图 10-15 所示。

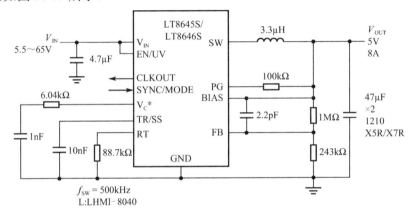

图 10-15　具有软启动和电源良好功能的 8A 降压转换器

2. Boost 型升压变换器

图 10-16 为另一种基本的开关变换器拓扑——Boost 变换器拓扑。当开关管导通时，输入电压对电感 L_1 提供能量进行储能，同时负载由电容 C_1 提供能量；当开关关断时，输入电压与电感 L_1 通过二极管 VD_1 共同为负载提供能量，同时电容 C_1 充电以补充在开关管导通期间损耗的能量。

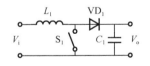

图 10-16　Boost 型升压变换器

前文讨论的 Buck 型与 Boost 型开关变换器拓扑均有一个明显的缺点，就是它们的输入回路与输出回路共地，并且无法实现多路输出。后文将要介绍的正激变换器、推挽变换器、半桥变换器、全桥变换器具有很多共同的特点，例如，它们全部利用变压器把能量传递到负载，输入、输出回路隔离不共地，可以利用变压器多个次级绕组实现多路输出。

下面介绍一款典型的 Boost 型升压变换器集成电路——LT8494。

LT8494 是一款可调频率（250kHz～1.5MHz）单片式开关稳压器（见图 10-17）。静态电流在器件操作时可小于 7μA，并在 SWEN 引脚处于低电平时不超过 0.3μA。LT8494 可配置为一个 SEPIC、升压或反激式转换器。其低纹波突发模式操作能在低输出电流条件下维持高效率，并保持输出纹波低于 10mV。双电源引脚（V_{IN} 和 BIAS）使得器件能够自动地采用最有效的电源来运作。对于 SEPIC 拓扑，输入电源电压可高达 60V，而对于升压和反激式拓扑则高达 32V（具有最高达 60V 的穿越能力）。启动之后，由于器件能够从其输出（BIAS 引脚）吸收电流（即使当 V_{IN} 降至低于 2.5V 时也不例外），因而延长了电池寿命。

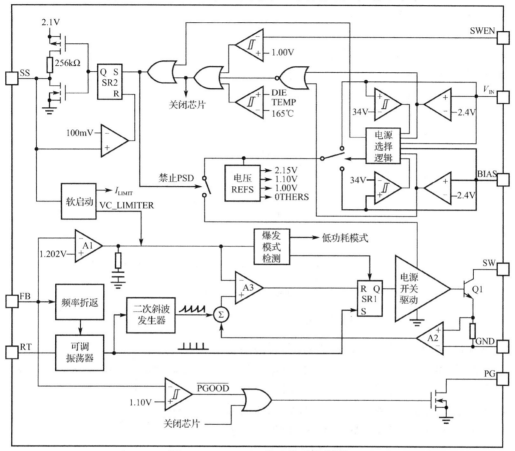

图 10-17 LT8494 的内部功能框图

在 SWEN 引脚上使用一个电阻分压器为转换器提供了一种可编程的欠压闭锁（UVLO）。当 V_{OUT} 达到编程输出电压的 92% 时，一个电源良好标记将发出指示信号。

另外，此器件还集成了频率折返和软起动等其他功能。LT8494 采用具裸露衬垫的 20 引脚 QFN 封装和 20 引脚 TSSOP 封装，旨在实现低热阻。TSSOP 封装中的故障耐受能力允许相邻引脚短路或开路，并不需要把输出电压提升至高于其编程值。

LT8494 具有如下优异特性：
- 低纹波突发模式（Burst Mode）操作
    - 7μA 静态电流（在 12V_{IN} 至 5V_{OUT} 转换）；
    - 输出纹波（典型值小于 10mV）。
- 双电源引脚
    - 改善了效率；
    - 在启动之后把最小电源电压降低至 1V 以延长电池寿命。
- 宽输入电压范围：1V 至 60V（对于启动电压为 2.5～32V）

- 电源良好（PG）电路可在输入电源低至 1.3V 时运行
- 在 TSSOP 封装中可耐受 FMEA 故障
- 固定频率 PWM、SEPIC/升压/反激式拓扑
- NPN 电源开关：2A/70V
- 可编程开关频率：250kHz～1.5MHz
- 可在 SWEN 引脚上进行欠压闭锁（UVLO）编程
- 可利用一个电容器进行软起动编程
- 小外形 20 引脚 QFN 封装或引脚 TSSOP 封装

图 10-18 所示为 LT8494 构成的 Boost 型升压变换器。

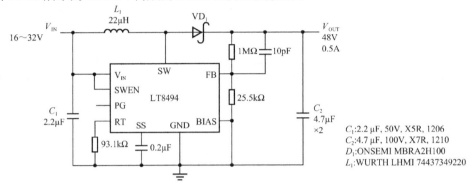

图 10-18　LT8494 构成的 Boost 型升压变换器

3．Forward Convert 型正激变换器

Forward Convert 型正激变换器由 Buck 变换器派生而来，如图 10-19 所示，在 Buck 变换器输入端加入变压器对输入信号进行隔离，再由二极管 VD_3 对变压器输出信号进行半波整流，输出 PWM 脉冲信号代替原来由高端开关形成的 PWM 输入。同时，为了简化驱动电路，开关管由高端浮地改为低端开关，形成正激变换器的基本结构（缺磁复位电路没有显示）。当开关管导通时，同名端相对于异名端为正，二极管 VD_3 正偏，VD_2 反偏，输入功率通过变压器经过 VD_3、L_2 给负载提供能量，同时给电感 L_2 储存能量；当开关管关断时，输入能量传递不到副边，电感 L_2 存储的能量通过 VD_2 传递到负载。

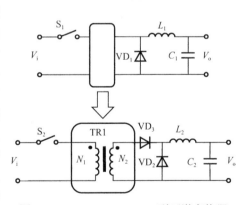

图 10-19　Forward Convert 型正激变换器

在输出功率为 150～200W，输入电压较低（60～250V）的场合，正激变换器可能是最为广泛应用的拓扑。若输入电压低于 60V，则对应最小输入电压所需的初级输入电流太大；若最大输入电压超过 250V，则开关管的最大电压应力太大；若输出功率超过 200W，对于任意直流输入电压，所需的输入电流均太大。

下面介绍一款双晶体管同步正激式集成控制器——LT1681。

LT1681 控制器（见图 10-20）简化了高功率同步双晶体管正激式 DC/DC 转换器的设计。该器件采用固定频率电流模式控制，并且支持隔离式和非隔离式拓扑。LT1681 驱动外部 N 沟道功率 MOSFET，采用高达 72V 的输入电压工作。

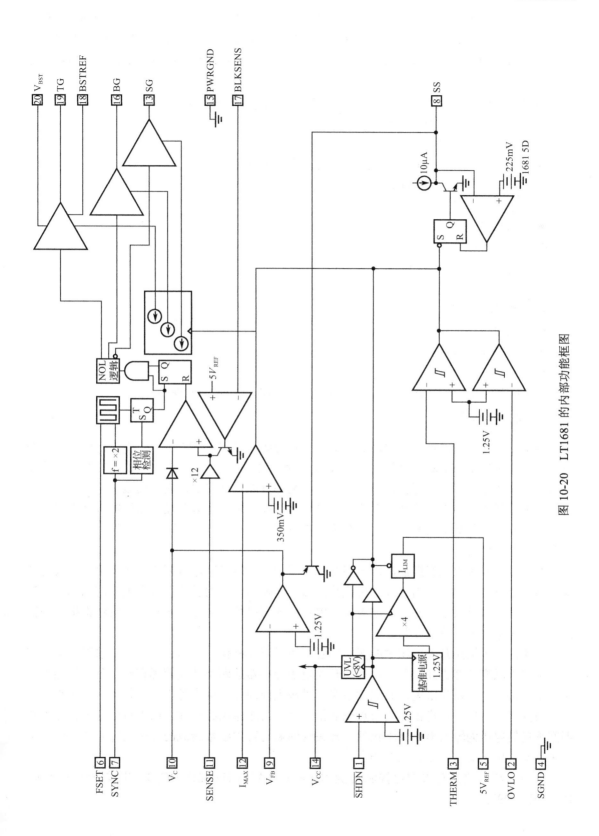

图 10-20　LT1681 的内部功能框图

LT1681 的工作频率是可编程的，并可同步至高达 350kHz。另外，开关相位在同步操作期间也是受控的，以适应多转换器系统。内部逻辑电路可保证 50%最大占空比操作以防止变压器饱和。

LT1681 具有软启动功能，该功能在启动期间及欠压闭锁或过压/过流事件之后提供可控的供电电流。

LT1681 采用 20 引脚宽体 SO 封装，以支持高电压引脚至引脚间距。

LT1681 具有以下优异的特性：

- 高电压：可在高达 72V 电压下工作；
- 可同步工作频率和输出开关相位，适用于多控制器系统；
- 固定频率操作至 350kHz；
- 自适应与可调节型消隐；
- 同步整流器驱动器；
- 局部 1%电压基准；
- 迟滞的欠压闭锁保护；
- 输入过压保护；
- 可编程启动禁止；
- 变压器主端饱和保护；
- 光耦合器反馈支持；
- 软启动控制。

图 10-21 为 LT1681 构成的 36～72V DC 至 5V/7A 同步正激变换器。

4．推挽变换器

推挽变换器可以理解为由两路正激电路并联构成，如图 10-22 所示。由于推挽变换器的原边有两个相位相差 180°的绕组交换传递能量到副边输出级，因此副边采用带中间抽头的双绕组，并采用全波整流，可实现在整个开关周期都有能量从原边传递到副边。

由于不需要储能电感的续流功能，因此续流二极管 VD_2 可以省略。原边输入级采用两路正激变换器的输入级交错并联，副边合理地节省部分整流、滤波电路后，即派生出典型的推挽开关电源变换器。

对于推挽开关电源变换器，由于整个开关周期都有能量从输入端传递到输出端，没有储能电感续流供电过程，采用全波或桥式整流后，其输出电压的脉动系数和电流的脉动系数都很小，因此只需要很小的输出滤波电感、电容，就可以得到电压纹波与电流纹波都很小的输出电压，其输出电压特性非常好。

其次，由于推挽开关电源中的变压器磁芯属于双向极化，工作在第一、三象限，其磁芯利用率较正激变换器更高。另外，推挽开关电源变换器的两个开关管都有一个公共接地端，相对于半桥、全桥拓扑来说，其驱动电路可以极大地简化，这也是推挽拓扑的一个优点。

与其优点一样，推挽拓扑的缺点也非常鲜明。与正激拓扑一样，由于每个开关管在关断期间承受的电压为输入电压（不包括因开关管通断与寄生参数造成的开关尖峰）的两倍，推挽拓扑不适用于输入电压较高的场合。

下面介绍一款具有占空比控制功能的低噪声/1A/1MHz 推挽 DC/DC 集成驱动（控制）器——LT3999。

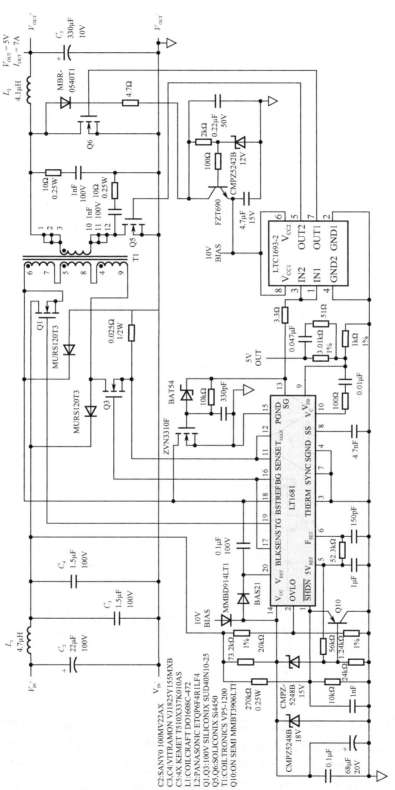

图 10-21 LT1681 构成的 36V~72V DC 至 5V/7A 同步正激变换器

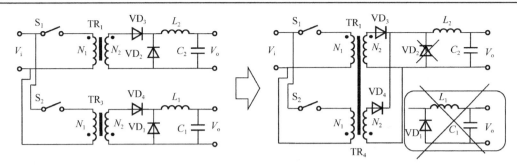

图 10-22 推挽变换器

LT3999 是一款单片式、高电压、高频率 DC/DC 变压器驱动器（见图 10-23），可提供具有小巧解决方案占板面积的隔离电源。

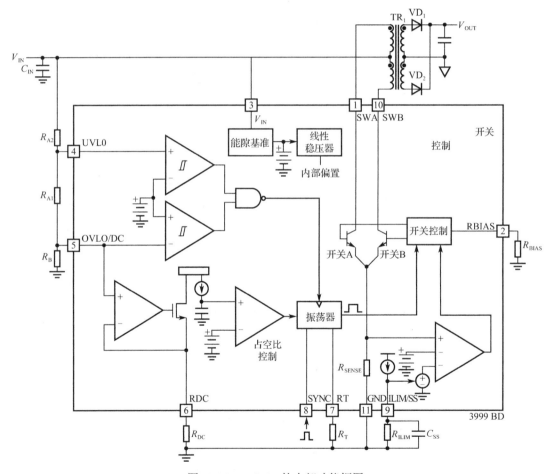

图 10-23 LT3999 的内部功能框图

LT3999 包含两个 1A 可电流限制电源开关，它们执行异相切换操作。可通过占空比设置以调节输出电压。开关频率最高被设置为 1MHz，并可同步一个外部时钟以实现更加准确的开关电源谐波布局。输入工作范围利用精准的欠压和过压闭锁功能电路来设置。电源电流在停机期间降至 1μA 以下。一个用户定义的 RC 时间常数通过限制启动时的浪涌电流提供了一种可调软起动能力。

LT3999 采用具有裸露衬垫的 10 引脚 MSOP 封装和（3mm×3mm）DFN 封装。

LT3999 具有以下优异的特性：

- 宽输入工作范围：2.7～36V；
- 可编程电流限值的双 1A 开关；
- 可编程开关频率：50kHz～1MHz；
- 频率同步可高达 1MHz；
- 采用占空比控制的 ΔV_{IN} 补偿；
- 低噪声拓扑；
- 可编程输入过压和欠压闭锁；
- 交叉传导阻止电路；
- 可编程软起动；
- 低停机电流：<1μA；
- 10 引脚 MSOP 封装和 DFN 封装。

图 10-24 给出了由 LT3999 构成的 12V 至 12V、10W 低噪声隔离 DC/DC 转换器。

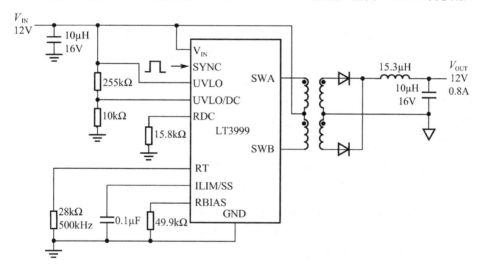

图 10-24　LT3999 构成的 12V 至 12V、10W 低噪声隔离 DC/DC 转换器

5．Flyback Converter 型反激变换器

前面介绍的几种变换器，除 Boost 变换器外，都是在开关管导通时将能量传递到负载端的。这里要介绍的反激变换器则不同，如图 10-25 所示，在反激拓扑中，开关管导通时，变压器存储能量，负载电流由输出滤波电容提供；开关管关断时，变压器将存储的能量传递到负载，并给输出电容充电来补偿开关管导通期间输出电容放电消耗的能量。

反激拓扑特别适合高电压、小功率的应用（电压不大于 5000V，功率为几十瓦），如果输入电压较高，初级电流适当，则反激拓扑可以用在输出功率高达 150W 的电源中。它最大的优点在于不需要接 Buck 类拓扑所需的输出电感，使得其

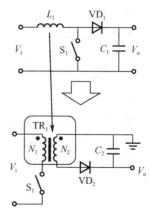

图 10-25　Flyback Converter 型
反激变换器

结构简化，体积减小，成本降低。

下面介绍一款集成了隔离功能和 SR 驱动器及轻负载模式的反激变换器——ADP1071-1/ADP1071-2。

ADP1071-1/ADP1071-2 是一款专为隔离式 DC/DC 电源设计的 PWM 电流模式固定频率同步反激变换器（见图 10-26）。ADP1071-1/ADP1071-2 集成了 ADI 公司的专有 iCouplers，无需庞大的信号变压器和光耦合器，同时降低了系统设计的复杂性及成本，减少了元器件数量，提高了系统的整体可靠性。ADP1071-1/ADP1071-2 在原边和副边均集成了隔离器和驱动器，提供紧凑的系统级设计，在重负载下的效率优于二极管整流反激变换器。

通过检测副边上的输出电压调节输出，反馈和 PWM 信号通过 iCouplers 在原边和副边之间传输。

ADP1071-1/ADP1071-2 提供 16L SOIC_W 封装，隔离电压额定值为 5kVRMS。ADP1071-2 设计适合针对低输入电压应用的隔离式 DC/DC 应用，且 ADP1071-1 适合高输入电压应用，其中直流输入电压可超过 60V。

ADP1071-1/ADP1071-2 提供输入电流保护、输出过压保护（OVP）、欠压闭锁（UVLO）、带可调迟滞功能的精密使能、过温保护（OTP）和轻负载省电模式（LLM）等功能。

ADP1071-1/ADP1071-2 具有以下优异的特性：

- 电流模式控制器，实现反激拓扑；
- ADP1071-1：可编程 LLM 或 CCM，适合高输入电压应用；
- 可编程斜率补偿；
- 集成 5kV 隔离功能，采用 ADI 公司的 iCoupler 专利技术；
- 宽电源电压范围：副边 VDD2 最高为 36V；
- 用于同步整流的集成 1A 副边 MOSFET 驱动器；
- 集成误差放大器和误差小于 1%精密基准电压；
- 可编程频率范围：50～600kHz；
- 占空比钳位限值：85%；
- 可编程软启动和预充电负载软启动；
- 短路、输出过压和过温保护等功能；
- 使用 MODE 引脚的轻负载省电模式（仅 ADP1071-1）；
- 具有迟滞特性的精密使能 UVLO；
- 频率同步；
- 用于系统标记的电源良好引脚；
- 提供 24 引脚 SOIC_W 封装。

图 10-27 和图 10-28 分别给出了 ADP1071-1 和 ADP1071-2 的典型应用电路。

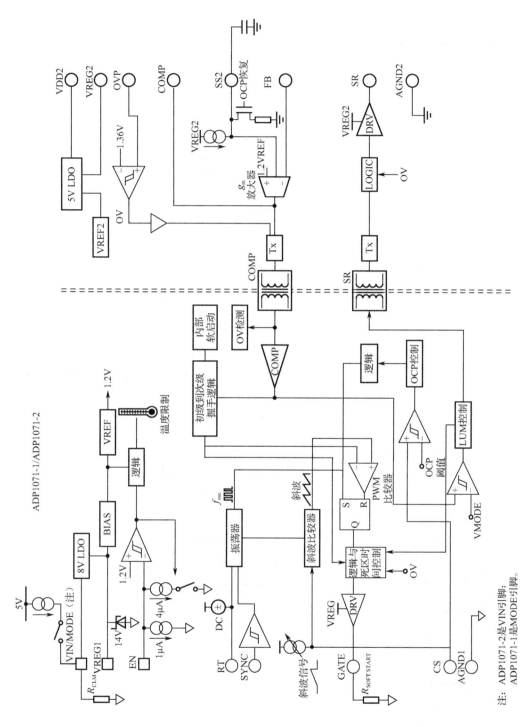

图 10-26 ADP1071-1/ADP1071-2 的内部功能框图

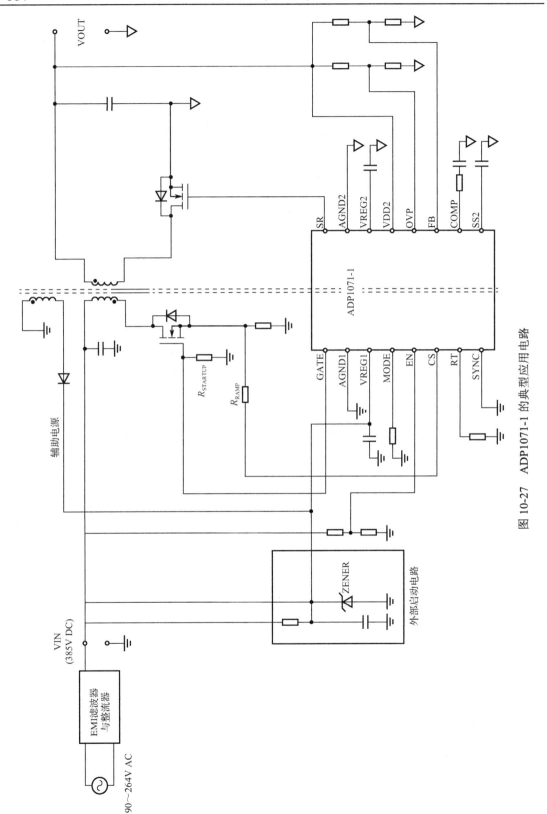

图 10-27 ADP1071-1 的典型应用电路

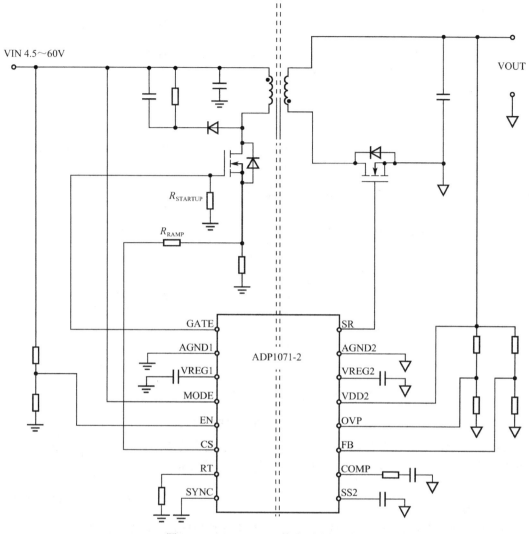

图 10-28　ADP1071-2 的典型应用电路

10.5　单电源供电中的信号地

"信号地"是一个很特殊的电路概念，常常被初学者所轻视，主要表现在以下几方面：

（1）与"电源地"混淆，虽然很多情况下把电源地用作"信号地"；

（2）忽视信号地的内阻给电路带来的影响，即忽视"信号地"也是一个"电源（端）"；

（3）轻视了"信号地"给信号处理电路带来的误差和影响。

10.5.1　作为电源的"信号地"

在电子电路中，经常出现的情况是"信号地"与"电源地"在同一"电平"上，如图 10-29 所示。不同的供电情况下进出"信号地"的电流方向是不同的，其大小也随负载变化而变化。

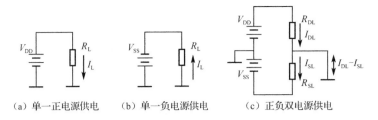

（a）单一正电源供电　　　（b）单一负电源供电　　　（c）正负双电源供电

图 10-29　"信号地"与"电源地"在同一"电平"上

即使是各个电路模块的电源地，一定需要"导线"把它们与供电的电源地（GND）连接起来，而导线（除非是"超导"导线）总是有一定的分布电阻（当然还有分布电感和分布电容），如图 10-30 所示的 R_{GND1}、R_{GND2}、…、R_{GND5}。电源线上也存在同样的分布阻抗。

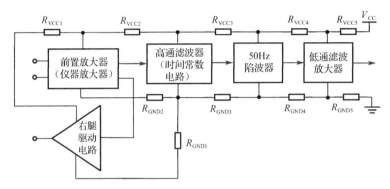

图 10-30　"地"线和电源线上的分布阻抗

即使"信号地"与"电源地"是"共地"的，即用"导线"将其连接在一起，导线也存在电阻（或阻抗），当流进地线的电流并发生变化时，导线电阻将产生压降并发生变化，如图 10-31 所示。

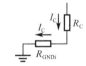

图 10-31　"地"线的分布电阻

上述讨论说明：

（1）电源地线上是有分布电阻的；电路工作电流及其变化均会影响电路的工作；"电源地"也可以等效成戴维南电路，电势为零但有一定的内阻。

（2）电源地就是"电源"，具有一定的驱动能力和足够小的内阻，也要为外部电路提供一定的电流。

（3）上述两点同样适用于"信号地"，一般情况下，"信号地"输出或输入的电流显著小于"电源地"，但"信号地"上电平的波动导致的影响远大于"电源地"。

上述关于"电源地"的讨论也适用于电源（线），只不过电源（线）上电平的波动对电路的影响要小得多，特别是对运算放大器的电路影响很小。

10.5.2　"信号地"的产生

为了减小体积，在很多便携系统和穿戴式设备中往往采用单电源供电。而信号往往是交流信号，为了保证不论在电路的输入端还是输出端，信号都处于正常的工作范围以内，需要把信号偏置到一定的电平上，通常把该电平称为"信号地"，交流信号在"信号地"的上下摆动。有时也把"信号地"称为虚地。

产生"信号地"最简单的方式是电阻分压，如图 10-32（a）所示。图中的电容有助于抑制负载电流和电源电压 V_{CC} 中的交流干扰。

图 10-32（b）所示的戴维南等效电路中：

$$E_S = \frac{R_{G2}}{R_{G1} + R_{G2}} V_{CC} \tag{10-33}$$

$$R_0 = \frac{R_{G1} R_{G2}}{R_{G1} + R_{G2}} \tag{10-34}$$

在图 10-32（c）中，当"信号地"有电流 $\pm \Delta I_S$ 流出时，"信号地"的电压波动为 $I_S R_0 = I_S \dfrac{R_{G1} R_{G2}}{R_{G1} + R_{G2}}$。相对于电源地的"信号地"电平为

$$V_S = \frac{R_{G2}}{R_{G1} + R_{G2}} V_{CC} \pm I_S \frac{R_{G1} R_{G2}}{R_{G1} + R_{G2}} \tag{10-35}$$

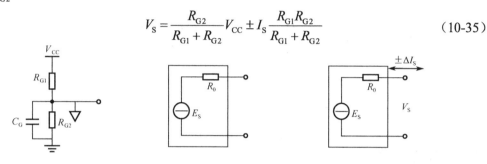

（a）"信号地"的电路原理　　　（b）戴维南等效电路　　　（c）"信号地"的输出电流与端电压

图 10-32　电阻分压产生"信号地"

为了降低"信号地"的内阻，就要降低 R_{G1}、R_{G2} 的阻值，而它们自身的功耗为

$$P_{GS} = \frac{V_{CC}^2}{R_{G1} + R_{G2}} \tag{10-36}$$

因此，图 10-32 所示的"信号地"电路十分简单，但需要仔细平衡其内阻和功耗。要求较高时，可采用图 10-33 所示的电路。

由于跟随器 A 具有极高的输入阻抗，其输入偏置电流既极小又基本保持不变，因此 R_{G1} 和 R_{G2} 可以采用极高的阻值，如 MΩ 量级以上，使得该支路的功耗可以降至 μW 量级以下。C_G 也可以取很小的值而得到的滤波效果不差。

跟随器 A 具有极低的输出阻抗，可达到 mΩ 量级，在mA 量级输出电流时可以保持"地电平"足够稳定。

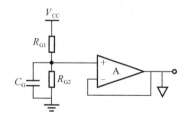

图 10-33　电阻分压加跟随器产生"信号地"

运算放大器应选择单极性低电压器件，具有高输入电阻、低功耗或微功耗。当电路工作频率较高时也要选择高频或高速器件。

10.5.3　"虚地发生器"集成电路

实际上，已经有多款产品化的"信号地"产生集成电路，称为"虚地发生器"集成电路。一般而言，产品化的"虚地发生器"集成电路不仅性能不输于自行设计和搭建的"信号地电路"，成本、体积、可靠性均大幅度优于自行设计和搭建的"信号地电路"。图 10-34 所示的

是集成电路"虚地发生器"TLE2425，其主要性能和特性如下：

- 偏置电流（$I_I = 0$）：170μA；
- 输入电压调整（$V_I = 4.5\sim5.5V$）：1.5μV；
- 输出纹波抑制：80dB；
- 输出电压调整（源电流 $I_I = 0\sim-10mA$）：-45μV；
- 输出电压调整（汇电流 $I_I = 0\sim10mA$）：15μV。

由此可见，"虚地发生器"集成电路使用简便，成本低，性能高，功耗低。

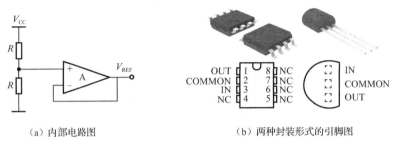

（a）内部电路图　　　　　　　（b）两种封装形式的引脚图

图 10-34　"虚地发生器"集成电路 TLE2425

10.6　能量收获

如果系统或装置不需要外接电源或更换电池就能永久工作，对于提高可靠性和降低维护成本均特别有意义，特别是近几年流行起来的穿戴式健康装置或植入式医疗装置尤为需要。

所谓能量收获，就是从环境中收获各种可能的环境能量，如太阳能（光能）、热能（温差）、无线电、振动（机械能）、化学能、声能……环境能量通过换能器转换成电能，再经过转换器（电路）以尽可能高的效率储存到可充电电池或法拉电容等储电（能）装置中，供穿戴式装置或植入式装置使用，如图 10-35 所示。

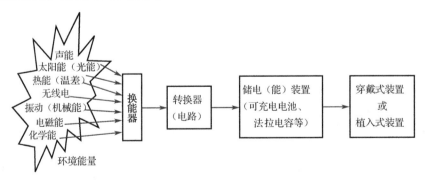

图 10-35　能量收获的原理框图

下面简要介绍图 10-35 所示的能量收获系统的各个模块。

（1）环境能量：能量密度高，能够保证装置的能量需求并有足够的富裕量，能量收集过程中不影响穿戴式装置或传感节点的正常工作，相应的换能器在体积和重量等方面适合穿戴式装置或传感节点的工作条件。

（2）换能器：对相应的能量有足够高的转换效率，满足应用环境和条件的要求。

（3）转换器（电路）：有足够高的转换效率，自身功耗低，具备应用场景下的某些特殊要求。

（4）储电（能）装置（可充电电池或法拉电容等）：容量足够大，自漏电足够小。某些场合需要能够满足某些特殊的要求，如瞬时大电流充电。

① 可充电电池：优点是端电压稳定，质量比容量与体积比容量大；缺点是可充电次数有限，耐大电流冲击能力稍差。目前常用的是锂（离子）电池。

② 法拉电容：优缺点与可充电电池的恰好相反。其突出优点是充放电的次数几乎没有限制，近年来质量比容量与体积比容量有着显著提高，与可充电电池已经相差在同样数量级范围内。法拉电容的最大缺点是电压不是固定的，且绝对不容许超出其电压最大值。

（5）穿戴式装置或植入式装置：低功耗或微功耗工作，平均功耗要显著小于可收获的能量。必要时有电源管理的功能。

能量收获中最关键、最基本的问题是可能收获的能量（功率）极小，经常对装置的体积和重量还有严苛的要求。因此：

（1）选择合适种类的环境能量及相应的换能器是系统设计的先决条件。

（2）转换器（电路）几乎不可能靠分立器件来设计，不论是开关器件的管压降还电路的静态电流，几乎不可能满足能量收获的要求，只能选择合适的产品化专用集成电路。

在能量收获中必然要使用到两项基本技术。

① 开关电源技术：这是显然的，只有开关电源技术才能实现"高效率"并且很容易地实现电压的转换。

② 最大功率点追踪（Maximum Power Point Tracking，MPPT）：常用在各种能量收获系统中，目的是在各种情形下都可以得到最大的功率输出。

下面以光伏电池为例分析 MPPT 技术。其输出功率取决于光照强度、光谱分布和光伏电池的温度。光伏电池在标准条件（"欧洲委员会"定义的 101 号标准）下：光照强度 $S = 1000 \text{W/m}^2$，光谱 AM 1.5，光伏电池温度 $T = 25℃$。光伏电池所输出的最大功能称为峰值功率，其单位为峰瓦（W_P）。光伏电池的特性曲线如图 10-36 所示。

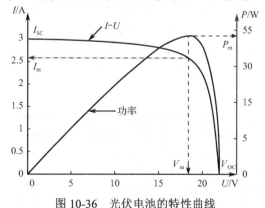

图 10-36　光伏电池的特性曲线

光伏电池几个重要的技术参数如下：

（1）短路电流（I_SC）——在给定光照强度和温度下的最大输出电流；

（2）开路电压（V_OC）——在给定光照强度和温度下的最大输出电压；

（3）最大功率点电流（I_m）——在给定光照强度和温度下相应于最大功率点的电流；

（4）最大功率点电压（V_m）——在给定光照强度和温度下相应于最大功率点的电压；

（5）最大功率点功率（P_m）——在给定光照强度和温度下可能输出的最大功率，表示为

$$P_m = I_m V_m \tag{10-37}$$

由式（10-37）及光伏电池的戴维南等效电路可知，光照强度和电池温度是影响光伏电池输出功率的最重要因素：温度上升会使光伏电池的开路电压 V_{OC} 下降，短路电流 I_{SC} 则轻微增大，但总体效果是光伏电池的输出功率下降，如图 10-37 所示。

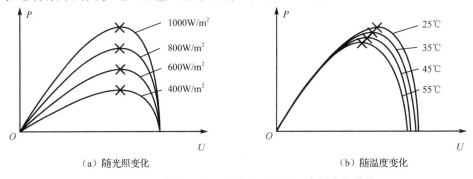

（a）随光照变化　　　　　　　　　　　（b）随温度变化

图 10-37　光伏电池输出特性随光照和温度的变化曲线

由于光伏电池具有明显的非线性特性，为了使得光伏电池在不同光强下输出功率最大化，需要对光伏电池的最大功率点进行跟踪，这个过程称为最大功率点跟踪（Maximum Power Point Tracking，MPPT）。

从电路理论可知，当外部负载等效阻抗与电源内阻抗成共轭时，外部负载可以获得最大输出功率。

在光能量收获系统中，虽然光伏电池和转换电路均为非线性，但在较短的时间内，两者均可以看成线性电路，因此可以把光伏电池看成直流电源，把转换电路看成外部负载，如图 10-38 所示。

调节转换电路的等效电阻，使之在不同的外部环境下始终跟随光伏电池的内阻变化，两者动态匹配时就可以使能量收获系统得到最大输出功率。

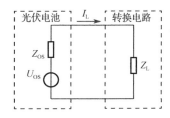

图 10-38　能量收获系统的等效电路

现有能量收获集成电路（控制器）的型号很多，这里简单介绍其中几款典型的集成电路，如表 10-1 所示。

表 10-1　几款典型的能量收获集成电路（控制器）

型　　号	特　　性	可用于收获能量类型
ADP5090	超低功耗升压调节器，集成 MPPT 与电荷管理功能	光能、热能（温差）
LTC3105	具 MPPT 功能及 250mV 启动电压的升压型 DC/DC 转换器	热能（温差）、光能
LTC3108	超低电压、升压型转换器和电源管理器	热能（温差）、光能
LTC3109	自动极性、超低电压、升压型转换器和电源管理器	热能（温差）、光能
LTC3331	具能量收集电池充电器的毫微功率降压–升压型 DC/DC 转换器	光能、热能（温差）、振动（压电）、电磁
LTC3588	毫微功率能量收集电源	振动（压电）、电磁

1. 超低功耗升压调节器，集成 MPPT 与电荷管理功能的 ADP5090

ADP5090 是一款集成升压调节器（见图 10-39），可转换 PV（光伏）电池或 TEG（热电发生器）的直流电源。该器件可对储能元件（如可充电锂电池、薄膜电池、超级电容和传统电容）进行充电，并对小型电子设备和无电池系统供电。

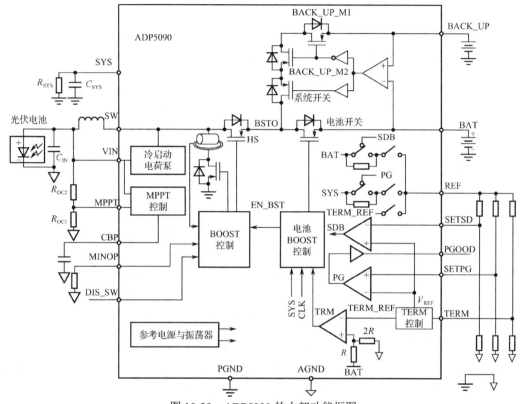

图 10-39 ADP5090 的内部功能框图

ADP5090 提供有限采集能量（16μW～200mW）的高效转换，工作损耗为亚微瓦量级发生器。利用内部冷启动电路，调节器可在低至 380mV 的输入电压下启动。冷启动后，调节器便可在 80mV～3.3V 的输入电压范围内正常工作。

通过检测 VIN 引脚上的输入电压，控制环路可将输入电压纹波限定在固定范围内，从而保持稳定的 DC/DC 升压转换。VIN OCV 检测和输入电压的可编程调节点允许最大限度地提取 PV 电池或 TEG 采集器的能量。可编程最低工作阈值（MINOP）可在低光照条件下实现升压关断。此外，DIS_SW 引脚还能暂时关断升压调节器，并且对射频传输友好。

ADP5090 的充电控制功能保护可重复充电电池，实现方法是通过可编程充电截止电压和放电关断电压监控电池电压。此外，可编程 PGOOD 标志监控 SYS 电压。

可通过集成电源路径管理控制模块连接及管理可选原电池，该模块自动开关来自能量采集器、可重复充电电池和原电池的电源。

ADP5090 采用 16 引脚（3mm×3mm）LFCSP 封装，额定结温为-40～125℃。

ADP5090 具有以下优异的特性：

- 集成最大功率点跟踪（MPPT）功能的升压调节器；
- 迟滞控制器可实现最佳的超轻负载效率；

- 320nA 超低静态电流（CBP≥MINOP）；
- 260nA 超低静态电流（CBP<MINOP）；
- 输入电压范围为 80mV～3.3V；
- 通过电荷泵实现 380mV（典型值）冷启动；
- MPPT 开路电压（OCV）检测；
- 针对光伏（PV）或热电发生器（TEG）能量源的可编程 MPPT；
- MINOP 引脚可编程关断点。

图 10-40 给出了 ADP5090 光能量收获的典型应用电路。

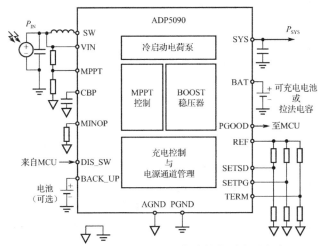

图 10-40　ADP5090 光能量收获的典型应用电路

2. 具 MPPT 功能及 250mV 启动电压的升压型 DC/DC 转换器 LTC3105

LTC3105 是一款高效率的升压型 DC/DC 转换器（见图 10-41），可在输入电压低至 225mV 的情况下工作。250mV 启动能力和集成的最大功率点控制器（MPPC）使其能够直接从低电压、高阻抗的替代型电源来工作，如光伏电池、TEG 和燃料电池等。一个可由用户设置的 MPPC（Maximum Power Point Control，最大功率控制）设定点最大限度地增加了可从任何电源吸取的能量。突发模式操作及专有的自调节峰值电流优化了所有工作条件下的转换器效率和输出电压纹波。

由 AUX 引脚供电的 6mA LDO（Low Dropout，或 Low Dropout Regulator，低压差线性稳压器）负责在主输出处于充电状态的情况下为外部微控制器和传感器提供一个稳定电源轨（Rail，幅值）。在停机模式下，I_Q 减小至 10μA，而集成的热停机功能电路则可保护器件免遭过热故障导致损坏。LTC3105 采用 10 引脚（3mm×3mm×0.75mm）DFN 封装和 12 引脚 MSOP 封装。

LTC3105 具有以下优异的特性：

- 低启动电压：250mV；
- 最大功率点控制；
- 宽 V_{IN} 范围：225mV～5V；
- 辅助的 6mA LDO 稳压器；
- 突发模式（Burst Mode）操作：$I_Q = 24$μA；
- 输出断接和浪涌电流限制；

- 可在 $V_{IN}>V_{OUT}$ 的情况下工作；
- 抗振铃控制；
- 软起动；
- 自动功率调节；
- 电源良好指示器。

图 10-42 给出了 LTC3105 的光能量收获的典型应用电路。

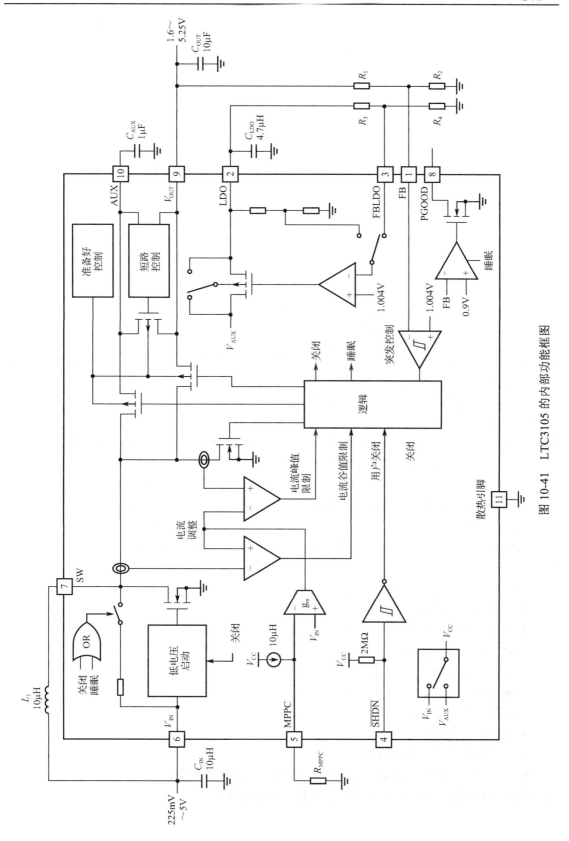

图 10-41　LTC3105 的内部功能框图

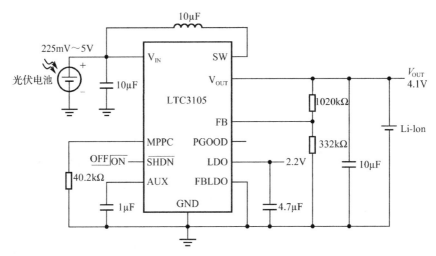

图 10-42　LTC3105 光能量收获的典型应用电路

3．超低电压、升压型转换器和电源管理器 LTC3108

LTC3108 是一款高度集成的 DC/DC 转换器（见图 10-43），非常适用于收集和管理来自诸如 TEG（热电发生器）、热电堆和小型太阳能电池等极低输入电压电源的剩余能量。该器件所采用的升压型拓扑结构可在输入电压低至 20mV 的情况下正常工作。LTC3108 在功能方面与 LTC3108-1 相同，不同之处在于其独特的固定 V_{OUT} 选择。

LTC3108 采用一个小外形的升压变换器，可提供一款面向无线检测和数据采集应用的完整电源管理解决方案。2.2V LDO 负责给一个外部微处理器供电，而主输出则设置为 4 种固定电压之一，用于为一个无线发送器或传感器供电。当主输出电压处于调节状态时，电源良好指示器将发出指示信号。第二个输出可以由主机来使能。一个存储电容器在没有可用的输入电压电源时用于提供所需的电源。极低的静态电流和高效率的设计可确保输出存储电容器有尽可能短的充电时间。

LTC3108 采用小外形的耐热性能增强型 12 引脚（3mm×4mm）DFN 封装或 16 引脚 SSOP 封装。

LTC3108 具有以下优异的特性：

- 可从 20mV 的输入工作；
- 完整的能量收集电源管理系统：
  - 可选的 V_{OUT}：2.35V、3.3V、4.1V 或 5V，
  - LDO：2.2V（在 3mA 下），
  - 逻辑控制的输出，
  - 保存能量输出；
- 电源良好指示器；
- 采用紧凑的升压型变压器；
- 小外形 12 引脚（3mm×4mm）DFN 或 16 引脚 SSOP 封装。

图 10-44 给出了 LTC3108 热能收获的典型应用电路。

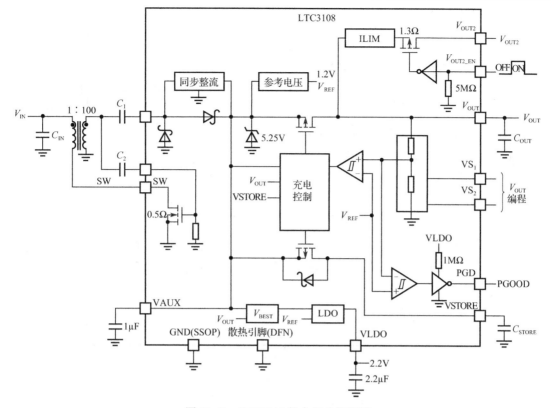

图 10-43 LTC3108 的内部功能框图

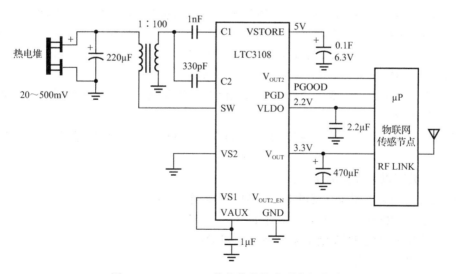

图 10-44 LTC3108 热能收获的典型应用电路

4．自动极性、超低电压、升压型转换器和电源管理器 LTC3109

LTC3109 是一款高度集成的 DC/DC 转换器（见图 10-45），非常适合于收集来自诸如 TEG（热电发生器）和热电堆等极低输入电压电源的微弱能量。其独特、专有的自动极性拓扑结构使该器件可在输入电压低至 30mV 的情况下正常运作，且不用理会其极性。

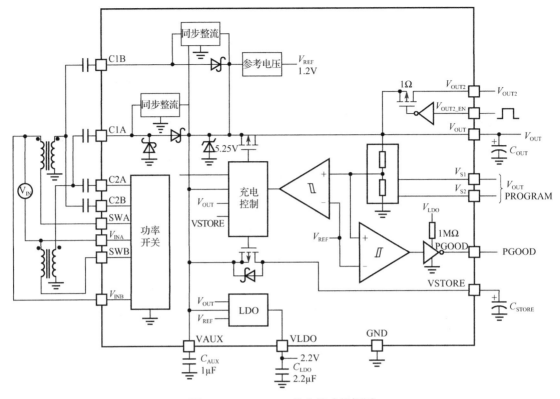

图 10-45　LTC3109 的内部功能框图

LTC3109 采用两个紧凑的升压型变换器和外部储能元件，可提供一款面向无线检测和数据采集应用的完整电源管理解决方案。2.2V LDO 能给一个外部微处理器供电，主输出可被设置为 4 种固定电压之一。当主输出电压处于调节状态时，电源良好指示器将发出指示信号。第二个输出可以由主机来使能。也可以对一个存储电容器（或电池）进行充电，以在没有可用的输入电压电源时提供所需的电源。极低的静态电流和高效率最大限度地增加了可供应用所使用的收获能量。

LTC3109 采用小外形的耐热性能增强型 20 引脚（4mm×4mm）QFN 封装或 20 引脚 SSOP 封装。

LTC3109 具有以下优异的特性：

- 集成最大功率点跟踪（MPPT）功能的升压调节器；
- 可在低至±30mV 的输入电压条件下工作；
- 收集能量所需的 TEG 两端温度差小于±1℃；
- 专有的自动极性架构；
- 完整的能量收集电源管理系统
  - V_{OUT} 的可选值有 2.35V、3.3V、4.1V 或 5V，
  - 2.2V、5mA LDO，
  - 逻辑控制的输出，
  - 具有能量存储能力以在供电中断期间提供操作所需的电源；
- 电源良好指示器；
- 采用紧凑的升压型变换器；

● 小外形 20 引脚（4mm×4mm）QFN 封装或 20 引脚 SSOP 封装。

图 10-46 给出了 LTC3109 热电堆热能收获的典型应用电路。

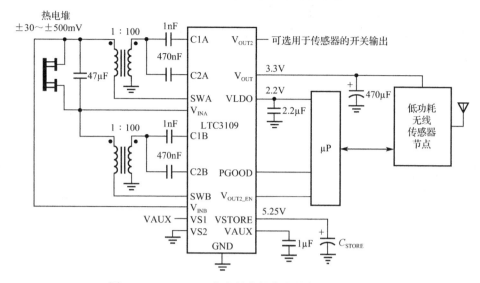

图 10-46　LTC3109 热电堆热能收获的典型应用电路

5. 具能量收集电池充电器的毫微功率降压-升压型 DC/DC 转换器 LTC3331

LTC3331 集成了一个高电压能量收获电源和一个由可充电电池供电的降压-升压型 DC/DC 转换器（见图 10-47），可应用能量收获的单输出电源。一个 10mA 分流器允许利用收获能量进行电池的简单充电，而一种低电池电量断接功能可避免电池发生过度放电。由一个集成全波桥式整流器和一个高电压降压型 DC/DC 转换器组成的能量收集电源负责从压电源、太阳能或磁源收集能量。任一 DC/DC 转换器皆能给单个输出提供电能。降压型转换器可在收集能量可用的情况下工作，因而能够把分流充电器所需并从电池吸收的静态电流减小至 200nA，从而可延长电池的寿命。当没有收集能量可用时，降压-升压型转换器将只给 V_{OUT} 供电。

另外，该器件还集成了一个超级电容器平衡器，可增加输出能量的存储能力。输入和输出的电压和电流设定值均可通过引脚搭接的逻辑输入来设置。LTC3331 采用（5mm×5mm）QFN-32 封装。

LTC3331 具有以下优异的特性：

● 具输入优先排序器的双输入、单输出 DC/DC 转换器
　■ 能量收集输入：3.0～19V 降压型 DC/DC 转换器，
　■ 电池输入：高达 4.2V 的降压-升压型 DC/DC 转换器；
● 具可编程浮动电压的 10mA 并联电池充电器：3.45V、4.0V、4.1V、4.2V；
● 低电池电量时切断电池；
● 超低静态电流：在无负载时为 950nA；
● 集成超级电容器平衡器；
● 输出电流高达 50mA；
● 可编程 DC/DC 输出电压，降压 UVLO 和降压-升压峰值输入电流；

- 集成低损耗全波桥式整流器；
- 输入保护性分流器：在 $V_{IN} \geqslant 20V$ 条件下分流电流高达 25mA；
- （5mm×5mm）QFN-32 封装。

图 10-48 给出了 LTC3331 光能量收获的典型应用电路。

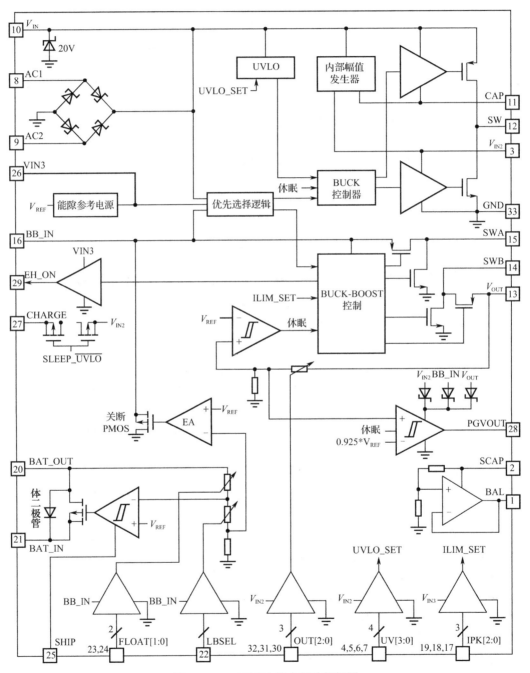

图 10-47　LTC3331 的内部功能框图

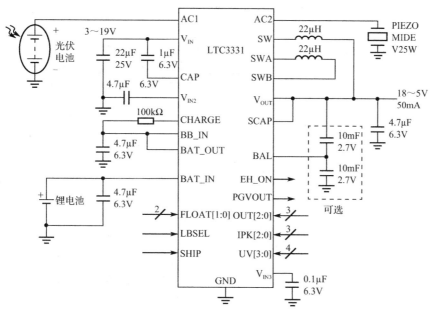

图 10-48　LTC3331 光能量收获的典型应用电路

6. 毫微功率能量收获电源控制器 LTC3588

LTC3588 集成了一个低损耗全波桥式整流器和一个高效率降压型转换器（见图 10-49），提供了专为高输出阻抗能源（如压-电换能器）而优化的完整能量收集解决方案。具有一个宽迟滞窗口的超低静态电流欠压闭锁（UVLO）模式，允许电荷在一个输入电容器上积聚，直到降压型转换器能够有效地将一部分存储电荷转移至输出为止。当处于调节模式时，LTC3588-1 将进入休眠状态，在该状态下，输入和输出静态电流都非常小。降压型转换器根据需要接通和关断，以保持调节作用。

可通过引脚来选择 4 种输出电压（1.8V、2.5V、3.3V 和 3.6V），连续输出电流高达 100mA；然而，应选择大小合适的输出电容器来提供一个较高的输出电流脉冲。对于某个给定的输入电容值，设定在 20V 的输入保护性分流器实现了较高的能量存储性能。

LTC3588 具有以下优异的特性：

- 950nA 的静态电流（输出处于调节状态——无负载）；
- 在 UVLO 模式下的输入静态电流为 450nA；
- 2.7～20V 输入工作范围；
- 集成低损失全波桥式整流器；
- 可高达 100mA 的输出电流；
- 可选的输出电压：1.8V、2.5V、3.3V、3.6V；
- 高效率集成迟滞降压型 DC/DC 转换器；
- 输入保护性分流器——高达 25mA 的下拉电流（在 $V_{IN} \geqslant 20V$ 时）；
- 宽输入欠压闭锁（UVLO）范围；
- 采用 10 引脚 MSE 封装或（3mm×3mm）DFN 封装。

图 10-50 给出了 LTC3588 振动（压电）能量收获的典型应用电路。

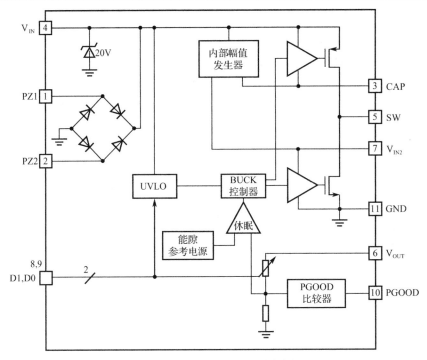

图 10-49　LTC3588 的内部功能框图

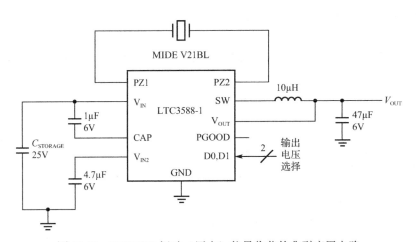

图 10-50　LTC3588 振动（压电）能量收获的典型应用电路

思考题与习题

1．相比信号处理电路，功率驱动电路与电源首要考虑的有哪几点？

2．学完本章后，对优先选用"产品化功能驱动电路和电源电路"有何体会？

3．与以前习惯在单元电路上应用戴维南定理相比，对于在前、后级电路或驱动电路与负载之间采用戴维南定理（等效电路），有何新的体会？

4．功率驱动电路、电源或放大器都是作为电压输出的电路，负反馈是如何影响电路的输出电阻的？为何在电路（系统）设计中，深度负反馈是不可或缺的基本原则之一？

5．在功率驱动电路或电源中采用客观方式有何优势？

6．在精密测量电路或系统中，为何很少采用开关电源供电？

7．为何开关方式功率驱动电路或电源能够得到很高的效率？

8．为什么升压或反相（不是反相）的 DC/DC 变换只能采用开关方式？

9．功率驱动电路分为 A、AB、B、C 和 D 类，或甲、甲乙、乙、丙和丁类，其分类依据是什么？各类功率驱动电路的特点是什么？为什么对信号处理电路不做这种分类？

10．功率驱动电路分为 OTL、OCL、BTL 等类型，请问各自是什么样的电路形式？各自有何特点？

11．开关电源的 6 种拓扑各是什么？有何特点？

12．如何选择开关电源中的开关器件？主要考虑哪些器件参数？其中哪些是影响可靠性和正常工作的参数？哪些是影响电路效率的参数？

13．什么是开关电源的软启动？为什么需要软启动？

14．什么是 PG（Power Good）信号？为什么需要该信号？

15．什么是欠压闭锁（UVLO）功能（信号）？为什么需要该功能（信号）？

16．推挽变换器 DC/DC 变换有何优势？其缺点是什么？

17．如何选择开关电源中的整流二极管？

18．"信号地"是什么？与"电源地"有何区别？

19．为什么要讨论"信号地"的内阻？

20．"信号地"与"电源地"为同一"地"有何好处？如何避免各个电路组成部分通过"地"的干扰？

21．产生"信号地"的方法有哪些？还有哪些方法没有在本章介绍？

22．作为"信号地"的"资格"是什么？

23．为什么提倡采用集成电路的"虚地"发生器？

24．能量收获的意义是什么？适用于哪些场合？

25．能量收获有哪些组成部分？如何选择和设计各个部分？

26．能量收获系统的储能部分主要有哪些种类？其各自的特点是什么？

27．穿戴式装置或人体植入式装置对能量收获有何特殊的要求？这种条件下对能量收获电路有何特殊要求？

28．可否自行设计穿戴式装置或人体植入式装置中能量收获的转换电路？为什么？

29．什么是最大功率点追踪（MPPT）技术？

30．为什么能量收获转换器只能采用"开关电源技术"，而不可能采用线性稳压技术？

31．目前可用于收获的能量类型有哪些？

32．将本章所介绍的能量收获集成电路（控制器）自身的特点和收获能量类型进行对比分析，从中可以得出哪些结论？

33．什么是电荷泵？ADP5090 中的电荷泵的作用是什么？

34．什么是 LDO？为什么在低功耗电路中需要重视 LDO？

35．LTC3105 的 "I_Q 减小至 10μA" 有何意义？LTC3105 是如何实现"升压"的？

36．为什么 LTC3108 能够收集低至 20mV 的能量收获换能器的输出？

37．LTC3108 集成的电源管理器有何作用？

38．采用法拉电容作为储能元件有哪些困难？

39．LTC3108 中的同步整流是什么？为什么要采用这样的器件/电路？

40．什么是电源良好指示器？

41．LTC3109 是如何实现自动极性的？自动极性有什么意义？

42．为什么 LTC3109 外接输入变压器后要串联电容？（提示：从倍压直流的原理和能量回收的角度思考。）

43．LTC3331 的"超低静态电流：在无负载时为 950nA"有何意义？

44．在什么场合应该采用"集成低损耗全波桥式整流器"？在什么场合应该采用"同步整流器"？它们的异同点是什么？

45．什么是高输出阻抗能源？可收获的微功率能量有哪种/些？